高等职业院校卫生健康教育规划教材/融媒体创新教材

供护理、助产、相关医学技术类等专业使用

眼耳鼻咽喉口腔护理

主编 陈卫国 赵永旺

郑州大学出版社

图书在版编目(CIP)数据

眼耳鼻咽喉口腔护理 / 陈卫国，赵永旺主编. — 郑州 : 郑州大学出版社，2021. 4
ISBN 978-7-5645-7281-5

Ⅰ. ①眼… Ⅱ. ①陈…②赵… Ⅲ. ①眼科学 - 护理学 - 高等职业教育 - 教材②耳鼻咽喉科学 - 护理学 - 高等职业教育 - 教材③口腔科学 - 护理学 - 高等职业教育 - 教材 Ⅳ. ①R473

中国版本图书馆 CIP 数据核字（2020）第 174424 号

眼耳鼻咽喉口腔护理
YAN ER BI YAN HOU KOUQIANG HULI

策划编辑	李龙传	封面设计	曾耀东
责任编辑	刘　莉	版式设计	曾耀东
责任校对	薛　晗	责任监制	凌　青　李瑞卿

出版发行	郑州大学出版社有限公司	地　址	郑州市大学路 40 号(450052)
出 版 人	孙保营	网　址	http://www.zzup.cn
经　销	全国新华书店	发行电话	0371-66966070
印　刷	新乡市豫北印务有限公司		
开　本	850 mm×1 168 mm　1 / 16		
印　张	17.75	字　数	421 千字
版　次	2021 年 4 月第 1 版	印　次	2021 年 4 月第 1 次印刷

书　号	ISBN 978-7-5645-7281-5	定　价	49.00 元

作者名单

主　编　陈卫国　赵永旺

副主编　魏文君　易笃友　张仁俊

蒋丽琼　蒋争艳

编　委　（按姓氏笔画排序）

汤　中　杜林艳　李格珍

杨　洋　杨雪艳　何政华

欧阳宁华　周祝春　唐云骢

唐认学　蒋　欣　蒋阳春

蒋群艳　曾清雨　雷晶晶

前　言

为了贯彻落实《国家中长期教育改革和发展规划纲要(2010—2020)》和《教育部关于全面提高高等职业教育教学质量的若干意见》,顺应医学护理高职高专教育改革的需要,以培养实用性人才为目标,我们组织力量编写了《眼耳鼻咽喉口腔护理》。

眼耳鼻咽喉口腔护理是一门具有明显专科特色的护理基础课程,是一门主要研究眼、耳、鼻、咽、喉、口腔疾病的护理理论与技术的学科。本书分为3篇,分别为眼科、耳鼻咽喉科及口腔科,较系统地阐述了眼、耳、鼻、咽、喉、气管、食管、口腔等器官的解剖生理特点和常见疾病的基本知识、护理理论与技术。多个章节附有"案例与思考",中间穿插"知识链接",章后有"小结"和"练习题"。对于每种疾病,本书都从病因病理、护理评估、治疗要点、护理诊断、护理措施等内容进行简要阐述。另外,本书配有电子资源,有助于学生进一步掌握相关知识。

在编写过程中,编者参阅了近年来国内外出版的眼科学、耳鼻咽喉头颈外科学、口腔科学及护理相关教材,结合国内外护理学的特点及编者的临床护理实践经验,坚持教材的思想性、科学性、先进性、启发性、实用性,突出护理,注意整体,力求反映当代护理学的基本理论、知识、技能,以满足护理教学和临床护理实践的需要。

本书的教学对象是高职高专学校护理专业(含涉外护理)学生。编者在编写过程中,力求文字简练清晰、通俗易懂,内容力争深入浅出,既注重理论性,又注重实用性。

本书主编为永州职业技术学院陈卫国和上海市松江区中心医院赵永旺;副主编为永州职业技术学院附属医院魏文君、永州职业技术学院易笃友和蒋争艳、中山大学中山眼科中心海南省眼科医院张仁俊、暨南大学附属深圳眼科医院蒋丽琼;其他编委分别为永州职业技术学院附属医院的汤中、杜林艳、杨洋、何政华、周祝春、蒋群艳、曾清雨、雷晶晶老师,以及永州市第一人民医院的李格珍、杨雪艳、欧阳宁华、唐云骢、唐认学、蒋欣、蒋阳春老师。其中,第一章由赵永旺、杨雪艳、张仁俊编写,第二章由赵永旺、曾清雨、杜林艳编写,第三章由赵永旺、杨雪艳、蒋阳春编写,第四章由赵永旺、唐云骢、雷晶晶编写,第五章由赵永旺、唐云骢、欧阳宁华编写,第六章由赵永旺、周祝春、蒋丽琼编写,第七章由赵永旺、李格珍、易笃友编写,第八章由赵永旺、汤中编写,第九、十六章由陈卫国、唐认学编写,第十、十四章由陈卫国、杨洋编写,第十一、十二章由陈卫国、魏文君编写,第十三、十八章由陈卫国、何政华编写,第十五、十九章由陈卫国、蒋欣编写，第十七、二十章由陈卫国、蒋群艳编写。

尽管所有编者在编写过程中竭尽心智、精益求精，但由于时间仓促、授课学时限制及作者水平所限，书中可能有疏漏或不妥之处，恳请广大读者提出宝贵意见和建议，以便今后修订。

陈卫国　赵永旺

2020 年 9 月

目录

第一篇　眼科

第二篇　耳鼻咽喉科

第三篇　口腔科

第一篇 眼科

第一章 眼的应用解剖与生理

第一节 眼球及视路的应用解剖与生理

一、眼球

眼球略呈球形，由两个不同弯曲半径的球面对合而成。前、后两半球在中央交界处称赤道部，正常人眼球前后径平均为 24 mm，水平径平均为 23.5 mm，垂直径平均为 23 mm。

眼球位于眼眶内，前部有眼睑保护，周边有脂肪充填，后面与视神经相连。眼球大部分受眼眶保护，并借筋膜、韧带与眼球壁联系。向前平视时，眼球突出外侧缘 12 ~ 14 mm。

眼球应用解剖

眼球分为眼球壁和眼球内容物两部分(图 1-1)。

(一)眼球壁

眼球壁由外、中、内 3 层膜构成。

1. 外层　由坚韧致密的纤维组织构成，故称纤维膜，其主要功能为保护眼内组织和维持眼球形态。纤维膜前面 1/6 透明的部分为角膜，有透光和屈光作用；后面 5/6 不透明的部分为巩膜；两者移行处为角巩膜缘。

(1)角膜　略呈横椭圆形(图 1-2)，横径为 11.5 ~ 12.0 mm，垂直径为 10.5 ~ 11 mm，直径小于 10 mm 或大于 13 mm 为异常。角膜中央部分厚度约为 0.5 mm，周边可达 1 mm，前表面曲率半径为 7.84 mm，后面约为 6.8 mm，相当于 48 D 的凸透镜。角膜组织包括 5 层，由外至内分为上皮层、前弹力层、基质层、后弹力层和内皮层。角膜上皮层对细菌的抵抗力强，其再生能力也强，损伤修复后不留下瘢痕，角膜上皮为结

笔记栏

膜上皮移行而来，病变时可互相蔓延。前弹力层为一层均质透明膜，无细胞成分，损伤后无再生能力。基质层占角膜厚度的90%，由约200层胶原纤维束薄板组成，排列极规则，与角膜表面平行，各层互相成一定角度重叠，其间有少量细胞成分及丰富的透明质酸，损伤后不能再生，由不透明的瘢痕组织所代替。后弹力层为坚韧且有弹性的玻璃样薄膜。损伤后可迅速再生修复。内皮层由单层六角形扁平细胞构成，具有角膜-房水屏障功能，损伤后不能再生，依靠邻近细胞扩张和移行的方式来修复填补。

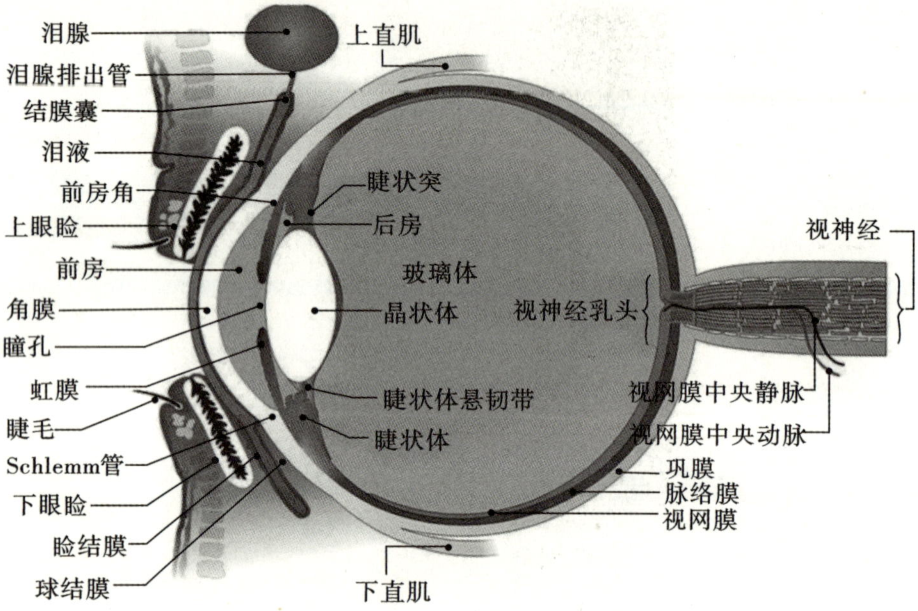

图1-1 眼球

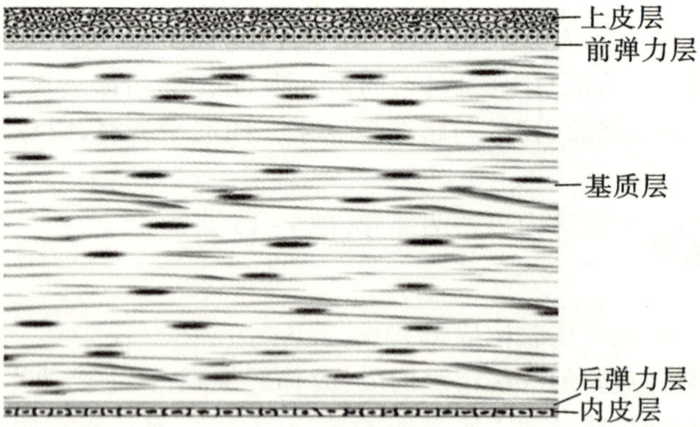

图1-2 角膜示意图

角膜本身无血管，以保持角膜的高度透明性，其营养主要来自角巩膜缘血管网和房水，代谢所需的氧则主要来自空气。角膜上皮层密布三叉神经末梢，感觉十分敏感，极微小的刺激都可以引起闭眼、疼痛、流泪等反射，起到保护眼球的作用。

笔记栏

(2)巩膜　呈乳白色,不透明,质地坚韧,由致密而相互交错的纤维组成。巩膜各层的厚度不同,为 0.3～1.0 mm,以视神经周围最厚,眼外肌附着处较薄。最薄处为视神经纤维穿通的筛板,当眼压持续升高时,易形成特殊的青光眼杯状凹陷。儿童时期色素透过巩膜呈现白中带蓝色。老年人巩膜因有脂肪沉着而呈黄色,在睫状血管处常有色素聚积,呈现青灰色斑点状。

(3)角巩膜缘　是角膜和巩膜移行区,呈灰白色半透明。角巩膜缘的宽度不一,宽 1～2 mm,以上方最窄。角巩膜缘是角膜与巩膜相接的过渡区,其内面为巩膜内沟,内有环绕房角的 Schlemm 管及小梁网,是房水排出的通道。内眼手术多在该处做切口,该处结构最薄,眼挫伤时易发生破裂。角巩膜缘区有来自睫状前血管的深浅两层血管网,供应角膜营养。当角膜、巩膜或者虹膜睫状体出现炎症时,角巩膜缘的深层血管扩张,形成睫状充血。

【请思考】

1. 巩膜构成外纤维层的几分之几?

2. 瞳孔变大会引起什么症状?哪些常见疾病会引起瞳孔变大?

2. 中层　为葡萄膜,因含有丰富的血管和色素,又称血管膜或色素膜。自前向后分为虹膜、睫状体和脉络膜 3 部分。葡萄膜有遮光和营养组织作用,能调节光亮,调节屈光。

(1)虹膜　位于角膜后、晶状体前,其中央有一直径为 2.5～4.0 mm 的圆孔,称为瞳孔。虹膜颜色因种族而异,中国人多呈棕褐色。虹膜为圆盘状,其根部与睫状体前缘相连。虹膜将晶状体前的眼内空隙分割为前后房。虹膜厚薄不一,表面高低不平,近瞳孔缘处最厚,虹膜根部最薄,眼球挫伤时易引起虹膜根部断裂。虹膜内有瞳孔括约肌和瞳孔开大肌,两者均是源于神经外胚叶的平滑肌。瞳孔括约肌围绕瞳孔缘,呈环形排列,受动眼神经中的副交感神经纤维支配,肌肉收缩时瞳孔缩小,在括约肌背后有较多毛细血管,当虹膜有急性炎症时,渗出物易再次积聚而引起瞳孔缘的虹膜后粘连。瞳孔开大肌为一薄层平滑肌,自瞳孔缘到虹膜根部呈放射状散开,受交感神经支配。瞳孔随光线的强弱而缩小扩大,称为瞳孔的对光反射。由于虹膜内含有丰富的感觉神经,故感觉很灵敏。瞳孔的大小与年龄和精神状态有关,幼儿及老年人瞳孔小。

(2)睫状体　睫状体前接虹膜,后续脉络膜,外与巩膜毗邻,内侧面对后房、晶状体和玻璃体,与晶状体赤道部间有悬韧带相连。睫状体环绕眼内一周,其表面标志相当于角膜缘后 6～7 mm 范围。睫状体内有走向不一的纵形、辐射形和环形的睫状肌,均为平滑肌,主要受交感神经支配,有调节晶状体屈光能力的作用。睫状体内有丰富的血管和三叉神经末梢,能产生房水,参与眼内营养和代谢,并维持眼内压。睫状体为宽 6～7 mm 的环状组织,其矢状面略呈三角形。睫状体前 1/3 较肥厚,称冠部,其内表面的纵形放射皱褶称睫状突,是睫状体基底部附着处;后 2/3 薄而平坦,称睫状体扁平部,扁平部与脉络膜连接处呈锯齿状,称锯齿缘。睫状肌收缩时悬韧带松弛,晶状体凸度增加,眼的屈光能力增强,以适应看清近距离目标,这种现象称为眼的调节作用。

(3)脉络膜　为葡萄膜的后部,前起锯齿缘,后止于视盘周围,介于视网膜与巩膜之间,有丰富的血管和色素细胞,脉络膜有 3 层血管:外层的大血管层、中间的中血管层和内侧的毛细血管。脉络膜占葡萄膜的后 2/3。视网膜外层的营养由脉络膜血管供给。

3. 内层　为视网膜,外连脉络膜,内触玻璃体,前至锯齿缘和睫状体后缘,后达视盘。视网膜由胚胎时期的神经外胚叶形成的视杯发育而来。视杯外层形成单一的视网膜色素上皮层,视杯内层则分化为视网膜神经感觉层,两者间有一潜在间隙,临床上

笔记栏

的视网膜脱离即由此处分离。具有感光功能的视锥细胞和视杆细胞统称为视细胞。双极细胞核节细胞器传导作用，节细胞的轴突沿视网膜向后汇集成边界清晰色泽淡红的视盘穿出巩膜，组成视神经。视盘的中央部有一凹陷称为视杯，正常视杯与视盘面积之比<0.3，视盘之颞侧 3 ~4 mm 处为黄斑区，其中央称中央凹，是视锥细胞密集处，故视力最为敏锐。

（二）眼球内容物

眼球内容物包括房水、晶状体和玻璃体，均为无血管和神经的透明体，是光线进入眼内到达视网膜的通路，它们与角膜一起构成眼的屈光系统。

1. 房水　为眼内透明液体，充满前房与后房。前房是指角膜后面与虹膜和瞳孔区晶状体前面之间的眼球内腔，容积约为 0.2 mL。前房中央深 2.5 ~3 mm。后房为虹膜后面、睫状体悬韧带前面和晶状体前侧面的环形间隙。房水总量约占眼内容积的 4%，处于动态循环中。房水具有营养角膜、晶状体、玻璃体和维持正常眼压的功能。房水的循环途径：由睫状突产生进入后房，经瞳孔到前房，再从前房角到小梁网、Schlemm 管，然后经集合管和房水静脉汇入睫状前静脉，回到血液系统。小部分房水经虹膜表面隐窝吸收。

2. 晶状体　形如双凸透镜，位于瞳孔和虹膜后面、玻璃体前面，由晶状体悬韧带与睫状体联系固定。前后两面交界处称晶状体赤道部，两面的顶点分别称晶状体前极和后极，晶状体直径约为 9 mm，厚度随着年纪的增长而缓慢增加，一般约为 4 mm。晶状体由晶状体囊和晶状体纤维组成，前囊和赤道部囊下有一层立方上皮，后囊下缺如。一生中晶状体纤维不断生成，并将旧的纤维挤向中心，逐渐硬化而形成晶状体核。晶状体核外较新的纤维称为晶状体皮质。晶状体富有弹性，随年龄的增加晶状体核逐渐浓缩、增大，弹性逐渐减弱，调节屈光的作用减弱，出现老视。

此外，晶状体可以滤过部分紫外线，对视网膜有保护作用。

3. 玻璃体　是透明的凝胶体，无神经及血管，占眼球内容的 2/3，充填晶状体后的眼内空腔，对其周围组织有一定的支持作用。玻璃体具有一定的渗透压，能使眼球保持必要的眼内液和营养物质。当其周围组织发生病变或者受理化、外伤、炎症及退变等因素影响时，可发生溶解、液化和混浊等。随着年龄的增长，玻璃体可出现凝缩和液化等改变。玻璃体本身代谢低，无再生能力。

【请思考】

1. 人睡眠状态时眼睑不能完全闭合会出现什么情况？

2. 睫状充血与结膜充血有什么区别？

二、视路

视路是视觉信息从视网膜光感受器开始，到大脑枕叶视中枢的传导路径。临床上通常指从视神经开始，经视交叉、视束、外侧膝状体、视放射到枕叶中枢的神经传导路径（图 1-3）。

视网膜节细胞发出的纤维汇聚成视神经，出眼球向后内到达眶尖，透过视神经孔入颅内。两侧视神经来自视网膜鼻侧的纤维在蝶鞍处交叉到对侧，与同侧的视网膜前侧纤维合成左右视束，视束绕过大脑脚外侧，终止到外侧膝状体更换神经元。新的视纤维经过内囊，颞叶形成视放射，终止于枕叶皮质纹状区。

视神经外有软脑膜、蛛网膜和硬脑膜组成的鞘膜包绕，鞘膜间隙与脑膜间隙相通，当颅内压升高时，可发生视盘水肿。

笔记栏

视路中的神经纤维排列、走向和投射的部位有一定的规律性，视路的不同部位受损，可出现相应的视野缺损和视力下降，因此可做出定位性诊断。

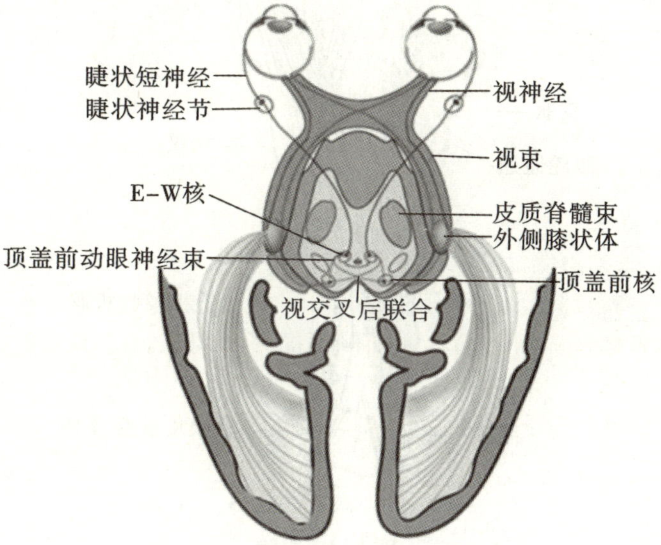

图 1-3　视路

第二节　眼附属器的应用解剖与生理

眼附属器包括眼睑、结膜、泪器、眼外肌和眼眶，具有保护、支持和协调眼球运动的作用。

一、眼睑

眼睑位于眼眶前部，覆盖于眼球表面，分上睑和下睑，其游离缘称睑缘，上下睑缘间的裂隙为睑裂，其内外连接处分别为内眦和外眦。正常人平视时，睑裂高度约为 8 mm，上睑遮盖角膜上部 1 ~ 2 mm，内眦处有一个小的肉样隆起称泪阜，为变态的皮肤组织。睑缘分前后两唇，前唇钝圆，有 2 ~ 3 行排列整齐的睫毛。毛囊周围有皮脂腺（称为 Zeis 腺）及变态汗腺（称为 Moll 腺），它们的排泄管开口于毛囊。后唇呈直角，与眼球表面紧密接触。两唇间有一条灰色线，为皮肤与结膜的交界处，灰线与后唇之间有排成一行的细孔，为睑板腺的开口。上下睑缘的内侧端各有一乳头状突起，其上有一小孔称泪点。

眼睑从外向内分为 5 层（图 1-4）。

笔记栏

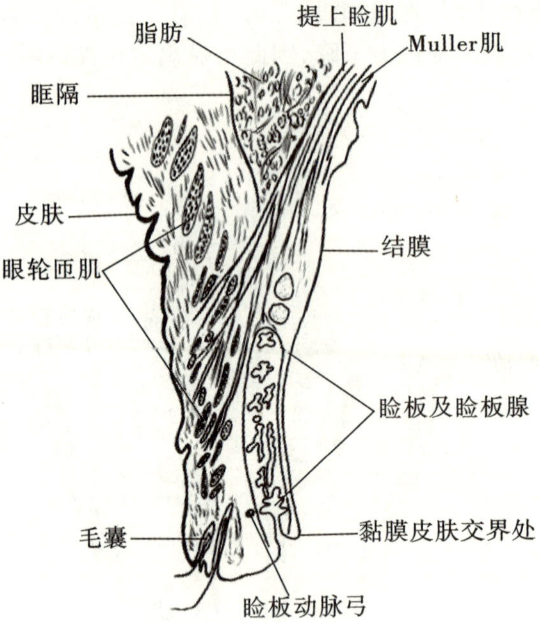

图 1-4 眼睑

1. 皮肤层 是人体最薄的皮肤之一，易形成皱褶，利于眼睑的开闭活动。

2. 皮下组织 为疏松结缔组织和少量的脂肪，易出现水肿。

3. 肌层 根据纤维方向和作用的不同，可分为 3 种肌肉。

(1) 眼轮匝肌 肌纤维行走于睑裂平行，呈环形，由面神经支配，司眼睑闭合。

(2) 提上睑肌 起于视神经周围的总腱环，沿眶上壁向前至睑板眶缘呈扇形分开，附着前面即上睑皮肤，由动眼神经支配，收缩时使上睑提起。

(3) Muller 肌 为一平滑肌，受交感神经支配，收缩时使睑裂增大。

4. 睑板层 由致密结缔组织形成的半月状结构，两端借内、外眦韧带固定于眼眶内、外侧眶缘上，睑板内有若干与睑缘呈垂直方向排列的睑板腺，开口于睑缘，分泌类脂质，参与泪膜的构成，对眼表面起润滑作用。

5. 结膜层 紧贴睑板后面的透明黏膜。

二、结膜

结膜是一层表面光滑的透明薄膜，按其所在位置分为睑结膜、球结膜、穹窿结膜(图 1-5)。睑结膜与睑板紧密相连，球结膜覆盖在巩膜表面，并与上下穹窿结膜相连，与角膜一起在眼球的前面形成一个以睑裂为开口的囊状间隙，称结膜囊。位于内眦部泪阜外侧的结膜呈垂直半月形皱裂，称为半月皱襞。上睑结膜距睑缘后唇约 2 mm 处，有一与睑缘平行的浅沟为上睑下沟，较易存留异物。结膜血管来自眼睑动脉弓及睫状前动脉。睑动脉弓穿过睑板分布于睑结膜、穹窿结膜和距角结膜缘 4 mm 以外的球结膜，充血时称结膜充血。睫状前动脉在角巩膜缘 3 ~5 mm 处分出细小的巩膜上支，组成角膜缘周围血管网并分布于球结膜，充血时称睫状充血。两种不同充血对眼部病变部位的判断有重要意义。第 V 脑神经司结膜的感觉。

笔记栏

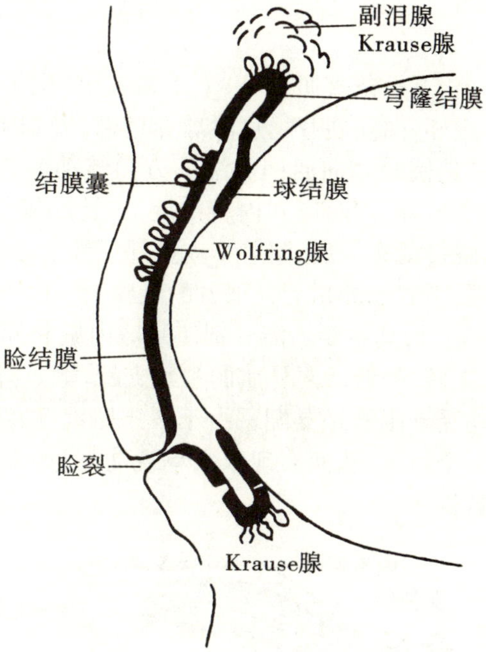

图 1-5　结膜

三、泪器

泪器包括分泌泪液的泪腺和排泄泪液的泪道两部分(图 1-6)。泪腺位于眼眶前部外上方的泪腺窝,正常时不能触及。泪腺的排出管开口于外上穹窿部,分泌的泪液排入结膜囊,具有湿润、清洁、杀菌和营养角膜的作用。在结膜穹窿附近有副泪腺,功能与泪腺相同。泪道为粗细不均匀、两端开口的弯道,包括上下泪点、上下泪小管、泪囊和鼻泪管,为泪液的排出通道,泪液随瞬目运动遍布眼球前表面并渐渐汇聚到内眦泪阜与半月皱襞的泪湖,泪液随虹吸作用而入泪点,经泪小管、泪囊、鼻泪管到达下鼻道。

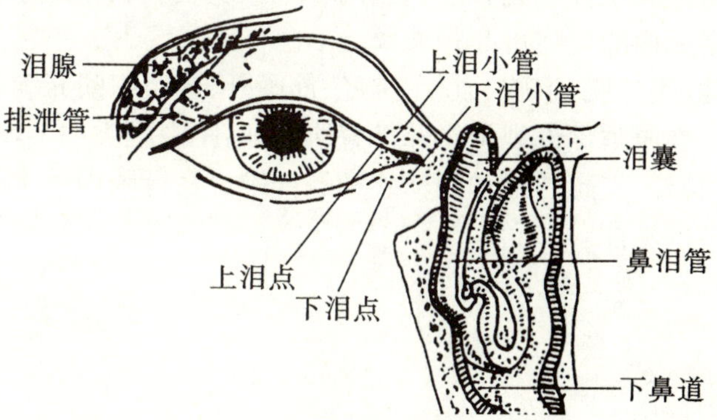

图 1-6　泪器

笔记栏

四、眼外肌

眼外肌包括内、外、上、下4条直肌和上、下2条斜肌(图1-7)。4条直肌均起自眶尖部视神经周围的总腱环,向前展开越过眼球赤道部,分别附着于眼球前部的巩膜上。内、外直肌主要功能是使眼球向肌肉收缩的方向转动。上、下直肌与视轴呈23°角,收缩时除使眼球上、下转外,同时还有内转内旋、内转外旋作用。上斜肌亦起自总腱环,向前至眶内上缘,绕过滑车向后,附着于赤道部后外上方巩膜上。下斜肌起自眶下壁的前内侧,向后伸展,附着于赤道后外下方的巩膜上。由于上、下斜肌的作用方向与视轴呈51°角,所以收缩时,其主要功能分别使眼球内旋和外旋,其次要作用上斜肌为下转、外转,下斜肌为上转、外转。眼外肌的神经支配,除上斜肌为滑车神经、外直肌为展神经支配外,其余均受动眼神经支配。由于各条肌肉互相配合及协调一致,使两眼灵活运动,同时注视一个目标,从而实现双眼单视功能,如果眼外肌功能不平衡,眼球位置就会偏斜,称为斜视。

【请思考】

眼外肌有几条?各有什么功能?

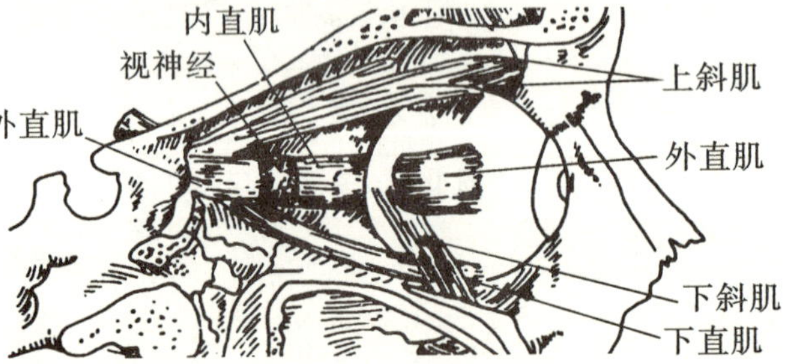

图1-7 眼外肌

五、眼眶

眼眶为四边形的锥形骨腔(图1-8),底向前,尖向后,深度为4~5 cm,有上、下、内、外4壁。眼眶外侧壁稍偏后,眼部暴露较多,有利于外侧视野开阔,但是也增加了外伤的机会。眼眶外侧壁较厚,其他三面壁骨质较薄,且与鼻窦相邻,故鼻窦的病变常波及眶内。眼眶壁上有视神经孔、眶上裂和眶下裂,内有神经、血管通过,并与颅腔相通,因此,眶内或者颅内的炎症可互相波及。

眼眶内除眼球、眼外肌、泪腺、血管、神经、筋膜外,各组织间充满脂肪,对眼球起软垫样的保护作用。在眼眶深部视神经和外直肌之间,距眼眶尖约1 cm处,有一睫状神经节,它含有感觉神经、交感神经和副交感神经纤维。在行眼内手术时,须施行球后麻醉以阻止该神经节的功能。

笔记栏

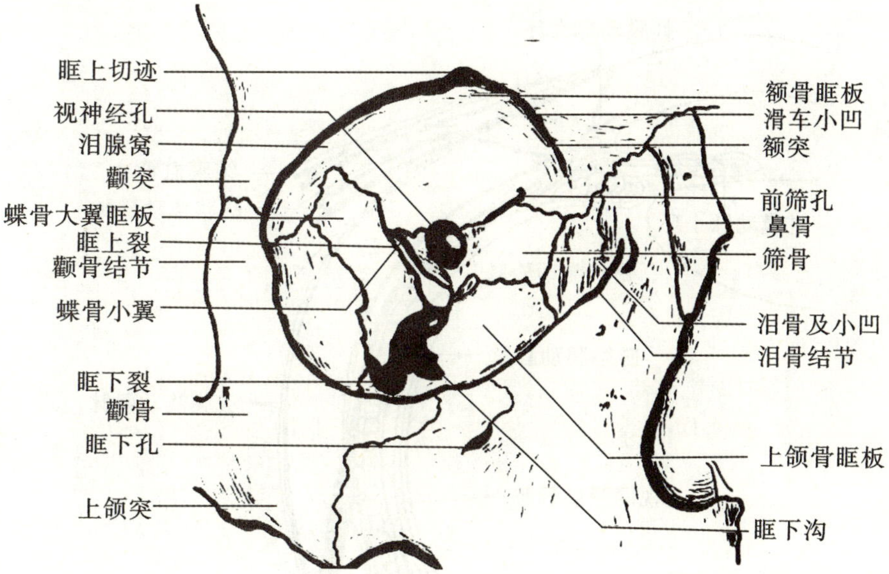

图 1-8　眼眶

第三节　眼的血液循环与神经支配

一、眼的血管

1. 动脉　眼动脉是供应眼的主要血管，来自颈内动脉，经视神经孔入眶内（图 1-9），其主要分支有视网膜中央动脉（分布于视网膜内层）、睫状后动脉（分布于血管膜）、睫状前动脉（分布角膜、球结膜及虹膜）及泪腺动脉（分布于泪腺）。

2. 静脉　主要有视网膜中央静脉、涡静脉、睫状前静脉、眼上静脉、眼下静脉。后者与面静脉、海绵窦、鼻腔静脉和翼静脉丛间有吻合，由于这些静脉无静脉瓣，故鼻、唇、颚部炎症有可能扩散到眶内或者颅内。

【请思考】

1. 视网膜中央动脉阻塞应采取哪些急救措施？

2. 眼的运动神经包括哪些？

3. 动眼神经麻痹有哪些表现？

笔记栏

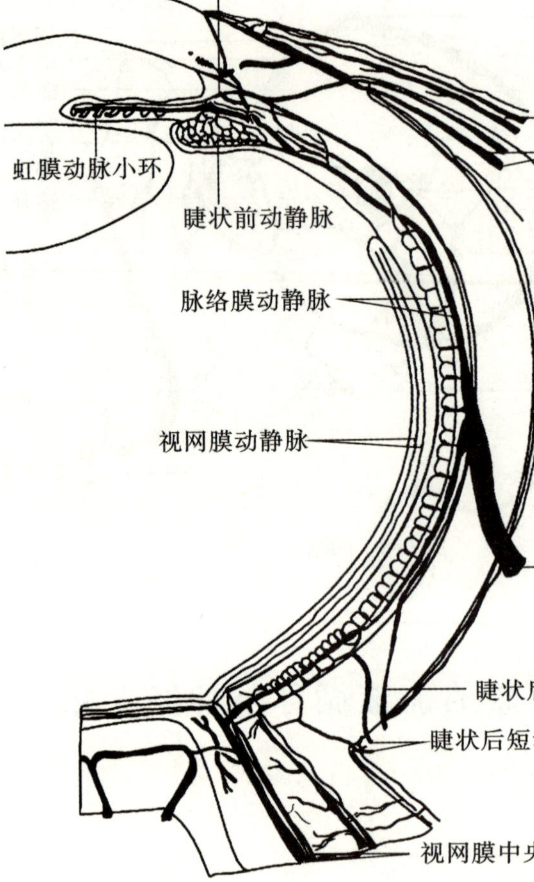

图 1–9　眼部血管

二、眼的神经

1. 传导视觉的为视神经。

2. 支配眼球及眼附属器运动的为脑神经。

(1)动眼神经　支配上直肌、下直肌、内直肌、下斜肌和提上睑肌，参与眼球转动和睑裂开大等活动。

(2)滑车神经　支配上斜肌，参与眼球转动。

(3)展神经　支配外直肌，司眼球外转。

(4)面神经　支配眼轮匝肌，司眼睑闭合。

(5)自主神经　交感神经纤维支配瞳孔开大肌，司瞳孔散大。副交感神经纤维支配瞳孔括约肌和睫状肌，参与瞳孔缩小和调节作用。

3. 感觉神经，来自三叉神经的第一、二分支，司眼球及眼睑的感觉。

笔记栏

小　结

本章介绍了眼球、视路和眼附属器三部分的构成和生理特点。眼球接受外界光线成像于视网膜上，信息由视路传导至视皮质而产生视觉。眼附属器对眼球起保护、运动和支持等作用。

练习题

一、填空题

1. 角膜由外至内分层分别为______、______、______、______、______。其中______和______具有再生功能。

2. 房水产生的部位为______。

3. 眼结膜按其所在的部位分为______、______、______三部分。

4. 人工泪道由______、________、______、______组成。

二、简答题

1. 眼球壁分层及各自的作用是什么？

2. 眼内容物包括哪些？

3. 视路由哪些部分构成？

4. 眼附属器包括哪些？

第二章　眼科患者的护理概述

第一节　眼科患者的护理评估与诊断

眼科患者的护理评估是有计划地、系统地搜集资料的过程，是整个护理程序的基础。在进行眼科患者的护理评估时，应注意眼科患者的基本特征：①症状、体征突出，如眼痛、视力下降、晶状体混浊等；②心理症状明显，由于眼是人体重要的感觉器官，患眼病时容易产生焦虑、恐惧等心理；③多伴有全身相关病症，如糖尿病可引起白内障和糖尿病视网膜病变，而急性闭角型青光眼可引起头痛、恶心、呕吐等。

一、健康史

（一）现病史

了解患者患病的诱因，起病情况和时间，主要症状和特点，疾病的发生与发展情况，诊治情况及以往的检查结果，用药情况及效果，目前治疗情况，包括正在使用药物的种类、剂量和用法，以及特殊的治疗饮食等。

（二）既往病史

了解全身及眼部的既往病史，有助于目前眼病的诊断与治疗。许多眼病可由全身性疾病引起，如眼底出血可由高血压或糖尿病引起。而且某些眼病可由其他眼病所继发，如继发性青光眼可由虹膜睫状体炎引起。

（三）生活史

了解患者的出生地、生活地、年龄、职业、生活方式等情况，如长期接触三硝基甲苯者可致中毒性白内障。

（四）家族史

与遗传有关的眼病在临床上也比较常见，如先天性白内障、先天性色盲等。

二、症状和体征

（一）视力障碍

视力障碍包括视力下降、视野缺损、视物变形或变色、复视、夜盲等。

笔记栏

1. 视力下降 了解其发展速度、程度及伴随症状。

(1)一过性视力丧失 指视力在 24 h(通常 1 h)内恢复正常,常见于视网膜中央动脉痉挛、体位性低血压、一过性脑缺血发作等。

(2)视力突然下降不伴有眼痛 常见于视网膜中央动脉或静脉阻塞、缺血性视神经病变、视网膜脱离等。

(3)视力突然下降伴有眼痛 常见于急性闭角型青光眼、角膜炎等。

(4)视力逐渐下降不伴有眼痛 常见于白内障、屈光不正、开角型青光眼等。

(5)视力下降而眼底正常 常见于球后视神经炎、弱视、癔症等。

2. 视野缺损 常见于青光眼、视路疾病、视网膜色素变性、视网膜脱离等疾病。

3. 视物变形 视物变大、变小、弯曲,见于黄斑部病变、角膜不规则散光。

4. 复视 双眼复视多见于眼外肌麻痹,单眼复视见于晶体半脱位、虹膜根部离断等。

5. 夜盲 可见于视网膜色素变性、维生素 A 缺乏等眼部或全身性疾病,以及毛果芸香碱使用后。

6. 昼盲 可见于黄斑疾病。

【请思考】

结合患者病史、症状和体征,如何快速评估其是否为急症患者?

(二)感觉异常

了解有无眼痛、干涩、痒、异物感、烧灼感、畏光等。

(三)外观异常

外观异常包括眼部充血、肿胀、分泌物、新生物、流泪等。

1. 眼部充血 分为结膜充血、睫状充血和混合充血 3 种类型。结膜充血与睫状充血的区别见表 2-1。混合充血为上述两种充血同时存在,其临床意义同睫状充血。

2. 分泌物 了解其性状及量。分泌物性状可提示病原体类型:①黏液性或脓性分泌物提示细菌性结膜炎;②水样或浆液性分泌物提示病毒性结膜炎;③黏稠丝状分泌物提示过敏性结膜炎。

3. 流泪和泪溢 泪液分泌过多,不能完全由排出系统排出而溢出眼睑外称流泪,多见于泪腺疾病、眼部炎症刺激、眼外伤、全身疼痛刺激或精神因素等。泪液分泌正常而排出受阻称泪溢,多见于泪点闭塞、位置异常、鼻泪管狭窄或阻塞等。

表 2-1 结膜充血与睫状充血的鉴别

项目	结膜充血	睫状充血
部位	近穹窿结膜为主	角巩膜缘周围为主
深浅	浅	深
颜色	鲜红色	紫红色
血管形态	呈网状、树枝状	呈放射状或轮廓不清
移动性	推动球结膜随之移动	无移动性
血管收缩剂反应	充血可消退,变白	充血不消失或消失不明显
常见原因	结膜炎	角膜炎、虹膜睫状体炎、青光眼

笔记栏

三、心理社会状况

1. 疾病知识　对疾病的病因、表现、治疗、预后及预防等方面的了解程度。

2. 心理状态　眼病患者常有视力下降的表现，影响其工作、学习和生活，严重者甚至失去生活自理能力，因此容易表现为焦虑、失眠、悲观、孤独等心理失衡。

3. 社会支持系统　包括家庭成员对患者所患疾病的认识和给予患者的关怀、支持，家庭经济条件及亲戚、朋友提供的支持等。

四、眼科常用护理诊断

1. 感知改变　与角膜混浊、晶状体混浊、眼外伤、眼底出血、视网膜及视神经损伤等有关。

2. 疼痛　与眼压增高、感染、外伤等有关。

3. 舒适改变

(1)畏光　与炎症有关。

(2)流泪　与炎症、结膜异物、角膜异物等有关。

(3)眼干、痒、异物感等　与炎症、结膜异物、角膜异物、缺乏润滑液等有关。

(4)眼胀　与屈光不正、青光眼等有关。

4. 自理缺陷　与视力严重下降、术后双眼遮盖有关。

5. 潜在并发症　与用药、术后活动不当等有关。如长期使用皮质类固醇可引起继发性青光眼，药物及中毒性白内障，内眼手术伤口裂开等。

6. 自我形象紊乱　与斜视、眼睑位置异常、眼外伤等有关。常见于斜视、睑外翻、上睑下垂等。

7. 有感染的危险　与术后伤口感染、机体抵抗力下降等有关。常见于角膜异物剔除术后、内眼手术等。

8. 知识缺乏　缺乏眼病的相关知识，如眼外伤的预防等。

9. 焦虑　与视力障碍影响工作、生活，担心预后、经济负担，缺乏治疗信心等有关。

10. 有外伤的危险　与视力完全丧失有关。

11. 家庭应对无效　与家庭成员缺乏该病的相关防治知识有关。

12. 组织完整性受损　与眼外伤有关。

13. 社交障碍　出现性格、行为改变，与眼病导致视力下降有关。

14. 功能性悲观　与视力及视野损害有关。

15. 恐惧　与视力下降、适应环境能力改变和不了解眼病情况有关。

第二节　眼科常用检查

为了准确地观察和记录病情变化，医护人员必须掌握眼科常用检查的目的、意义和操作方法，检查时必须取得被检查者理解和配合。

笔记栏

一、眼部普通检查

应在良好照明下，系统有顺序地进行，一般是先右后左，先健眼后患眼，由外向内和由前向后，以免遗漏和记录时混淆。

1. 眼球和眼眶　观察双侧眼球大小、位置是否对称；双眼球运动是否对称和同步，嘱患者眼球向左、右、上、下及左上、左下、右上、右下8个方向注视，了解眼球向各方向运动是否受限。观察双侧眼眶是否对称，触诊眶缘有无缺损、肿物。

2. 眼睑　观察眼睑皮肤色泽、有无肿块及瘢痕等，睑裂大小、睑缘位置有无异常，睫毛是否整齐。

【请思考】

眼球突出可见于哪些疾病？

3. 泪器　观察泪小点大小、位置是否正常，泪囊区有无红肿、压痛，压迫泪囊区有无分泌物自泪小点溢出。

4. 结膜　观察球结膜有无充血、水肿，有无睑球粘连；翻转眼睑，观察睑结膜及穹窿结膜有无充血、乳头、滤泡、结石、异物、瘢痕等。

5. 眼前段检查　眼前段检查一般应用裂隙灯显微镜检查，也可用聚光灯泡手电筒照明。

（1）角膜　观察角膜的大小、透明度、弯曲度及知觉，有无异物、新生血管、溃疡等。

（2）巩膜　观察巩膜有无黄染、充血、结节及压痛等。

（3）前房　观察前房深度，有无积血、积脓及前房闪辉等。

（4）虹膜　观察虹膜色泽、纹理，有无新生血管，有无前后粘连等。

（5）瞳孔　观察两侧瞳孔是否等大等圆、位置是否居中、对光反应是否灵敏。

（6）晶状体　观察晶状体有无混浊及脱位。

6. 眼后段检查　是指通过直接检眼镜、间接检眼镜等对玻璃体、脉络膜、视网膜等进行的检查。眼底检查不仅对眼科疾病的诊断及治疗有重要意义，而且为某些全身性疾病的诊断和治疗提供重要的线索和依据。

应观察玻璃体有无混浊、积血，视网膜色泽及有无渗出、出血、水肿、新生血管，视网膜血管大小、颜色及动静脉比例，视盘颜色、大小、边界和有无病理凹陷，黄斑部及中心凹反光情况等。

二、视功能检查

视功能检查包括视觉心理物理学检查（包括视力、视野、色觉、暗适应、立体视觉、对比敏感度）及视觉电生理检查两大类。

（一）视力检查

1. 远视力检查法

（1）与视力表（图2-1）距离5 m，两眼分别检查，先查右眼后查左眼，一眼用遮眼板遮盖，但勿压迫眼球。

（2）检查者由上而下指视标，嘱受检者顺序辨认“E”字形视标开口方向，直至不能辨认为止。准确辨认的最小行视标，其旁的数字视为该眼的视力。

（3）受检者若不能辨认第一行视标（国际标准视力表为0.1、标准对数视力表为4.0），让其向前走近视力表，视力按如下公式记录：视力=0.1×受检者与视力表实际距离(m)/5 m。

【请思考】

什么是儿童正常视力下限？

笔记栏

(4)若在0.5 m仍不能辨认第一行视标者,让受检者背光而坐,检查者可伸出手指于其眼前,嘱其数手指数,如能辨认者,记录能正确辨认手指数的距离,如:指数/20 cm。

(5)若指数不能辨认,检查者可伸出手掌在受检者眼前摆动,如能辨认者,记录:手动/实际距离。

(6)若手动不能辨认,则到暗室用烛光或手电筒照射被检者一眼,能看到光亮者,记录:有光感。完全看不到光亮者,记录:无光感。

世界卫生组织标准规定:国际标准视力为1.0。较好眼的最佳矫正视力低于0.3为低视力,低于0.05或视野<10°为盲。

2. 近视力检查法　近视力检查常用标准视力表(图2-2)或对数近视力表。在良好的自然光线或充足人工照明下,将表放在距眼前30 cm处检查,方法和远视力检查相似。在30 cm处能正确辨认1.0行者(或5.0)为正常近视力。若受检者未能达到正常视力时,可随时调整近视力表与受检者眼间的距离,直至能正确辨认最小视标为止,但要记录其距离,如1.0/20 cm。

学龄前儿童的视力检查采用幼儿视力表或简单的图形。婴幼儿可通过检查注视反射和跟随反射,以了解视力情况。

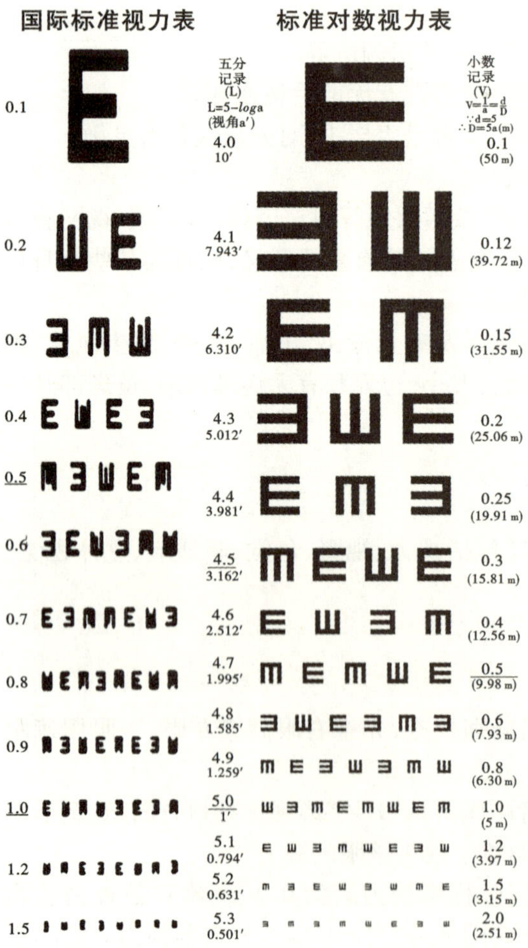

图2-1　远视力表

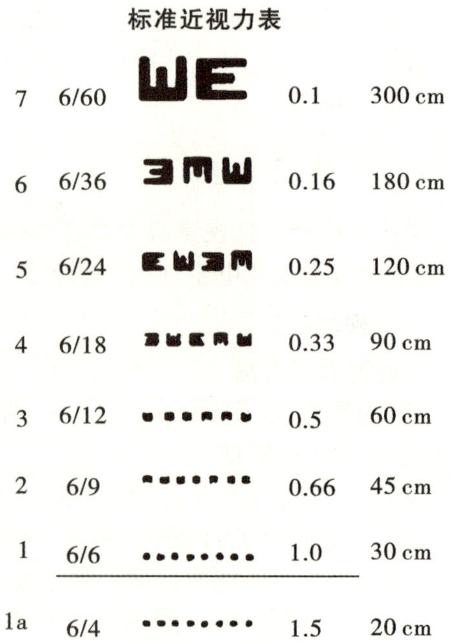

图2-2　近视力表

笔记栏

(二)视野检查

视野是指眼球向正前方固视时所见的空间范围,亦称周边视力。许多眼底病和视路疾病都可以引起视野的改变。检查视野的方法主要有对比法和视野计法。

1. 对比法　简便易行。

受检者与检查者对视而坐,眼位等高,距离 0.5 m。检查右眼时,受检者右眼注视检查者左眼,并遮盖另眼。检查左眼时相反。

检查者用示指作视标,置于与二人视线等距离处,在各方向从外周向中央缓慢移动,以医师所见之视野与患者作对照。这种方法可粗略地检查明显的周边视野缩小。

2. 弧形视野计法　用于检查距注视点 30°以外的周边视野。

正常周边视野范围(用 3 mm 直径白色视标测得):上方 55°,鼻侧 60°,下方 70°,颞侧 90°,蓝、红、绿色视标测的视野依次递减 10°(图 2-3)。

3. 平面视野计法　用于检查距注视点 30°以内的中心视野,适用于发现较小的视野缺损。

4. 自动视野计　能自动按照程序在视野的各个位点用不同亮度的光刺激测定光阈值,并加以记录,增加了视野检查的准确性、可重复性和敏感性(图 2-4)。

在视野范围内,除生理盲点外,其他任何暗点均为病理性暗点。

【试分析】
生理盲点对应的视网膜结构。

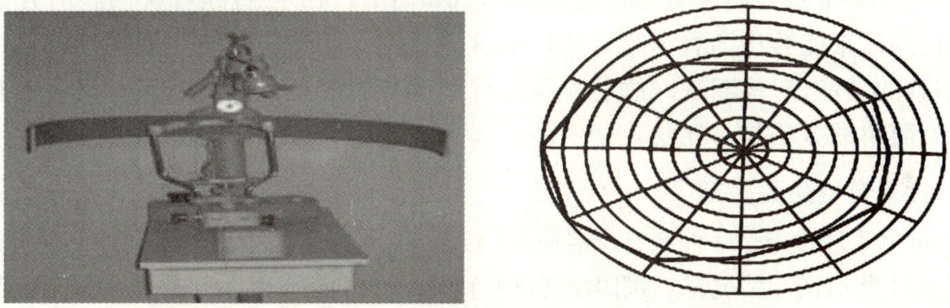

图 2-3　弧形视野计及视野记录

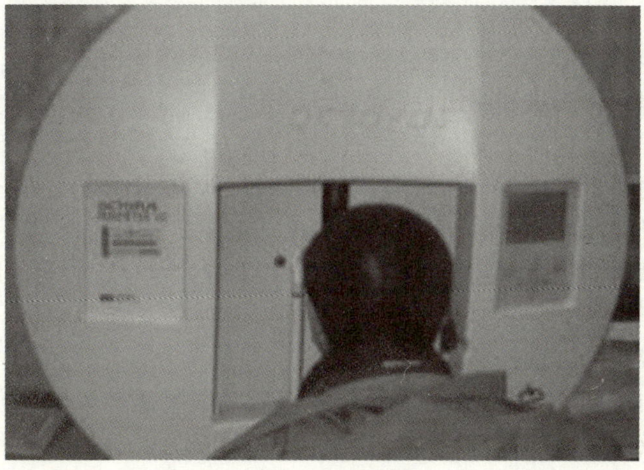

图 2-4　自动视野计

笔记栏

(三)色觉检查

色觉指视网膜黄斑区分辨颜色的能力，是视锥细胞的功能之一。色觉障碍包括色弱和色盲，而色盲可分为红色盲、绿色盲和全色盲 3 种。绝大多数先天性色觉障碍为性连锁隐性遗传性疾病。检查色觉的方法有色盲本检查法、FM-100 色彩试验、D-15 色盘试验及色盲镜，其中以色盲本检查法最常用(图 2-5)。

【试分析】

红绿色盲的遗传方式。

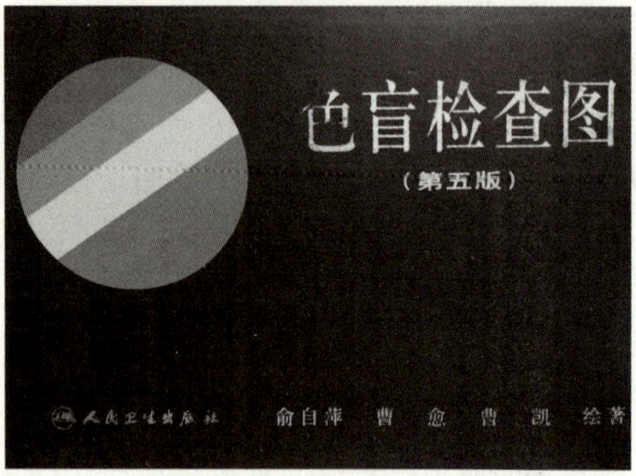

图 2-5 色盲本

(四)暗适应检查

暗适应是指当人们从明亮处进入暗处，从开始一无所见，随着视网膜对光敏感度的增高，到后来能够逐渐看清暗处物体的这一过程。暗适应检查主要用于评估视网膜视杆细胞的功能，对诊断视网膜色素变性等引起夜盲的疾病具有一定意义。检查方法较多，最简单的方法是对比法。

(五)视觉电生理检查

视觉电生理检查是一种通过仪器检测视觉器官的生物电活动情况，来评估视觉功能有无病变的生物电活动情况，包括眼电图(EOG)、视网膜电图(ERG)和视觉诱发电位(VEP)。

三、特殊检查

(一)眼压测量

眼压测量包括指测法和眼压计测量法。

【请回答】

正常人眼压是多少?

1. 指测法 是一种简单易行定性估计眼压的方法。嘱受检者眼睑放松，尽量向下看。检查者以两手示指指尖，放在被检眼的上睑皮肤上，交替轻轻按压眼球，借指尖感觉眼球的硬度，估计眼压高低。双眼应作对比。记录方法：以 Tn 表示眼压正常，T+1、T+2、T+3 分别表示眼压偏高、很高、极高；T-1、T-2、T-3 分别表示眼压偏低、很低、极低。

2. 接触式眼压计测量法

(1) Schiötz 眼压计测量 该种眼压计属于压陷式眼压计。操作方法：先向受检者说明检查目的及注意事项，以取得合作。取低枕仰卧位，松开颈部纽扣，结膜囊内滴表面麻醉剂 1 ~2 次。将眼压计置于标准试盘上，指针在"0"位表示准确；否则，需调整眼压计使之标准化。然后用 75% 乙醇消毒眼压计底板，待干。嘱受检者双眼向正上方凝视一目标，使角膜保持水平正中位。检查者用左手拇指和示指分开被检眼上、下睑，并固定于上、下眶缘处，切勿压迫眼球。右手持眼压计垂直下落，使底盘轻放在角膜正中央，迅速观察指针所指刻度。两眼分别测试（图 2-6）。

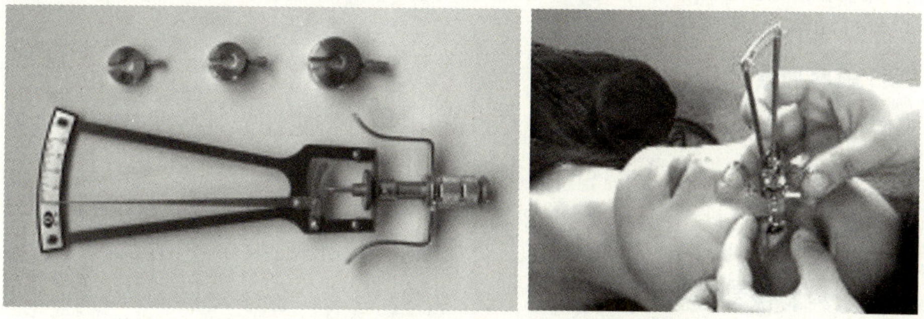

图 2-6　Schiötz 眼压计及 Schiötz 眼压计测量法

一般先用 5.5 g 砝码，若所指的刻度小于 3 时，更换较重的砝码测量，进行对照。测完后结膜囊内滴入抗生素滴眼液，防止感染。查表并记录。

（2）Goldmann 眼压计测量　Goldmann 眼压计属于压平式眼压计。该种眼压计附装在裂隙灯显微镜上，采用坐位测量。其测量数值不受眼球壁硬度的影响，但受角膜中央厚度的影响。

3. 非接触式眼压计测量法　测压原理是利用可控的气体脉冲，将角膜压平到一定面积，通过检测系统接受角膜表面反射的光线，将角膜压平到一定程度所需的时间记录下来，将其换算成眼压值。其最大优点是可以避免交叉感染，并能应用于对表面麻醉剂过敏的患者；缺点是当眼压过高时测量误差较大（图 2-7）。

（二）裂隙灯显微镜检查

裂隙灯显微镜是一种最基本的眼科检查仪器（图 2-8），主要用于检查眼前段病变，还可通过附加房角镜、三面镜、照相机等检查前房角、玻璃体、视网膜等组织结构，并采集眼前段和眼后段的图像。

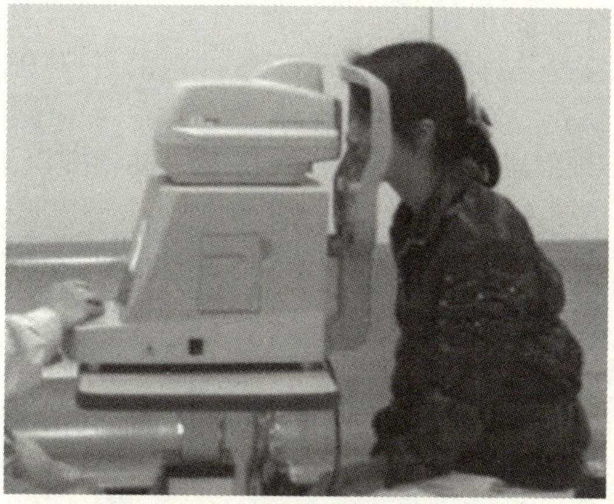

图 2-7　非接触眼压计测量眼压

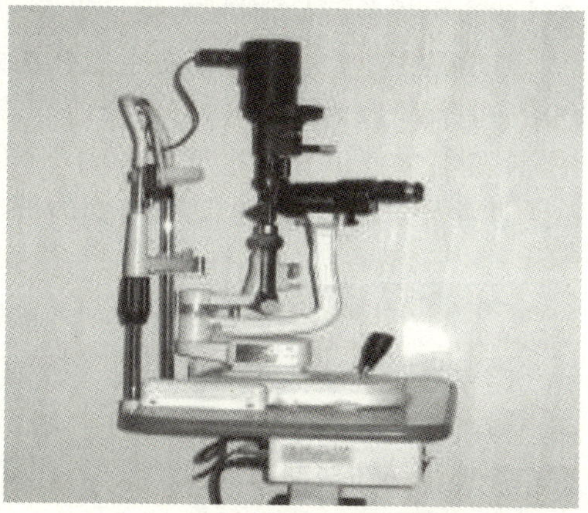

图 2-8　裂隙灯显微镜

【请思考】
荧光素钠需要进行过敏试验吗？

（三）眼底检查

常用的检眼镜有间接检眼镜和直接检眼镜两种类型。间接检眼镜所见眼底为放大4 倍的倒像，可见范围大。直接检眼镜所见眼底为放大 16 倍的正像，可见范围小，但能看清眼底的细微变化。

（四）眼底血管造影

眼底血管造影是将对比剂注射入人体，利用装有特定滤光片的眼底照相机拍摄眼底视网膜和脉络膜血液循环情况的检查方法，分为荧光素眼底血管造影（FFA）和吲哚青绿血管造影（ICGA）两种。前者是以荧光素钠为对比剂，主要观察视网膜的血液循环情况；后者是以吲哚青绿为对比剂，主要观察脉络膜的血液循环情况。

（五）眼科影像学检查

眼科影像学检查不仅可以显示病变自身情况，而且可以显示病变与周围组织结构之间的毗邻关系。临床上常见的眼科影像学检查有眼超声检查、电子计算机断层扫描（CT）、干涉光断层扫描仪（OCT）和磁共振成像（MRI）等。

第三节　眼科护理管理

一、门诊护理管理

眼科门诊护理的主要任务是做好开诊前准备，安排患者就诊，协助医生检查，对患者进行健康教育和护理指导。

1. 开诊前准备　要求诊室和治疗室清洁、整齐、明亮、通风。准备好洗手消毒液和擦手毛巾。准备好诊桌上的物品和药品，包括聚光手电筒、近视力表、色盲检查本、荧光素钠、盐酸丙美卡因滴眼液（爱尔凯因）、散瞳和缩瞳滴眼液、酒精棉球、纱布等。备好处方纸、各种检查申请单、化验单、住院证等办公用品。

2. 维持就诊秩序　按挂号先后进行分诊。急诊患者如眼外伤者，应随到随诊；年老体残者可提前就诊，对视力低下患者给予积极的护理照顾。

3. 协助医生检查　协助医生做好视力检查、视野检查、眼压测量、冲洗泪道；遵医嘱给患者滴散瞳滴眼液，做好检查前准备。

4. 健康宣教　利用报纸、宣传手册等多种形式，宣传常见眼病的病因及防治知识；给予患者及家属用药及预防等方面的护理指导，必要时做好预约登记。

二、暗室护理管理

暗室是眼科的特殊检查环境，首先要保证室内黑暗状态，墙壁为深灰色或墨绿色，窗户应装有遮光窗帘，地面要求不打滑，各种仪器安放合理，位置相对固定，同时给予患者护理指导和帮助。

暗室内有裂隙灯显微镜、检眼镜、综合眼光仪、眼压计、电脑验光仪、灯光视力表、镜片箱等精密检查仪器，要注意保持室内空气流通和相对干燥，并制定各种精密仪器的使用、保养规程，严格按规程操作，光学镜头、镜片可用擦镜纸轻拭。

笔记栏

三、手术前后护理

(一)外眼手术护理

外眼手术包括眼睑、结膜、泪器、眼外肌和眼眶的手术。

1. 术前护理　①协助检查:协助医生进行局部和全身检查及各项实验室检查。②术日注意观察病情:检查患者有无咳嗽、发热、眼部急性炎症、月经来潮及手术禁忌证,若有上述情况,应及时通知医生延期手术。③术前手术野准备:术前 3 d 告知患者滴抗生素滴眼液,按医嘱剪睫毛、冲洗结膜囊,泪道手术须冲洗泪道。④心理护理:为了消除患者焦虑、恐惧心理,护士应向其介绍手术目的、过程、效果及术中注意事项。

【请讨论】

手术眼别标记方式。

2. 术后护理　①观察病情:注意敷料有无松动,伤口有无渗血或出血等,发现后应及时进行处理。②新生物切除术后常规送病理学检查。③生活护理:术后如双眼包扎及低视力者,应加强生活护理,防止发生意外。

眼科手术常规护理

(二)内眼手术护理

内眼手术包括角膜、巩膜、虹膜、晶状体、玻璃体及视网膜等的手术。

1. 术前护理　①协助检查:协助医生进行局部和全身检查及各项化验检查。②术日注意观察病情:检查患者有无咳嗽、发热、眼部急性炎症、月经来潮及手术禁忌证,若有上述情况,应及时通知医生延期手术。术前冲洗双眼泪道,排除慢性泪囊炎。③术前指导:协助患者做好个人清洁卫生,洗头、洗澡、换好干净衣物。训练患者向各方向转动眼球,以便更好地配合手术。训练患者仰卧或俯卧。④手术野准备:术前 3 d 告知患者滴抗生素滴眼液,按医嘱剪睫毛、冲洗结膜囊及泪道并遮盖无菌眼垫。全身麻醉患者术前禁饮、禁食 8 h。⑤按医嘱术前用药。⑥心理护理:应向患者介绍手术目的、术中及术后注意事项、手术效果等,以便取得患者配合。

2. 术后护理　①协助患者按医嘱采取一定体位和头位。②嘱患者安静卧床休息,不可用力挤眼、揉眼、咳嗽或做剧烈运动;勿过度弯腰低头,以免腹压增加。③注意观察病情:注意眼垫有无松动、渗血等,若术眼剧痛并伴头痛、恶心等,应及时报告医生。④饮食护理:多吃水果和蔬菜,保持大便通畅。⑤全身麻醉患者应禁食、禁饮,去枕平卧后 6 h 进食流质饮食。术后第一次进食时,护士应注意患者情况。⑥对于儿童患者,护士要与家属多沟通,减轻家属的焦虑情绪。禁止患儿哭闹,以防伤口裂开而感染。

第四节　眼科常用护理技术和操作

一、眼睑翻转法

1. 目的　观察睑结膜的病变,在睑结膜面涂药或施行手术。

2. 计划　洗净双手。

3. 实施

(1)翻转下睑法　将拇指放在被检查眼下睑中央近睑缘处,向下牵引下睑皮肤,同时嘱受检者向上看,即可暴露下睑结膜(图 2-9)。

笔记栏

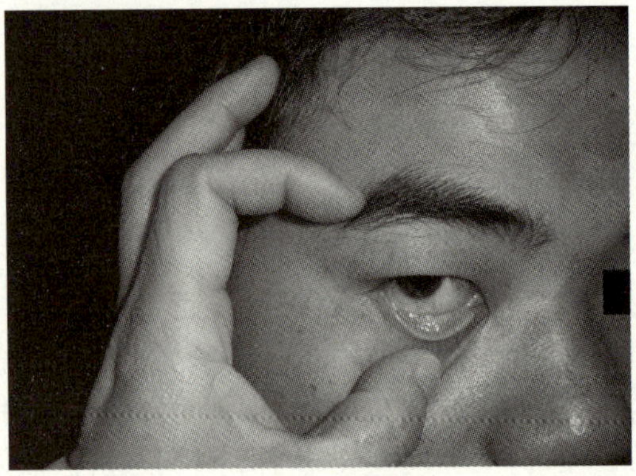

图 2-9　翻转下睑法

【请回答】
翻转上睑的临床意义是什么?

(2)翻转上睑法　受检者取坐位或仰卧位,眼向下看。检查者用示指和拇指,示指放在上睑中央近眶缘,拇指放在近睑缘,轻轻捏起被检眼上睑中央部皮肤,并轻轻向前下方牵拉,使眼睑略离开眼球,然后用示指尖轻向下压迫睑板上缘,同时拇指将皮肤向上搓捻,即可被翻转(图 2-10)。

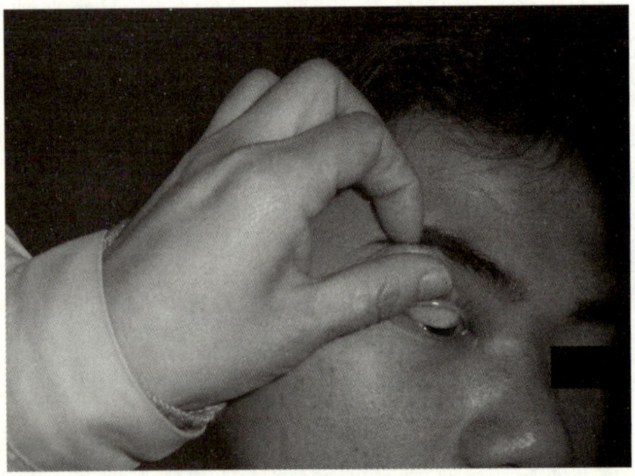

图 2-10　翻转上睑法

4. 注意事项　检查前后要清洗或消毒双手。翻转上睑时,应嘱受检者双眼放松,并向下注视。

二、滴眼药水法

1. 目的　检查和治疗各种眼病。

2. 计划　眼药水、棉签或棉球、治疗卡。

【请回答】
正常结膜囊最大容量为多少?

3. 实施　检查药物有无变色及沉淀。核对姓名、药名、浓度、眼别及时间。患者取坐位或仰卧位,头稍后仰,眼向上注视,如眼部分泌物较多或涂有眼药膏时,应先擦去。操作者用左手拇指或棉签拉开下睑,暴露下穹窿部,右手持眼药水滴管或药瓶距眼1～2 cm,滴入药液1滴于下穹窿部,然后轻提上睑,使药液均匀分布在结膜囊内。用干棉

笔记栏

球擦去溢出的药液，嘱患者闭眼 2～3 min（图 2-11）。

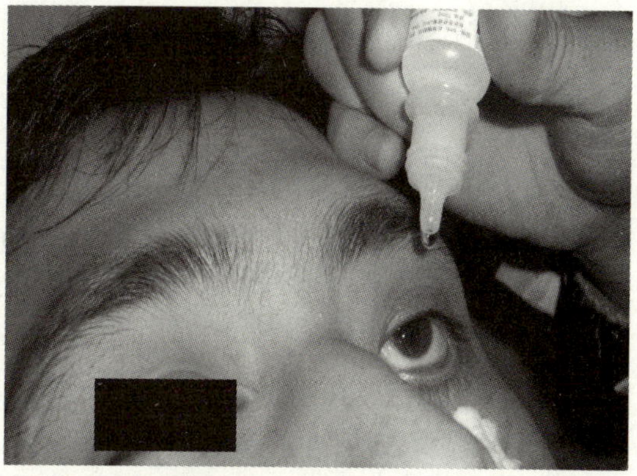

图 2-11　滴眼药水法

4. 注意事项　严格执行查对制度，尤其是散瞳和缩瞳药物，切忌滴错，以免造成严重后果。滴毒性药物（阿托品）后，必须压迫泪囊部 2～3 min，防止药物流入鼻腔引起中毒。对小儿滴药尤应注意。滴药时动作要轻，角膜溃疡有穿孔危险者，切勿压迫眼球。一般药液不能直接滴于角膜上。双眼用药时，先滴健眼后滴患眼。一眼同时用两种或两种以上滴眼液时，每种药需间隔 5 min 以上，先滴刺激性弱的药物，后滴刺激性强的药物。滴管勿倒置，以免药液倒流而污染。滴药时避免接触手指、睫毛或眼睑，以防止交叉感染。滴药前应洗净双手，防止交叉感染。滴混悬液时，应摇匀再用。对传染性眼病滴药时，药物应固定专用。对于角膜敏感者，药液不直接滴在角膜处。

三、涂眼药膏法

1. 目的　使药物在结膜囊内发挥较持久的作用。润滑结膜囊，保护角膜、结膜。

2. 计划　基本同前，另加眼药膏、消毒玻璃棒。

3. 实施　体位、头位及暴露下穹窿部的方法同滴眼药水法，将眼药膏挤一小段药膏弃去，再将软膏由左向右挤入下穹窿部或用玻璃棒的一端挑取少量眼药膏，嘱患者向上看，玻璃棒与睑裂平行，放入下穹窿部，嘱患者轻闭眼，将玻璃棒由外眦部轻轻捻转抽出，按摩眼睑片刻，使眼药膏均匀分布于结膜囊内。

四、结膜囊冲洗法

1. 目的　清洁结膜囊，清除分泌物、异物及化学物质或术前准备。

2. 计划　洗眼壶或洗眼吊瓶、受水器、冲洗液（常用生理盐水、3% 硼酸水、2% 碳酸氢钠溶液）、棉球或卫生纸、棉签、治疗巾。

3. 实施　患者取坐位，头稍后仰或仰卧位，并倾向患侧，将治疗巾铺在其肩部，以防止冲洗液污染衣物，再擦去眼部分泌物及眼药膏。协助患者安放受水器，紧贴患侧面颊部。操作者左手拇指和示指轻轻分开上、下睑，右手持洗眼壶，壶嘴距眼 3 cm，先冲洗眼睑皮肤，使其适应后再冲洗结膜囊。冲洗时嘱患者眼球转动，同时不断牵动眼睑便于彻底冲洗，必要时再翻转眼睑冲洗。洗毕，擦干眼睑皮肤，洗净受水器，消毒后备用。

4. 注意事项　冲洗液的温度要适宜，先在手背上试温，不冷不热为宜。化学烧伤者，应大量冲洗，冲洗液量为 2 000 mL，不少于 15 min，宜采用输液瓶做冲洗，出水口距离眼 5～6 cm 为宜。眼球穿通伤或接近角膜穿孔的角膜溃疡，禁忌冲洗。传染性眼病冲洗时，严格消毒隔离，冲洗液勿随便置放，应集中处理，其用过的用具，应严格消毒后

笔记栏

再用。不合作者,先滴表面麻醉剂后再冲洗。冬季温度过低,生理盐水应加温至32～37 ℃。

五、泪道冲洗法

【请回答】

急性泪囊炎炎症期可否行泪道冲洗检查?

1. 目的　流泪或泪溢者,用以检查泪道有无狭窄或阻塞。冲洗泪道内黏液或脓液,以治疗慢性泪囊炎。泪道或内眼手术前的准备。

2. 计划　5 mL 注射器、泪道冲洗针头(4.5～6.5 号注射器,将针尖磨钝、磨光滑)或者直接用专用的泪道冲洗针头、泪点扩张器、1% 丁卡因、无菌冲洗液、棉签、棉球、受水器、抗生素滴眼液(盛于治疗盘)。

3. 实施　患者取坐位或仰卧位,头稍后仰并固定头位。先用手指挤压泪囊部观察有无分泌物。泪点麻醉用短棉签蘸 1% 丁卡因置于患者上、下泪小点之间,闭眼行表面麻醉 3～5 min。患者自持受水器紧贴洗侧的面颊部,操作者用左手拇指拉下睑,暴露下泪点(若泪点太小,可先用泪点扩张器扩大泪点),右手持吸有冲洗液的注射器,将针头垂直插入泪点 1.5～2.0 mm,然后朝向内眦转为水平方向,顺泪小管缓慢推进 5～6 mm。固定并缓慢注射冲洗液,同时询问患者有无液体入鼻腔或咽部(图 2-12)。洗毕,擦洗面部,滴入抗生素滴眼液,并记录有无分泌物流出及分泌物的性质;泪道不通时,记录冲洗液逆流情况,并分析泪道阻塞部位。①泪道通畅:冲洗液顺利流入鼻、咽腔。②鼻泪管狭窄:液体部分从上泪点溢出,部分流入鼻、咽腔。③鼻泪管阻塞:液体全部从上泪点溢出,若伴有黏脓性分泌物反流,则为慢性泪囊炎。④泪小点阻塞:液体从原泪小点逆流出来。

4. 注意事项　有慢性泪囊炎者,冲洗前应先挤压泪囊部,排出分泌物。冲洗时注意针头不要顶住泪小管的内侧壁,以免推入水时不易流出而误诊为泪道阻塞。进针应顺泪小管方向前进,避免刺破泪小管壁,否则冲洗液进入皮下组织,使眼睑皮肤肿胀,此时应立即停止冲洗,必要时应用抗生素以预防感染,酌情按摩或热敷。

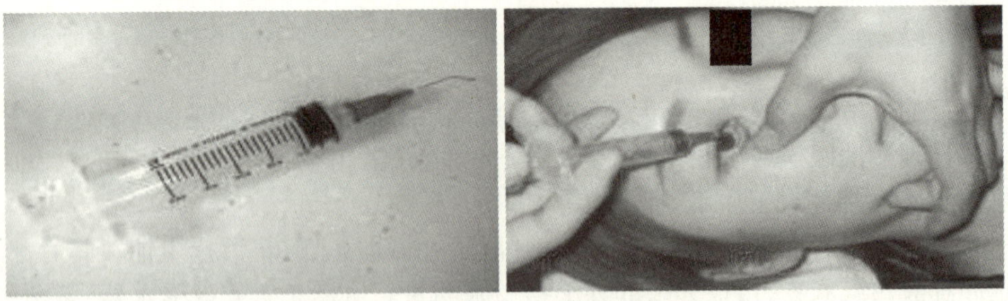

图 2-12　泪道冲洗针头及泪道冲洗方法

六、球结膜下注射法

1. 目的　使药物在眼内保持较高及较持久的药效。常用于角膜及葡萄膜病给药,或作为眼球手术的局部浸润麻醉。

2. 计划　1～2 mL 注射器、皮试针头、1% 丁卡因、注射药物(常用的有抗生素、激素、散瞳药、自体血清或高渗盐水等)、抗生素滴眼液、眼药膏、眼垫、棉签、棉球、胶布。

笔记栏

3. 实施　患者取坐位或卧位，滴 1% 丁卡因 1～2 次做表面麻醉，必要时可先冲洗结膜囊。查对姓名、眼别、药名、浓度及用量，取注射器吸取药液。操作者右手持注射器，左手拇指和示指分开上、下睑，暴露球结膜。嘱患者眼球向内上方转动，充分暴露注射部位；右手持注射器与眼球呈 10°～15°角，将针头与角膜缘平行，刺入近下穹窿部的球结膜下，缓慢推药，此时该处球结膜呈鱼泡样隆起，一般注射量为 0.3～1.0 mL（图 2-13）。术毕滴抗生素滴眼液，涂眼药膏及用眼垫包盖，留观片刻。

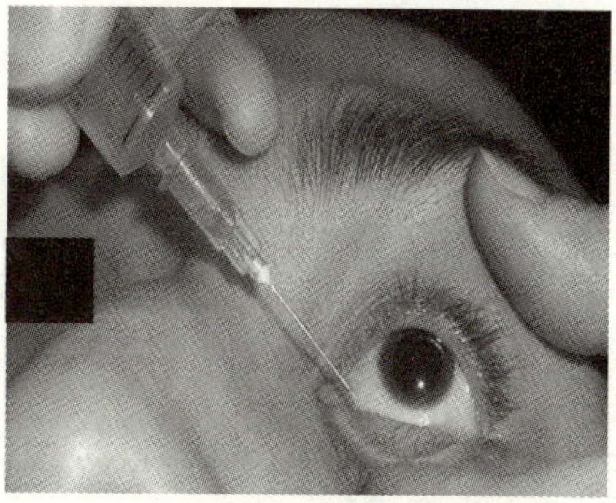

图 2-13　球结膜下注射法

4. 注意事项　注射时嘱患者勿转动眼球，以防刺伤角膜。注射时应避开血管。如有出血，可用 0.1% 盐酸肾上腺素棉签压迫止血。注射可的松混悬液时，应将药液充分摇匀后再抽药，注射时应稍快，以防针头堵塞。操作要轻，不可加压，角膜溃疡、眼球穿通伤和内眼手术者尤须注意。多次连续注射，应更换注射部位，以免形成瘢痕。若为散瞳，拉开虹膜后粘连，散瞳药物宜注于虹膜粘连方位的近角膜缘球结膜处。

七、球后注射法

1. 目的　治疗各种眼底病，内眼手术球后麻醉。

2. 计划　5 mL 注射器、5 号长针头、注射用药物、络合碘、消毒棉签及纱布等。

【请简述】

球后出血时的护理措施。

3. 实施　患者取仰卧位，络合碘消毒下睑外侧及其周围皮肤，嘱患者向鼻上方注视，用 5 号长针头由眶下缘中、外 1/3 交界处稍上方的皮肤面垂直刺入约 1 cm 深，然后转向鼻上方，向眶尖方向斜行刺入达眼球后，进针总深度不超过 3.5 cm，抽吸无回血，再缓慢将药物注入球后，每次注入药量 2～3 mL，注射完毕，闭合眼睑，轻压眼球，防止球后出血。

4. 注意事项　注射药物中应加入少许局部麻醉药。注射后，可出现暂时性复视，一般于半小时后消失。发生球后出血者，出现眼睑肿胀、皮下出血、眼球突出、眶压增高，应用绷带包扎。

八、剪睫毛法

1. 目的　内眼手术前准备。

2. 计划　眼科小剪刀、抗生素滴眼液、眼药膏或凡士林、纱布、棉签。

3. 实施　患者取仰卧位或坐位，剪刀两叶上涂以眼药膏，以便黏住剪下的睫毛，使其不落入眼内。剪上睑睫毛时，嘱患者向下看，剪下睑睫毛时则向上看。操作者用左手拇指或示指轻压睑缘皮肤，使其轻度外翻，右手持小剪沿睑缘齐睫毛根部剪掉。检查是否剪除干净。若有遗留再次剪除。剪毕，用纱布轻轻清洁眼部。

4. 注意事项　切勿伤及眼睑，以防皮肤感染。仔细检查结膜囊，若有睫毛落入，可用抗生素滴眼液冲出。

笔记栏

【请讨论】

眼部热奄包是否可取代热敷？

九、热敷法

1. 目的　即用温热的作用，达到消炎止痛、促进吸收的目的。

2. 计划　面盆、广口杯、小热水瓶等容器，毛巾、纱布垫、眼药膏或凡士林油膏，热水、中药煎剂或其他含有药物的热敷溶液。

3. 实施　患者取仰卧位，眼睑及眶周皮肤涂一层油膏，结膜囊涂治疗眼药膏，闭眼，用毛巾、纱布垫（或棉垫）吸热水（温度以 40～50 ℃为宜）敷于患眼，不时更换，保持有效温度，每次敷 15～20 min。用中药煎剂或其他含治疗药物溶液蒸汽热敷时，用胶片卷成筒状套在容器上移近患眼，嘱患者依热感控制距离，可不时开合眼睑。

4. 注意事项　热敷后擦干皮肤，盖眼垫，暂勿外出，以免受凉。注意控制温度，既要保持有效温度，又要预防烫伤。有出血倾向、急性闭角型青光眼、病灶已化脓、急性结膜炎等不宜热敷。

第五节　眼保健、防盲和低视力康复

一、眼保健

（一）各年龄阶段的眼保健

1. 学龄前　教儿童学会看视力表，每年检查一次视力，并观察眼位是否有偏斜，如有斜视应及时治疗。如有屈光不正应尽早戴镜，以防治弱视。禁止玩耍尖刀、鞭炮、气枪等危险品，预防眼外伤。

2. 学龄期　教育孩子注意用眼卫生，保持良好的写字、看书的姿势，照明应充足，看书 45 min 后就休息、远眺，多做户外运动，营养均衡，预防近视。

3. 青壮年期　注意安全生产，预防眼外伤。

4. 中老年期　定期体检，积极治疗全身疾病如高血压、糖尿病及眼部并发症，防治白内障、青光眼、年龄相关性黄斑变性等，并配戴合适老花镜。

（二）电脑与眼保健

长期从事电脑操作的工作者，容易引起眼疲劳、眼干涩、视物模糊等不适，因此操作电脑时应注意以下几方面。

1. 注意用眼卫生　避免长时间连续操作电脑，一般操作 45 min 休息 10 min 左右，远眺、闭眼或做眼保健操，不滥用抗生素、激素滴眼液。

2. 保持良好姿势　保持适当的姿势，桌椅的高度要和电脑的高度匹配，使双眼保持平视或轻度向下注视荧光屏，使眼睛暴露于空气中的面积减少到最低，以免眼干燥。

3. 保持适当的工作距离　眼睛和电脑荧光屏要保持在 60 cm 以上。

4. 注意补充营养　电脑操作者应多吃胡萝卜、牛奶、鸡蛋等食物，以补充维生素 A。

5. 及时检查　如出现眼红、眼干涩、异物感、视物模糊，甚至眼痛或头痛等，休息后无好转，需及时到医院检查。

笔记栏

二、防盲治盲和低视力康复

（一）盲和低视力标准

根据世界卫生组织（WHO）1973 年对残疾人制定的标准：①低视力，双眼中视力较好眼的最佳矫正视力<0.3但>0.05者；②盲，双眼中视力较好眼的最佳矫正视力<0.05或视野$<10°$者。

（二）几种主要的致盲性眼病的防治

【请简述】

我国视力残疾的分级。

根据 1980 年我国的调查报告，盲人患病率为 0.5%～0.6%。主要致盲的原因依次为：白内障（46.1%），角膜病（15.4%），沙眼（10.9%），青光眼（8.8%），视网膜脉络膜病（5.5%），先天性或遗传性眼病（5.1%），视神经病（2.9%），屈光不正或弱视（2.9%）和眼外伤（2.6%）。各地在调查中发现，半数以上盲和视力损伤是可以预防和治疗的。

1. 白内障　是致盲的首要原因，我国盲人有一半是白内障盲人，且我国每年新增白内障盲人约 40 万，因此白内障是防盲治盲最优先考虑的眼病。对于白内障的防治，应坚持“大量、高质、低价”，通过手术使大多数盲人恢复到接近正常的视力。

2. 沙眼　是世界上最常见的、可预防的致盲原因。对于沙眼防治，“视觉 2020”行动已制定“SAFE”（即手术、抗生素、清洁脸部和改善环境）的防治策略，通过实施该策略，以期在 2020 年根治沙眼，在全世界范围根除可避免盲。目前我国已根治沙眼，只在少数贫困地区有散发病例。

3. 青光眼　是我国主要致盲原因之一。青光眼引起的视功能损伤是不可逆的，后果极为严重。但通过进一步普及青光眼的知识、在人群中筛查青光眼患者，做到早期发现、合理治疗、定期随诊，绝大多数患者可终生保持有用的视功能。

4. 角膜病　角膜病引起的角膜混浊也是我国致盲的主要原因，其中以感染所致角膜炎症为多见。因此积极治疗和预防病毒性、细菌性、真菌性角膜炎是减少角膜病致盲的重要手段，而角膜移植术是治疗角膜病致盲的有效手段。

5. 屈光不正和低视力　WHO 估计目前有 3 500 万人需要低视力保健服务。“视觉 2020”行动将通过初级保健服务、学校中视力普查和提供低价格眼镜，努力向大多数人提供能负担得起的屈光服务和矫正眼镜，以及提供低视力服务。

6. 糖尿病性视网膜病变　糖尿病可并发视网膜病变、新生血管性青光眼，导致严重的视觉损伤，甚至失明。因此，应加强防治，做到合理控制和早期治疗糖尿病、改变生活方式等，以挽救视力。

（三）低视力康复

低视力患者应当采用光学助视器和非光学助视器来改进他们的视觉活动能力，使他们利用残余视力工作和生活，以便获得较高的生活质量。

目前使用的助视器有远用和近用两种。常用的远用助视器为放大 2.5 倍的 Galileo 式望远镜，以看清远物，但不适合行走时戴。近用的助视器有：①手持放大镜；②眼镜式助视器；③立式放大镜；④双合透镜放大镜；⑤近用望远镜；⑥电子助视器，即闭路电视。

非光学助视器包括大号字的印刷品、改善照明、阅读用的支架等，也有助于患者改善视觉活动能力。

笔记栏

小 结

本章介绍了眼科的护理病史、症状、体征、心理社会评估、常用的护理诊断；眼科检查法包括眼科的普通检查、视功能检查和特殊检查；护理管理包含门诊和暗室的护理管理，并介绍了手术前后的护理注意事项；简单介绍了9种眼科常用护理技术操作方法及注意事项；对于眼保健和防盲及低视力康复也进行了阐述。

练习题

一、填空题

1. 外眼手术护理的术前护理要点包含______、______、______和______。

2. 我国主要致盲性眼病有______、______、______、______、______、______等。

3. 根据世界卫生组织（WHO）标准：低视力是指双眼视力较好眼的最佳矫正视力<______但>______者；盲是指双眼视力较好眼的最佳矫正视力<______或视野<______者。

二、简答题

1. 滴眼药水的注意事项有哪些？

2. 如何检查和记录远视力？

3. 内眼手术患者的术前、术后护理要点有哪些？

4. 简述流泪和泪溢的区别。

第三章　眼睑及泪器疾病患者的护理

第一节　睑腺炎

案例与思考

患儿，男，3 岁，左眼红、痛 3 d。既往体健。体格检查：视力、眼压检查不合作，左眼上睑外侧皮肤稍隆起、红肿，无破溃、流脓，可扪及一玉米粒大小肿块，边界尚清晰，触痛(+)，对应睑结膜鲜红色充血，角膜透明，球结膜稍充血，眼内检查不合作。

请思考：①该患儿眼病的诊断是什么？②该患儿的最佳治疗方案是什么？③护士应该为患儿提供哪些护理措施？

睑腺炎是指眼睑腺体的化脓性炎症，又称麦粒肿，多发生在儿童和青年。按感染的腺体不同分为外睑腺炎和内睑腺炎。睑板腺感染为内睑腺炎，睫毛毛囊或其附属皮脂腺、汗腺感染为外睑腺炎。

【请思考】

1. 何谓睑腺炎？

2. 麦粒肿与睑板腺囊肿有何区别？

3. 老年患者反复睑板腺肿块应考虑什么病？

【病因病理】

化脓性细菌侵入了眼睑的腺体引起感染，多为金黄色葡萄球菌感染。

【护理评估】

1. 健康史　患者身体素质是否良好，个人卫生状况是否良好。

2. 症状和体征　患侧眼睑有红、肿、热、痛等急性炎症表现，常有同侧耳前淋巴结肿大，如并发眼蜂窝织炎或败血症，可出现发热，头痛等全身中毒症状。

(1)外睑腺炎的炎症反应集中在睫毛根部的眼睑缘处，红肿范围弥散(图 3-1)，可引起反应性球结膜水肿，脓点常破溃于皮肤表面。

(2)内睑腺炎的炎症反应常局限在睑板腺内，红肿范围局限，有硬节，疼痛和压痛较外睑腺炎剧烈，病程长。脓点常破溃于睑结膜面。

笔记栏

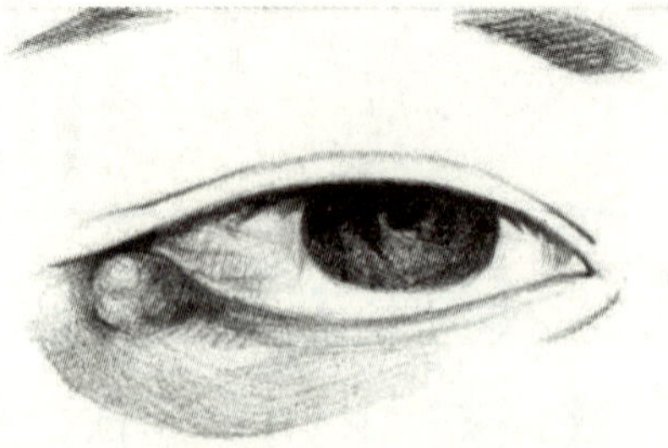

图 3-1 睑腺炎

3. 心理社会状况　了解患者对睑腺炎认知程度，有无焦虑等心理表现。

【治疗要点】

1. 早期治疗　局部热敷，不可挤压。应用抗生素滴眼液、眼药膏；重症者可全身应用有效的抗生素。

2. 晚期治疗　晚期脓点形成后，及时切开引流。

【护理诊断】

1. 疼痛　眼痛，与睑腺炎有关。

2. 潜在并发症　全身化脓性感染、毒血症、败血症等。

3. 知识缺乏　缺乏睑腺炎的护理知识。

【护理措施】

1. 仔细观察患者疼痛反应，解释原因，指导放松技巧。严重者，监测体温、血常规，必要时采集标本送检细菌培养和药敏试验。

2. 指导患者热敷，热敷有助于血液循环，利于炎症的消退和疼痛减轻，晚期利于脓肿的形成。热敷特别注意温度，防止烫伤。常用汽热热敷法、干性热敷法、湿性热敷法等。时间每次 15 ~20 min，每天 3 次。

3. 指导患者正确滴用抗生素滴眼液、眼药膏。必要时全身合理应用抗生素。

4. 脓肿形成后，如破溃不畅，应切开引流，外睑腺炎于皮肤面切开，切口与眼睑缘平行；内睑腺炎则在结膜面切开，切口与睑缘垂直。

5. 指导家庭护理，养成良好的卫生习惯。在脓肿未成熟时切忌挤压或针挑，以免细菌进入海绵窦，导致颅内感染等严重的并发症。形成良好生活习惯，不用脏手或不洁手帕揉眼。

笔记栏

第二节　睑板腺囊肿

案例与思考

患者，女，75岁，右眼反复长一肿块1年。既往史：曾三次行左眼上睑麦粒肿切除，高血压、糖尿病3年，平时口服药物控制（具体不详）。视力：右眼视力（VOD）0.4，左眼视力（VOS）0.5。眼压（NCT）：右眼（OD）12 mmHg，左眼（OS）13 mmHg。右眼上睑外侧皮肤稍隆起、无红肿、破溃、流脓，可扪及一黄豆大小肿块，边界欠清晰，活动性欠佳，触痛（-），对应睑结膜暗红色充血，角膜透明，球结膜稍充血，双眼晶状体核呈淡黄色混浊，眼底检查未见明显异常。

请思考：①该患者眼病的诊断是什么？②该患者的最佳治疗方案是什么？③护士应该为患者提供哪些护理措施？

睑板腺囊肿又称霰粒肿，多见于青少年和中壮年，可能与睑板腺分泌功能旺盛有关。

【请思考】

1. 睑板腺囊肿切除术后如何护理？

2. 睑板腺囊肿患者饮食和生活应注意什么？

3. 眼睑肿块是否可挤压？

【病因病理】

该病是因睑板腺管阻塞，分泌物潴留，对周围组织形成慢性刺激而引起，最终形成慢性肉芽肿。

【护理评估】

1. 健康史　询问患者有无良好身体素质，个人卫生状况是否良好。

2. 症状和体征　本病为慢性病程，除非囊肿较大合并感染，一般无自觉症状，霰粒肿多发生于上睑，下睑较少，囊肿大小不一，小者如绿豆粒大小，大者如玉米粒。囊肿区睑皮肤略隆起，颜色无明显改变（图3-2）。皮下可触及一圆形硬性病变，与皮肤无粘连，无压痛。病变相应的睑结膜面充血，呈紫红色或者紫蓝色。囊肿可自睑结膜面破溃，排出其内容物，并可在破溃处出现肉芽组织增生，呈现为鲜红的肉芽状赘生物。对于反复发作和老年人的睑板腺囊肿，应切除标本后送病理检查，以排除睑板腺癌的可能。

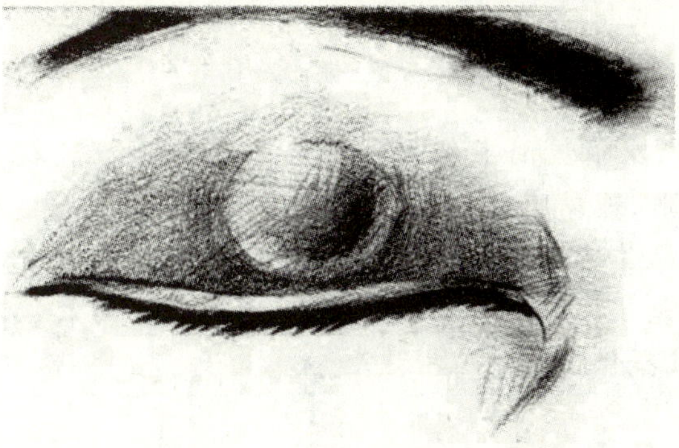

图3-2　睑板腺囊肿

笔记栏

3. 心理社会状况　了解患者对霰粒肿认知程度，有无焦虑等心理表现。

【治疗要点】

1. 较小睑板腺囊肿　可以先观察。

2. 较大睑板腺囊肿　可以热敷或向囊腔内注射抗生素和糖皮质激素；如还不消退，可行刮除手术；如果继发感染，先用抗生素治疗，待炎症控制后再行刮除手术。

【护理诊断】

1. 知识缺乏　缺乏对睑板腺囊肿的认识和防治知识。

2. 潜在并发症　有继发感染的可能。

【护理措施】

1. 小而无症状的囊肿，有自行吸收的可能，密切观察。
2. 指导合理热敷，方法同睑腺炎。
3. 配合好医生做囊肿刮除手术。
4. 按外眼手术常规准备，清洁皮肤，滴用抗生素滴眼液等。
5. 在结膜面做与睑缘垂直的切口，刮尽囊内组织并尽量将囊壁切除干净。
6. 注意复发者和老年人的囊肿切除后送病理检查。
7. 术后压迫眼部 15 min，观察有无出血情况。
8. 介绍术后用药和换药时间。
9. 嘱患者养成良好的卫生习惯。

知识链接

睑板腺开口阻塞症：在眼睑缘的睑板腺开口处常常可见大小不一的粟米状脂质物阻塞，随瞬目运动而有异物感，为开口不畅所致，可以将其刮出后热敷和按摩数次而治愈。

第三节　睑内翻

案例与思考

患儿，女，2 岁，双眼流泪半年。既往体健。体格检查：视力、眼压检查不合作，双眼下睑稍红肿，球结膜稍充血，下睑睫毛大片伸向角膜生长，下方角膜少量点状上皮缺损，晶状体透明。

请思考：①该患儿眼病的诊断是什么？②该患儿的最佳治疗方案是什么？③护士应该为患儿提供哪些护理措施？

睑内翻指睑缘向眼球方向卷曲位置异常，部分或全部睫毛倒向眼球的一种眼睑位置异常。

【病因病理】

常见睑内翻有3种：①瘢痕性睑内翻，最常见的原因是严重沙眼所引起的睑结膜瘢痕并收缩牵拉眼睑内翻；②先天性睑内翻，多由眼轮匝肌过度发育等引起；③痉挛性睑内翻，常见于老年人，由眼轮匝肌滑动所致。

【护理评估】

1. 健康史　询问患者有无沙眼、眼部烧伤等病史，个人卫生状况是否良好。

2. 症状和体征　异物感是首要的症状。另外，可流泪、畏光。检查可见睑缘向眼球方向翻卷或睫毛乱生倒向角膜（图3-3）。结膜常有充血，角膜可有不同程度的混浊。

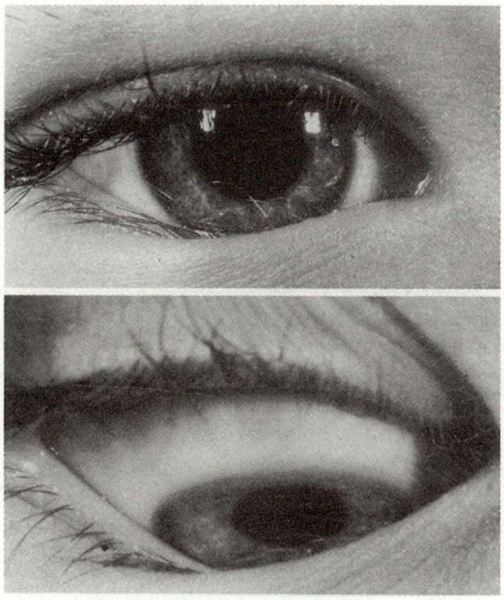

图3-3　下睑内翻

3. 心理社会状况　了解患者对睑内翻认知程度，有无焦虑等心理表现。

【治疗要点】

1. 诊断　根据病史及检查所见，比较容易诊断。

2. 治疗原则

（1）较少倒睫　可以先考虑电解术。

（2）较严重的病例　可以手术。常用术式有睑板部分切除术、睑板切断术、缝线术等。

（3）轻型先天性病例　可以观察，暂不手术。

【护理诊断】

1. 舒适改变　眼部刺痛，与睫毛刺激角膜有关。

2. 潜在并发症　有继发角膜感染和角膜瘢痕形成的可能。

笔记栏

【护理措施】

1. 做好心理护理，告知患者疼痛的原因，减轻患者焦虑情绪。
2. 及时去除疼痛原因，少数几根则拔出，或用睫毛电解法。
3. 严重病例，遵医嘱做好手术准备，按外眼手术常规护理。
4. 小儿先天性下睑内翻若随着生长发育 5 岁前消失，可保守观察。
5. 注意观察倒睫有无引起角膜损伤，遵医嘱应用抗生素滴眼液，预防角膜感染。

知识链接

倒睫是睫毛倒向眼球，刺激角膜和球结膜而引起一系列结角膜改变的睫毛位置异常。睑内翻和倒睫常常并存。

第四节 睑外翻

案例与思考

患者，男，75 岁，右眼红、异物感、流泪 2 个月余。既往史：3 个月前在中南大学湘雅二医院行右眼下睑肿块切除术，病理检查结果回报基底细胞癌。视力：VOD 0.6，VOS 0.3。眼压：OD 12 mmHg，OS 13 mmHg。右眼下睑外翻，对应睑结膜粗糙、暗红色充血，下方角膜弥漫性点状上皮缺损，结膜混合充血，双眼晶状体核呈淡黄色混浊，眼底检查未见明显异常。

请思考：①该患者眼病的诊断是什么？②该患者的最佳治疗方案是什么？③护士应该为患者提供哪些护理措施？

睑外翻是指睑缘向外翻转离开眼球，导致睑结膜不同程度地暴露在外，常常合并眼睑闭合不全。

【病因病理】

睑外翻可以分为 3 种：①瘢痕性睑外翻，可由眼睑及其周围皮肤瘢痕收缩牵拉引起；②老年性睑外翻，因为老年人下睑皮肤松弛；③麻痹性睑外翻，面神经麻痹、眼轮匝肌收缩功能差导致下睑外翻。

【护理评估】

1. 健康史　询问患者有无眼部外伤等病史，家族史，个人卫生状况是否良好。

2. 症状和体征　睑缘离开眼球表面，重者结膜面暴露。睑外翻较睑内翻自觉症状更加明显，患者可有溢泪、眼干不适等症状，检查可见结膜充血，甚者结膜增厚角化或睑裂闭合不全。

3. 心理社会状况　了解患者对睑外翻认知程度，有无焦虑等心理表现。

笔记栏

【治疗要点】

1. 诊断　根据泪溢、畏光、疼痛等及检查眼睑位置所见，比较容易诊断。

2. 治疗原则　手术矫正睑外翻，恢复睑缘的正常位置，消除睑结膜暴露情况。

【护理诊断】

1. 知识缺乏　缺乏睑外翻的护理、治疗知识。

2. 潜在并发症　有继发暴露性角膜炎和结膜干燥症的可能。

3. 自我形象的紊乱　与睑外翻导致的面容受损有关。

4. 舒适改变　溢泪。

【护理措施】

1. 指导患者正确的拭泪方法，由下向上揩。

2. 此类患者多有自卑感，应多与患者交流，进行心理疏导，使其正确对待疾病，配合治疗。

3. 按医嘱给予眼部抗生素滴眼液，防止角膜炎；合并睑裂闭合不全者注意给予眼膏保护。

4. 根据病因选择不同的手术治疗方法。瘢痕性睑外翻的手术原则是增加眼睑前层的长度，可行游离植皮，“Z”“Y”改形术。麻痹性睑外翻首要的是治疗面瘫，同时注意保护角膜，可用眼药膏涂眼，加盖湿房等处理。

知识链接

湿房：用透明塑料片或胶片做成锥形空罩盖于眼上，周围空隙用胶布密封，利用蒸发的泪液保持眼球的湿润。

第五节　上睑下垂

案例与思考

患儿，男，7岁，右眼上睑抬举受限7年。既往体健，无外伤史。视力：VOD 0.8，VOS 1.0。眼压：OD 14 mmHg，OS 14 mmHg。自然睁眼平视时，右眼上睑上抬困难，遮盖右眼瞳孔上1/2，左眼睑无抬举受限。肌力检查：睑裂高度，右眼，平视4 mm，向上看8 mm，向下看3 mm，提上睑肌肌力8 mm；左眼，平视7 mm，向上看10 mm，向下看2 mm，提上睑肌肌力12 mm。双眼球运动可，贝尔现象(+)，结膜不充血，角膜透明，2%荧光素染色(FL)(-)，前房中深，房水清，双侧瞳孔等大等圆，直径约2.5 mm，对光反应灵敏，双眼晶状体透明，眼底未见明显异常。

请思考：①该患儿眼病的诊断是什么？②贝尔现象的定义是什么？③该患儿的最佳治疗方案是什么？④护士应该为患儿提供哪些护理措施？

笔记栏

上睑下垂是指提上睑肌或 Muller 平滑肌的功能不全或丧失，导致上睑部分或全部下垂，即在向前方注视时上睑缘遮盖超过角膜上部的 1/5。

【请回答】
新斯的明试验是否有助于排除重症肌无力？如何做该试验？

【病因】

1. 上睑下垂多为先天性动眼神经核或提上睑肌发育不良所致。

2. 获得性原因有重症肌无力、动眼神经麻痹、眼外伤等。

【护理评估】

1. 健康史　询问患者有无眼部外伤、肿瘤、炎症等病史，家族史，个人卫生是否良好。

2. 症状和体征　向前平视时，上睑缘遮盖角膜 2 mm 以上（图 3-4）。有碍外观，或遮盖瞳孔影响视力。先天性上睑下垂可为双眼或单眼，常伴眼球上转障碍，患者常借助额肌位置，克服视力障碍，因此，可形成明显的额横纹。获得性上睑下垂多为单侧，伴有其他神经系统病变，如动眼神经麻痹可伴有其他眼外肌麻痹；提上睑肌外伤史等。

3. 心理社会状况　了解患者对上睑下垂认知程度，有无焦虑等心理表现。

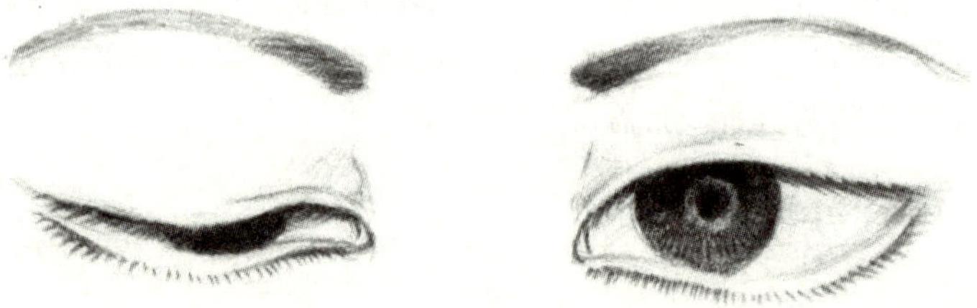

图 3-4　上睑下垂

【试分析】
上睑下垂的手术指征及最佳手术年龄。

【治疗要点】

先天性上睑下垂应早期手术；获得性上睑下垂应先进行病因治疗或药物治疗，无效时再考虑手术。常用的手术方式有提上睑肌缩短术和额肌瓣悬吊术。

【护理诊断】

1. 知识缺乏　缺乏上睑下垂的护理和治疗知识。

2. 潜在并发症　有导致弱视的可能。

3. 自我形象紊乱　与提上睑肌功能障碍导致的形象紊乱有关。

【护理措施】

1. 先天性上睑下垂可以导致弱视，应及早发现和处理。

2. 上睑下垂可影响患者的心理和社交关系，出现悲观、社交障碍、社交孤立等，护士应耐心进行心理护理、心理疏导，消除患者自卑心理，使其得到家人和朋友的关爱支持。

3. 遵医嘱，按外眼手术准备。术前无须剪睫毛，如需进行额肌悬吊术，需剪眉毛。术后特别注意角膜的暴露情况及眼睑的闭合情况。注意角膜的保护性用药。

笔记栏

第六节　泪 囊 炎

案例与思考

患者，女，50 岁，双眼溢泪伴脓性分泌物 10 余年。既往史：10 年前在本市中医院行"右侧泪道置管术"，置管一直未取出，无外伤史。视力：VOD 0.6，VOS 0.6。眼压：OD 9 mmHg，OS 9 mmHg。双眼睑无红肿，结膜无充血，角膜透明，2% FL(-)，泪膜破裂时间(BUT)约 11 s，前房中深，房水清，虹膜纹理清，瞳孔圆，直径约 3 mm，对光反应灵敏，双眼晶状体混浊，眼底模糊可见视盘及视网膜大血管。泪道冲洗：双侧，上→下反流，下→上反流，伴大量脓性分泌物。

请思考：①该患者眼病的诊断是什么？②该病的临床特点有哪些？③该病的治疗要点有哪些？④护士应该为患者提供哪些护理措施？

泪囊炎是泪囊黏膜的卡他性或化脓性炎症。可分为新生儿泪囊炎、急性泪囊炎和慢性泪囊炎。以慢性泪囊炎多见，常见于中老年女性。急性泪囊炎多发生在慢性泪囊炎的基础上。

【病因病理】

鼻泪管狭窄或阻塞所致的泪囊内的泪液不能排出，潴留浓缩，刺激泪囊黏膜产生黏性分泌物，适合于进入泪囊的微生物繁殖，常见致病菌有肺炎球菌、葡萄球菌、溶血性链球菌等。

新生儿的泪囊炎是因先天性鼻泪管膜闭锁所致，结膜囊内细菌潴留于泪囊，一旦阻塞解除，泪囊炎即可痊愈。

【护理评估】

1. 健康史　有无鼻炎、鼻窦炎病史。

2. 症状和体征　慢性泪囊炎：本病呈慢性经过，只有少数患者有过急性泪囊炎或者外伤史。初期症状主要有溢泪，在冷风中更加严重，久后可出现皮肤潮红、糜烂，结膜囊内有黏稠性分泌物。由于泪囊内有大量黏液或脓性分泌物积聚，使泪囊壁弹性减弱而扩张，在内眦区下方形成一袋状膨出，可扪及或看到其位于皮下，如按压泪囊，则有大量分泌物自泪点流出。新生儿泪囊炎：生后 6 周出现溢泪和眼分泌物多，挤压泪囊区有黏液性分泌物自泪小点溢出，可有结膜充血。

3. 心理社会状况　了解患者对泪囊炎认知程度，有无焦虑等心理表现。

【试分析】

泪囊炎的手术指征。

【治疗要点】

1. 病因治疗。鼻腔及鼻窦炎症引起者，在治疗泪囊炎的同时，治疗鼻腔及鼻窦炎症。

2. 泪道冲洗及探通。对轻度的早期慢性泪囊炎，可试行探通术，但成功率不高，在

笔记栏

脓液存在的情况下绝对不要做单纯的泪道探通,以免造成假道。

3. 对于各种保守治疗无效或者不能使泪道复通者,可根据具体情况选择手术疗法,如泪道重建、泪囊摘除、泪囊鼻腔吻合术、鼻泪管义管及其他各种鼻泪管手术,其中以泪囊鼻腔吻合术最常见和有效。

4. 对于新生儿泪囊炎患儿,应先行泪囊按摩,无效者可行泪道冲洗和泪道探通术。

【护理诊断】

1. 知识缺乏　患儿家长缺乏泪囊按摩的护理知识,缺乏泪囊炎的预防知识。

2. 潜在并发症　有导致角膜感染和内眼手术感染的可能。

3. 疼痛　泪囊区红肿、压痛,与泪囊炎有关。

4. 舒适改变　溢泪,与内眦部皮肤糜烂有关。

【护理措施】

【请讨论】

麻黄碱滴鼻的注意事项。

1. 对于新生儿泪囊炎患儿,早期先行保守治疗,指导患儿家长泪囊局部按摩手法:患儿立位或侧卧位,用右手拇指压迫患儿的内眦部,另外一示指压迫泪囊区,沿着鼻泪管方向自上而下按摩,按摩后滴用抗生素滴眼液,每天 2 次。按摩时可在泪囊区加用棉垫,既可加强泪囊部的压力又可避免皮肤的擦伤。若无效,则建议行泪道冲洗及泪道探通治疗,3 ~6 月龄最佳。

2. 及早治疗鼻部相关疾病和沙眼等,预防慢性泪囊炎的发生。

3. 在内眼手术前一定要治疗好泪囊炎,以预防眼内炎发生的可能。

4. 急性泪囊炎护理要点:指导正确的热敷和理疗,缓解疼痛;按医嘱合理应用抗生素,注意药物的不良反应;切忌泪道的探通和冲洗,避免炎症的扩散。在局部脓肿形成后切忌挤压,尽量保持泪囊壁完整,以便炎症控制后行泪囊鼻腔吻合术。

5. 泪囊炎围手术期护理要点　①术前 3 d 滴抗生素滴眼液、泪道冲洗,术前 3 d 用 1% 麻黄碱滴鼻收缩鼻黏膜;向患者解释手术流程,缓解其紧张心情,使其能配合医生。②术后患者取半坐卧位,以利于伤口积血引流;告知患者鼻腔内填塞物不能自行取出,以免出现大出血;告知患者口腔内会有血腥味甚至少量血性分泌物,可轻轻吐出;若不断吐出鲜红色血液,,应立即告知医生进行处理;术后当天饮食忌过热、过硬。

知识链接

流泪和泪溢区别:流泪是泪腺分泌增多所致,泪溢则是泪道阻塞所致。

小　结

眼睑是眼睛的“门户”;泪器是眼睛的“润滑”系统,均是眼睛的重要的辅助器官。眼睑和泪器病是眼科最常见、多发病,两类疾病表现比较直观,诊断相对容易,治疗、护理比较容易掌握。要求同学们熟练掌握该章节内容。

练习题

一、简答题

睑腺炎与睑板腺囊肿有何区别？

二、案例分析题

患者，女，55岁。主诉双眼迎风流泪3年，加重半年。查体：双眼泪囊区稍隆起，内眦区结膜充血，压迫泪囊区可见脓性液体从下泪点溢出。

请回答：①此患者的临床和护理诊断是什么？②治疗方案及护理措施有哪些？

第四章　结膜角膜疾病患者的护理

第一节　急性细菌性结膜炎

案例与思考

患者，男，33 岁，污水溅入左眼后致左眼红伴大量分泌物 1 d。既往体健。视力：VOD 0.8，VOS 0.8。眼压：OD 19 mmHg，OS 19 mmHg。右眼未见明显异常；左眼睑红肿轻度，结膜充血水肿，结膜囊内及睑缘可见较多脓性分泌物，角膜透明，2% FL(-)，前房中深，房水清，晶状体及眼底未见异常。

请思考：①该患者的临床诊断和护理诊断是什么？②该病的治疗要点有哪些？③护士应该为患者提供哪些护理措施？

急性细菌性结膜炎是细菌所致的急性结膜炎症的总称，具有传染性及流行性，预后良好。

【病因病理】

1. 急性卡他性结膜炎　是急性或亚急性细菌性结膜炎的总称，俗称“红眼病”。常见致病菌为肺炎双球菌、Koch-Weeks 杆菌和金黄色葡萄球菌等。

2. 淋球菌性结膜炎　主要为淋球菌感染所致，是一种传染性极强、破坏性很大的超急性化脓性结膜炎（图 4-1）。成人主要为淋球菌性尿道炎的自身感染，新生儿则在通过患有淋球菌阴道炎的母亲产道时被感染。

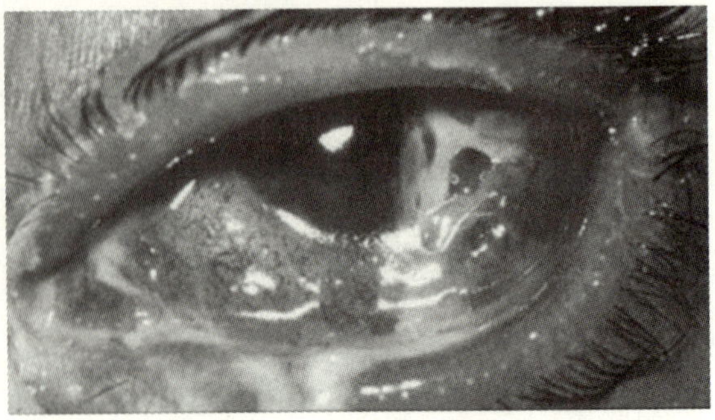

图 4-1　淋球菌性结膜炎

【护理评估】

1. 健康史　了解患者患病的诱因，起病情况和时间，主要症状和特点，疾病的发生、发展情况，诊治情况，有无红眼病接触史。

2. 症状和体征　起病急，潜伏期短，常累及双眼，自觉症状有异物感、发痒、畏光、流泪等。除非侵及角膜，一般不发生剧烈疼痛和影响视力。

【试分析】

细菌性结膜炎与病毒性结膜炎的鉴别要点。

3. 心理社会状况　对疾病的病因、预后及预防等方面的了解程度不够。痒、流泪引起焦虑情绪。

【治疗要点】

祛除病因，抗感染治疗。急性结膜炎不能热敷及不宜包扎患眼。冷敷可以减轻水肿、充血等不适症状。在患眼脓性分泌物较多时，宜用适当的冲洗液如生理盐水或3%硼酸水冲洗结膜囊，以除去分泌物。

【护理诊断】

1. 疼痛　眼痛，与结膜炎累及角膜有关。

2. 潜在并发症　角膜炎症溃疡和穿孔。

3. 知识缺乏　缺乏急性结膜炎的预防知识。

4. 舒适改变　由分泌物假膜所致。

5. 有传播感染的危险　与细菌性角膜炎传染有关。

【护理措施】

1. 减轻不适感　为减少光线刺激，建议戴太阳镜。

2. 炎症较重者为减轻充血、灼热等不适症状，用冷敷。

3. 结膜囊冲洗　常用的冲洗液有生理盐水、3%硼酸液。淋球菌性结膜炎可用1∶5 000的青霉素溶液冲洗。注意冲洗时使头部稍偏向患侧，以免冲洗液流入健眼。冲洗动作要轻柔，以免损伤角膜。

4. 遵医嘱　留取结膜分泌物送检细菌培养及药敏试验。

5. 药物护理　常用眼药有0.25%氯霉素、0.5%新霉素、0.1%利福平，0.3%氧氟沙星等，每1～2 h滴眼1次，夜间涂眼药膏。淋球菌感染则局部和全身用药，常用全身用药有大剂量青霉素、头孢曲松钠(菌必治)或阿奇霉素等。

6. 禁止包扎患眼，因为包盖患眼，使分泌物排出不畅，不利于结膜囊清洁，反而有利于细菌生长繁殖，加剧炎症。

7. 严密观察角膜刺激征或角膜溃疡症状。

8. 传染性结膜炎急性感染期应实行接触性隔离　①注意洗手和个人卫生，勿用手拭眼，勿进入公共场所和游泳池，以免交叉感染。接触患者前后的手要立即彻底冲洗与消毒。②接触过眼分泌物和病眼的仪器、用具等都要及时消毒隔离，用过的敷料要烧毁。③双眼患病者实行一人一瓶眼药，单眼患病者实行一眼一瓶眼药。做眼部检查时，应先查健眼，后查患眼。④向患者和家属传授结膜炎预防知识，提倡一人一巾一盆，淋球菌性尿道炎患者要注意便后立即洗手。⑤患有淋球菌尿道炎的孕妇须在产前治愈，未愈者，婴儿出生后，立即用1%硝酸银液或0.5%四环素或红霉素眼膏涂眼，以预防新生儿淋球菌性结膜炎。

【请讨论】

怎样防止“红眼病”传染扩散？

笔记栏

第二节　病毒性结膜炎

案例与思考

患者，男，16 岁，双眼红、疼痛、畏光、流泪、异物感 3 d。既往史：4 d 前有上呼吸道感染病史。视力：VOD 1.0，VOS 1.0。眼压：OD 14 mmHg，OS 15 mmHg。双眼睑轻度红肿，结膜显著充血水肿，可见球结膜下点片状出血，结膜囊内及睑缘可见水样分泌物，角膜点状上皮脱落，2% FL(+)，前房中深，房水清，晶状体及眼底未见异常。

请思考：①该患者的临床诊断和护理诊断是什么？②该病的治疗要点有哪些？③护士应该为患者提供哪些护理措施？

病毒性结膜炎是一种常见的急性传染性眼病，由多种病毒引起，传染力强，在世界各地引起过多次大流行，好发于夏秋季。临床上以流行性角结膜炎、流行性出血性结膜炎最常见。

【试分析】

1. 病毒性结膜炎的临床表现。

2. 流行性角结膜炎与流行性出血性结膜炎的鉴别要点。

【病因病理】

1. 流行性角结膜炎　由 8、19、29、37 型腺病毒引起。

2. 流行性出血性结膜炎　由 70 型肠道病毒引起。

【护理评估】

1. 健康史　了解患者患病的诱因，起病情况和时间，主要症状和特点，疾病的发生、发展情况，诊治情况及以往的检查结果，用药情况及效果，目前治疗情况。

2. 症状和体征　流行性出血性结膜炎多在 18 ~ 48 h 内发病，多为双眼，常引起暴发流行；流行性角结膜炎潜伏期多为 5 ~ 7 d。自觉异物感、疼痛、畏光、流泪。可有耳前淋巴结肿大伴压痛，部分患者可有头痛、发热、咽痛等上呼吸道感染症状。检查发现眼睑水肿，结膜显著充血，分泌物呈水样，角膜染色可见点状上皮脱落。流行性出血性结膜炎常见球结膜有点、片状出血。

3. 心理社会状况　对疾病的病因、预后及预防等方面的了解程度不够。痒、痛、流泪等易引起焦虑情绪。

【治疗要点】

治疗时，可冷敷以改善症状。加强营养，注意休息等支持治疗。局部滴用抗病毒药和对症处理。

【护理诊断】

1. 疼痛　眼痛，与病毒侵犯角膜有关。

2. 知识缺乏　缺乏有关结膜炎的防治知识。

3. 有传播感染的危险　与病毒性结膜炎传染有关。

笔记栏

【护理措施】

1. 生理盐水冲洗结膜囊，眼局部冷敷以减轻充血和疼痛，注意消毒隔离。

2. 药物护理　给予抗病毒滴眼液，以 0.5% 利巴韦林（病毒唑）、1% 碘苷（疱疹净）、3% 阿昔洛韦（无环鸟苷）等，每小时 1 次滴眼；合并角膜炎、混合感染者，可配合使用抗生素滴眼液；角膜基质浸润者，可酌情使用糖皮质激素，如 0.02% 氟米龙滴眼液（氟美瞳）。

3. 其他参照急性细菌性结膜炎护理。

第三节　沙　眼

案例与思考

患者，女，82 岁，双眼红、痛、畏光、流泪、视物模糊反复发作 40 余年。既往史：反复发作的结膜炎及角膜炎病史（具体不详）。视力：VOD 0.02，VOS 0.06。眼压：OD 15 mmHg，OS 16 mmHg。双眼睑增厚、内翻，大量睫毛倒向角膜，上睑中度下垂，睑结膜可见大量瘢痕，结膜充血，角膜可见明显血管翳，2% FL(+)，前房中深，房水清，晶状体混浊，眼底窥入不清。

请思考：①该患者的临床诊断和护理诊断是什么？②该病的典型体征有哪些？③该病的治疗要点有哪些？④护士应该为患者提供哪些护理措施？

沙眼是由沙眼衣原体引起的一种慢性传染性结膜角膜炎，因其睑结膜面粗糙不平，形似沙粒，故名沙眼。沙眼是致盲性眼病之一。多发生于儿童及青少年时期，常双眼发病，潜伏期为 5～14 d，经过 1～2 个月急性期之后进入慢性期。慢性沙眼可反复感染，病程迁延数年至数十年。

【病因病理】

【请简述】沙眼的分期及晚期并发症的种类。

沙眼是由 A、B、C 或 Ba 抗原型沙眼衣原体感染结膜、角膜所致。通过直接接触眼分泌物或污染物传播。

【护理评估】

1. 健康史　了解患者患病的诱因，起病情况和时间，主要症状和特点，疾病的发生、发展情况，诊治情况及以往的检查结果，用药情况及效果，目前治疗情况。

2. 症状和体征　急性期有异物感、刺痒感、畏光、流泪、少量黏性分泌物。慢性期症状不明显，若有角膜并发症，可出现不同程度视力障碍及角膜炎。急性期上穹窿部和上睑结膜血管模糊、充血、乳头增生（图 4-2）（结膜上皮增生）、滤泡（图 4-3）形成（结膜上皮下淋巴细胞浸润、聚集），角膜缘滤泡发生瘢痕化改变，称为 Herbet 小凹（图 4-4）。慢性期可见沙眼的特有体征：角膜血管翳（角巩膜缘血管扩张并伸入角膜）和睑结膜瘢痕。可引起倒睫、睑内翻（图 4-5）、上睑下垂、睑球粘连、慢性泪囊炎、结膜角

笔记栏

膜干燥症和角膜混浊等并发症。

3. 心理社会状况　对疾病的病因、预后及预防等方面的了解程度不够。痒、畏光、流泪等易引起焦虑情绪。出现并发症后引起悲观情绪。

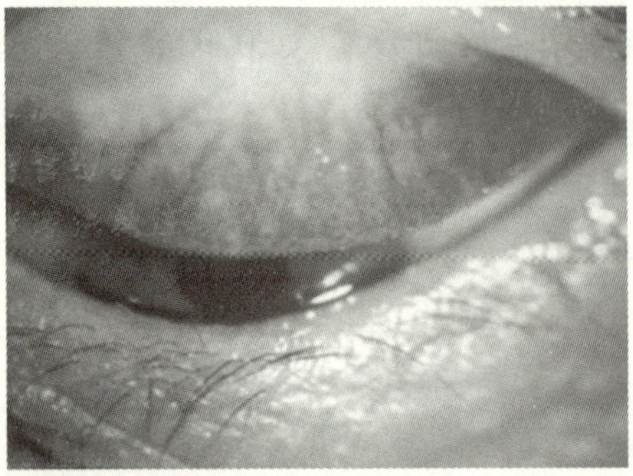

图 4-2　结膜乳头增生

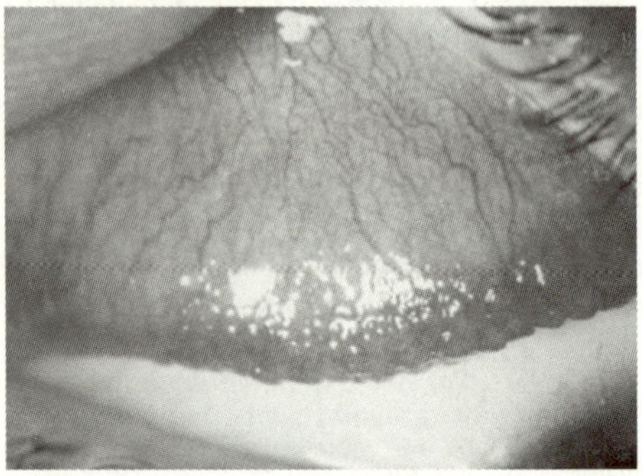

图 4-3　结膜滤泡

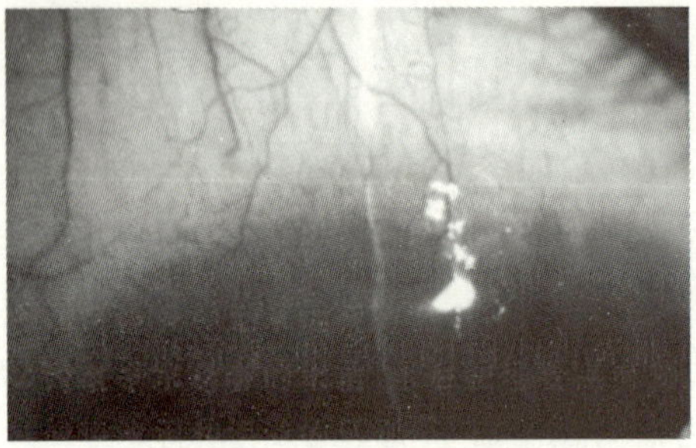

图 4-4　Herbet 小凹

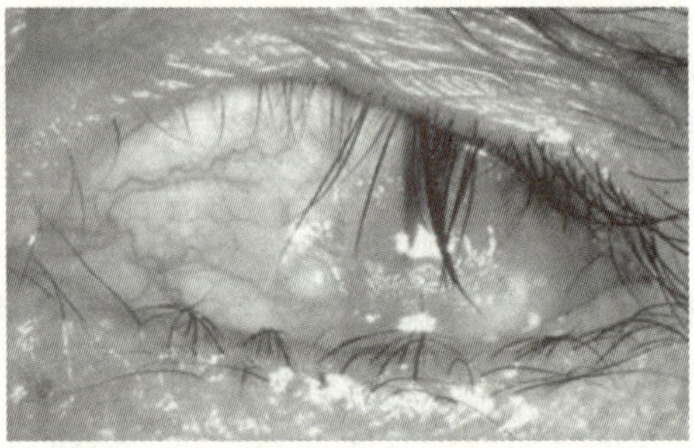

图 4-5　倒睫、睑内翻

知识链接

我国于 1979 年制定的沙眼分期方法：Ⅰ期（活动期），上睑结膜乳头与滤泡并存，上穹窿结膜血管模糊不清，有角膜血管翳。Ⅱ期（退行期），除少许活动期病变外，有瘢痕形成（图 4-6）。Ⅲ期（完全瘢痕期），活动性病变完全消失，代之以瘢痕，此期无传染性（图 4-7）。

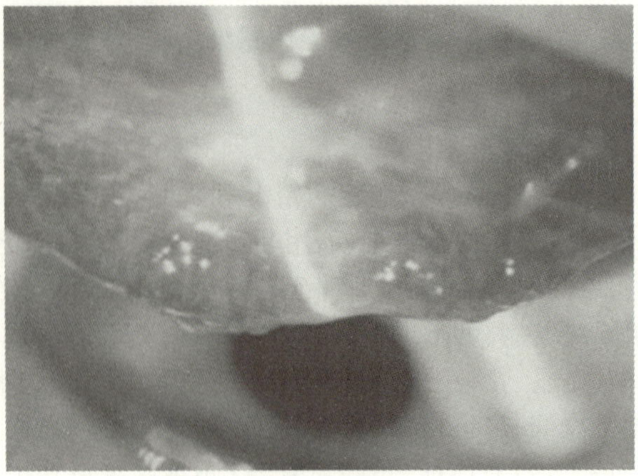

图 4-6　结膜退行期瘢痕

笔记栏

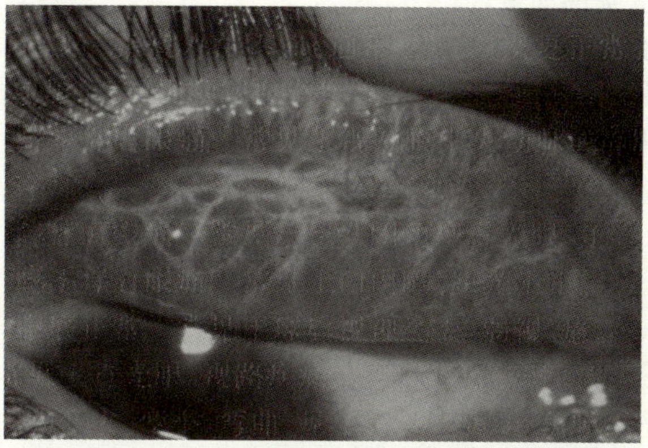

图 4-7 结膜完全瘢痕期瘢痕

【治疗要点】

以局部滴用抗生素眼药为主,重症沙眼结合全身应用抗生素治疗,严重并发症、后遗症可选择手术治疗。

【护理诊断】

1. 疼痛　异物感、刺痛,与结膜炎有关。

2. 潜在并发症　倒睫、睑内翻、上睑下垂、睑球粘连、慢性泪囊炎、实质性结膜角膜干燥症、角膜混浊。

3. 知识缺乏　缺乏沙眼预防及治疗知识。

4. 有传播感染的危险　与沙眼的传染性有关。

5. 舒适改变　眼部刺激症状,与结膜感染有关。

【护理措施】

1. 局部治疗　常用药物有 0.1% 利福平滴眼液、0.3% 氧氟沙星滴眼液,每日 4 ~ 6 次,晚上涂红霉素、四环素眼膏。

2. 全身治疗　急性或严重的沙眼,可口服阿奇霉素、多西环素(强力霉素)、红霉素和螺旋霉素等。

3. 向患者介绍并发症及后遗症的治疗方法　如倒睫可选电解术,睑内翻可行手术矫正,角膜混浊可行角膜移植术。

4. 积极治疗并发症,做到早发现、早诊断、早治疗,尽量在疾病早期治愈。

5. 向患者宣传沙眼并发症的危害性,嘱患者要及时治疗,坚持用药。

6. 沙眼病情长,容易反复,向患者说明坚持长期用药的重要性,一般要用药 6 ~ 12 周,重症者需要用药半年以上。

7. 指导患者和家属做好消毒隔离　沙眼衣原体耐寒怕热,紫外线和肥皂水对其无杀灭作用,即使在-50 ℃以下尚能存活;如遇 70 ℃以上温度、75% 乙醇、0.1% 甲醛(福尔马林)或 1% 苯酚则很快被杀灭,因此通常选用煮沸和 75% 乙醇消毒法。

8. 培养良好的卫生习惯,不与他人共用毛巾、脸盆。不用手揉眼,防止交叉感染;

笔记栏

参照急性细菌性结膜炎隔离护理。

9. 对于需要进行睑内翻矫正术或角膜移植术者，参照外眼手术护理常规和角膜移植护理常规，向患者解释手术目的、方法，使患者缓解紧张心理，积极配合治疗。

10. 搞好公共卫生，特别是理发店、游泳池、浴室等。

第四节　免疫性结膜炎

案例与思考

患儿，女，12岁，双眼红、痒、畏光、流泪反复发作3余年。既往体健。视力：VOD 1.0，VOS 1.0。眼压：OD 14 mmHg，OS 14 mmHg。双眼睑红，上睑结膜可见大量乳头增生呈铺路石样外观，球结膜充血(++)，角膜缘可见污色胶样结节，角膜可见点状混浊，2% FL(+)，前房中深，房水清，晶状体及眼底未见异常。

请思考：①该患儿的临床诊断和护理诊断是什么？②该病的治疗要点有哪些？③护士应该为患儿提供哪些护理措施？

【请简述】
免疫性结膜炎的临床表现。

免疫性结膜炎是结膜对外界过敏原的一种超敏性免疫反应，又称变态反应性结膜炎。临床上常见春季角结膜炎和泡性角结膜炎两种。春季角结膜炎又名春季卡他性结膜炎，是一种反复发作、季节性、速发型过敏性角结膜病，多在春夏季节发病，可持续5～10年，有自限性。泡性角结膜炎是以结膜、角膜疱疹结节为特征的迟发性过敏反应，本病易复发，多发生于儿童及青少年。

【病因病理】

1. 春季角结膜炎　病因还不确定，可能是Ⅰ、Ⅳ型超敏反应共同作用的结果。过敏原可能为花粉、微生物、动物羽毛等。

2. 泡性角结膜炎　一般认为是对结核分枝杆菌、葡萄球菌、球孢子菌属及沙眼衣原体等微生物蛋白的变态反应。

【护理评估】

1. 健康史　了解患者患病的诱因，起病情况和时间，主要症状和特点，疾病的发生、发展情况，诊治情况及以往的检查结果，用药情况及效果，目前治疗情况。

2. 症状和体征　①春季角结膜炎以男性、青少年多见，多在春夏季节发病，可反复数年。症状特点：眼部奇痒，角膜受累时有畏光、流泪、异物感。检查见上睑结膜和球结膜充血，上睑结膜形似铺路石样外观的乳头增生（图4-8），角膜缘呈灰污色胶样增厚。②泡性角结膜炎（图4-9）多见于体质虚弱的儿童，症状有异物感、流泪和畏光。检查见球结膜局限性充血，出现灰白色直径为1～4 mm的疱疹，疱疹顶部常出现溃疡，疱疹有时位于角膜缘。

笔记栏

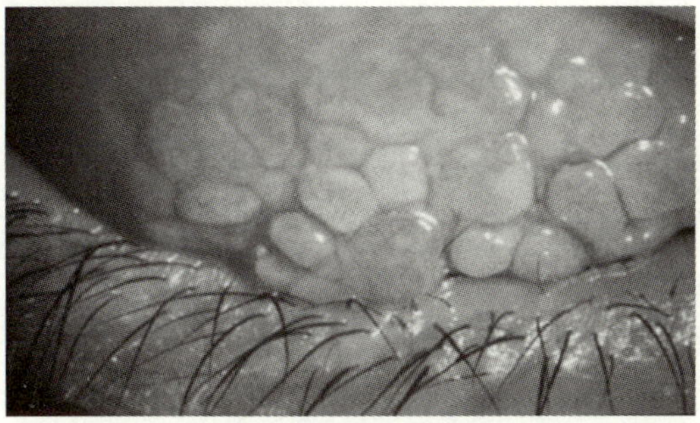

图 4-8　春季角结膜炎

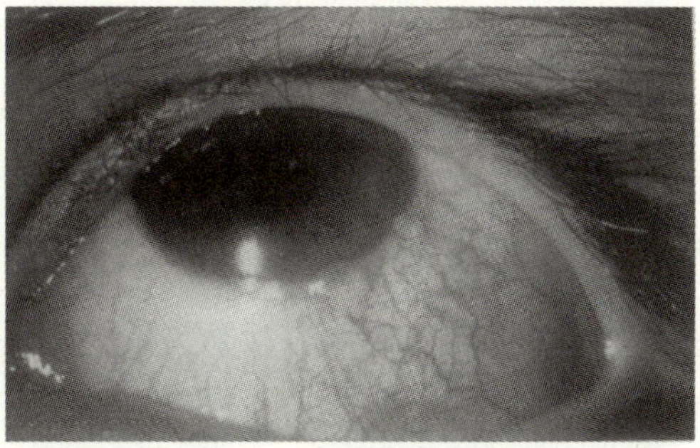

图 4-9　泡性角结膜炎

3. 心理社会状况　对疾病的病因、预后及预防等方面的了解程度不够。痒、畏光、流泪等易引起焦虑情绪。

【治疗要点】

1. 春季角结膜炎　本病有自限性，以对症治疗为主，可局部应用抗阻胺药物和肥大细胞稳定剂。症状严重者，可结合应用糖皮质激素或 2% 环孢素滴眼液。

2. 泡性角结膜炎　局部滴用糖皮质激素滴眼液，如 0.1% 地塞米松、0.5% 可的松滴眼液，一般 24 h 可缓解。严重者可用地塞米松行球结膜下注射。

【护理诊断】

1. 疼痛　眼痛、眼奇痒，与变态反应有关。

2. 潜在并发症　有发生皮质类固醇性青光眼和角膜感染的危险。

3. 知识缺乏　缺乏本病相关知识。

【请讨论】
怎样减少过敏性结膜炎发作次数？

【护理措施】

1. 药物护理　局部应用抗阻胺药物，如萘敏维滴眼液（艾维多）；肥大细胞稳定剂，如 2% 色甘酸钠滴眼液。症状严重者或泡性角结膜炎，可短时间局部应用糖皮质激素，如 0.1% 地塞米松、0.5% 可的松滴眼液或 0.1% 氟米龙滴眼液等。

2. 避免接触致敏原　保持空气流通，外出戴有色眼镜，减少与光线、花粉的接触及刺激等。

3. 饮食指导　提供清淡、易消化、足够热量的饮食，多补充维生素，加强营养，改善体质。不宜食用鱼、虾、蟹、蛋类、牛奶等易过敏食物。

4. 预防用药　根据发病的季节性和规律性，发病前 1 个月提早应用色甘酸钠滴眼液，有助于减轻发作症状。

5. 做好用药护理　提醒患者不能随意使用和停用滴眼液，并告知危害性。长期用药应警惕糖皮质激素性青光眼的发生，注意观察眼痛、头痛和眼压变化。

6. 角膜炎或使用糖皮质激素时，要配合使用抗生素滴眼液，以预防继发感染。如角膜受累，应选用散瞳剂。

笔记栏

第五节 翼状胬肉

案例与思考

患者，女，62岁，右眼新生物并逐渐增大10余年。既往体健。视力：VOD 0.8，VOS 1.0。眼压：OD 12 mmHg，OS 11 mmHg。右眼睑无红肿，球结膜鼻侧充血(+)，睑裂区鼻侧可见增生物呈倒三角形伸入角膜达瞳孔鼻侧缘，余角膜透明，2% FL(-)，前房中深，房水清，晶状体及眼底未见异常。左眼未见明显异常。

请思考：①该患者的临床诊断和护理诊断是什么？②该病的治疗要点有哪些？③护士应该为患者提供哪些护理措施？

翼状胬肉是睑裂区增殖的球结膜侵袭到角膜上，呈三角形，形似翼状。通常双眼患病，多见于鼻侧(图4-10)。

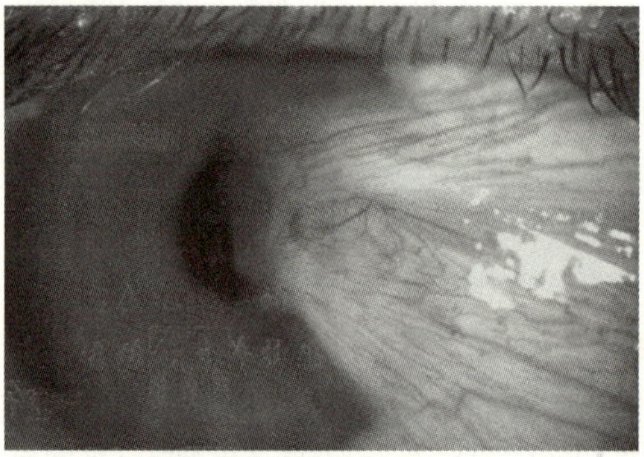

图4-10 翼状胬肉

【请回答】

翼状胬肉好发于哪类人？

【病因病理】

病因尚不十分明确，一般认为与结膜慢性炎症、风沙、粉尘等长期刺激使结膜组织变性及增生有关；也可能与长期紫外线照射导致角膜缘干细胞损害有关，故多见于户外工作者，如渔民、农民等。

【护理评估】

1. 健康史 了解患者是否长期接触风沙、粉尘、紫外线，起病情况和时间，主要症状和特点，疾病的发生、发展情况，诊治情况，目前治疗情况。

2. 症状和体征 三角形翼状胬肉的尖端为头部；角膜缘处为颈部；球结膜上处为体部。小的翼状胬肉一般无症状，偶有异物感，大的达角膜中央则影响视力。进行性翼状胬肉肥厚充血，而静止性翼状胬肉较薄不充血。

3. 心理社会状况 对疾病的病因、预后及预防等方面的了解程度不够。痒、畏光、

笔记栏

流泪等易引起焦虑情绪。如行手术治疗，患者因担心疼痛和复发而产生恐惧情绪。

【治疗要点】

如侵袭瞳孔区影响视力或因外观容貌上需要，可手术治疗。常用手术方法：①胬肉单纯切除术；②胬肉切除合并结膜瓣转移术；③胬肉切除联合角膜缘干细胞移植或羊膜移植术；④板层角膜移植联合角膜缘干细胞移植或羊膜移植术。

【试分析】翼状胬肉与睑裂斑的区别。

【护理诊断】

1. 知识缺乏　缺乏翼状胬肉的防治知识。

2. 自我形象紊乱　与睑裂部翼状胬肉影响美观有关。

3. 感知改变　与翼状胬肉遮盖瞳孔影响视力有关。

【请回答】怎样降低翼状胬肉术后复发率？

【护理措施】

1. 积极预防。避免接触有关致病因素，户外活动时戴防风尘及防紫外线眼镜；避免风尘、阳光刺激，积极防治慢性结膜炎。

2. 小且无须治疗者，应做好病情解释工作，并嘱患者定期复查。

3. 手术治疗患者，参照外眼手术护理。术前 1～3 d 滴抗生素滴眼液。介绍手术过程和配合方法，消除患者紧张心理，使其积极配合手术。

4. 术后当天患者会有不同程度的异物感、流泪等不适症状，护士应告知患者这是伤口缝线所致，嘱患者闭双眼休息。术后患者遵医嘱应用抗生素滴眼液预防感染。一般术后 10～14 d 拆除缝线。嘱患者定期复查。

5. 为预防术后复发，可应用 β 射线照射、丝裂霉素 C 等。

第六节　角结膜干燥症

案例与思考

患者，女，55 岁，双眼干涩、异物感、畏光、视物模糊约 3 年。既往体健。视力：VOD 0.8，VOS 0.8。眼压：OD 10 mmHg，OS 11 mmHg。双眼睑无红肿，结膜轻度充血，角膜可见少量点状混浊，2% FL(+)，BUT 约 5 s，前房中深，房水清，晶状体及眼底未见异常。

请思考：①该患者的临床诊断和护理诊断是什么？②该病的治疗要点有哪些？③护士应该为患者提供哪些护理措施？

角结膜干燥症，又称干眼症，指泪液质或量异常导致眼表泪膜不稳定和眼表组织病变，并伴有眼部不适症状的一类眼病。

【请简述】干眼症的分类。

【病因病理】

病因很多，主要因泪液质和量或动力学的异常，导致泪膜不稳定和眼表组织病变。临床上通常分为 2 类：泪液生成不足型和蒸发过强型。

笔记栏

【护理评估】

1. 健康史　了解患者患病的发病诱因，起病情况和时间，主要症状和特点，疾病的发生、发展及诊治情况。

2. 症状和体征　干涩感、异物感、烧灼感、痒感、畏光、视物模糊、容易视疲劳等。

3. 心理社会状况　对疾病的病因、预后及预防等方面的了解程度不够。痒、畏光等易引起焦虑情绪。

【治疗要点】

对症治疗，常用人工泪液、泪小点封闭治疗。

【护理诊断】

1. 舒适改变　干涩感、异物感，与角结膜缺乏润滑液有关。

2. 知识缺乏　缺乏干眼症相关知识。

【护理措施】

1. 药物治疗　干眼症是慢性病，要鼓励患者坚持用药。常用药物：①泪液成分的替代治疗，滴用不含防腐剂的人工泪液；②环孢素滴眼液，刺激泪液分泌。

2. 物理治疗　干眼症是慢性病，可选用物理疗法：①眼部中药熏蒸；②睑板腺按摩；③螨虫治疗法；④眼针。

3. 保留泪液　戴硅胶眼罩、湿房镜或用泪小点栓子行泪小点封闭治疗。

4. 对于严重干眼症患者，可行颌下腺导管移植手术。

5. 注意用眼卫生，避免长时间阅读和使用电脑等容易产生视疲劳的因素，避免接触烟雾、风尘和空调环境。

6. 屈光不正者，应戴适用度数的眼镜，如戴角膜接触镜，应选质量较好的护理液。

7. 向患者讲解本病的特点及预防措施。本病以预防为主，治疗为辅。同时应提高患者的生活质量。

知识链接

珍贵的眼泪

泪液由泪腺、副泪腺分泌，在眼表与杯形细胞、睑板腺等分泌的物质共同组成泪膜，小部分被蒸发，剩余者经泪小管入泪道排入鼻腔。正常泪膜由外至内分3层：脂质层由睑板腺分泌，有阻止泪液蒸发的作用；水液层由泪腺和副泪腺分泌，是泪液的主要成分，含蛋白质、溶菌酶、细胞因子等；黏蛋白质层由结膜杯形细胞分泌，含多种糖蛋白，能降低泪液的表面张力，使泪液均匀分布于眼表。泪液的主要生理作用：润滑眼表，提供光滑的光学表面；湿润并保护角膜、结膜表面上皮；抑制致病微生物生长；向角膜提供营养物质及80%的所需氧气。

笔记栏

第七节　细菌性角膜炎

案例与思考

患者，男，50 岁，左眼疼痛、畏光、流泪、视物模糊伴大量分泌物约 1 d。昨日下午在下地劳作时不慎被小石块溅伤左眼。既往体健。视力：VOD 0.8，VOS 0.1，矫正无提高。眼压：OD 10 mmHg，OS 11 mmHg。左眼睑红肿，眼球混合充血(+)，结膜囊可见脓性分泌物，角膜可见约 3 mm×2 mm 的黄白色坏死灶，周围水肿混浊，2% FL(+)，前房中深，房水清，晶状体及眼底未见异常。

请思考：①该患者的临床诊断和护理诊断是什么？②该病的治疗要点有哪些？③护士应该为患者提供哪些护理措施？

细菌性角膜炎是由细菌引起的角膜炎症的总称，是常见的角膜炎之一（图 4-11）。

【请回答】

细菌性角膜炎的临床表现是什么？如何诊断细菌性角膜炎？

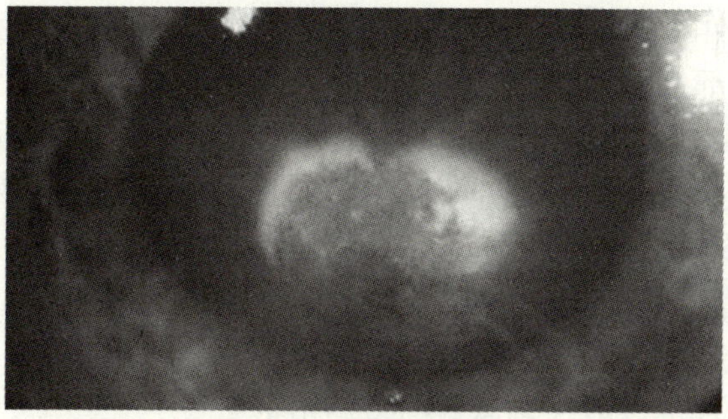

图 4-11　细菌性角膜炎

【病因病理】

常由角膜外伤后感染所致，常见的致病菌有表皮葡萄球菌、金黄色葡萄球菌、肺炎双球菌、链球菌、铜绿假单胞菌（绿脓杆菌）等。慢性泪囊炎分泌物中的细菌及存在于结膜囊中的条件致病菌等也可以引起角膜感染。

【护理评估】

1. 健康史　了解有无角膜外伤史、慢性泪囊炎、眼睑异常、倒睫病史，或长期戴角膜接触镜等；有无营养不良、糖尿病病史；有无长期使用糖皮质激素或免疫抑制剂，以及此次发病以来的用药史。

2. 症状和体征　重点询问有无眼痛、畏光、流泪等刺激症状，密切注意角膜浸润病灶或溃疡形态，分泌物颜色及量，有无前房积脓，了解视力损害的进展。

3. 心理社会状况　通过与患者及家属的交流，了解患者对细菌性角膜炎的认识程度，评估其有无紧张、焦虑、悲哀等心理表现。

4. 辅助检查　角膜溃疡刮片镜检和细胞培养有无发现相关病原体。

笔记栏

【治疗要点】

积极控制感染，减轻炎症反应，促进溃疡愈合，减少瘢痕形成。

【护理诊断】

1. 疼痛　眼痛，与角膜炎症刺激有关。

2. 潜在并发症　角膜溃疡、角膜穿孔、眼内炎等。

3. 感知改变　视力障碍，与角膜溃疡有关。

4. 功能障碍性悲哀　与视力下降有关。

【护理措施】

【请讨论】

细菌性角膜炎与非感染性角膜炎的鉴别要点。

1. 解释疼痛原因，帮助患者转移注意力。

2. 指导患者进行局部热敷，促进血液循环，以助炎症吸收，缓解疼痛。

3. 按医嘱积极抗感染治疗，治疗前应常规行角膜刮片、细菌培养和药敏试验，以便根据试验结果及时调整用药。但在无药敏报告前，常选用0.3%氧氟沙星、0.3%妥布霉素等。急性期选择高浓度的抗生素滴眼液，每15～30 min滴眼1次。严重病例，可在开始30 min内每5 min滴药1次，病情控制后，逐渐减少滴眼次数。白天滴眼液，睡前涂眼药膏。严重者可在球结膜下注射妥布霉素、庆大霉素等；同时全身应用抗生素，革兰氏阳性球菌常选用头孢唑林钠、万古霉素，革兰氏阴性杆菌常选用妥布霉素、头孢他啶、多黏菌素、喹诺酮类等。进行球结膜下注射时，先向患者解释清楚，并充分麻醉后进行，以免加重局部疼痛。

细菌性角膜炎患者的护理

4. 炎症明显控制后，可全身或局部应用激素治疗，以减轻疼痛和促进愈合。

5. 保证充分休息、睡眠，要提供安静、舒适的环境，病房要适当遮光，避免强光刺激。外出应戴有色眼镜或眼垫遮盖。

6. 指导自我护理，如睡前热水泡脚、喝热牛奶、听轻音乐等，避免情绪波动。

7. 积极抗感染治疗，角膜溃疡穿孔、角膜瘢痕者可行角膜移植术。

8. 使用眼垫遮盖，可以减少刺激，保护溃疡面。

9. 换药、上眼药应严格掌握消毒隔离制度，避免交叉感染，药品及器械应固定专用。

10. 严密观察视力、角膜刺激征、结膜充血、角膜病灶变化、分泌物，并注意有无角膜穿孔症状。如角膜穿孔，房水从穿孔处急剧涌出，虹膜被冲至穿孔处，可出现眼压降低、前房变浅或消失、疼痛减轻等。

11. 为预防角膜穿孔，护理上要特别注意。①滴眼药动作要轻柔，勿压迫眼球。②多食易消化食物，保持大便通畅，避免便秘，以防腹压增加。③勿用力咳嗽及打喷嚏。④告诫患者勿用手擦眼球。⑤球结膜下注射时，避免在同一部位反复注射，尽量避开溃疡面。⑥深部角膜溃疡，后弹力层膨出者，可加压包扎，配合局部及全身应用降低眼压药物。⑦按医嘱使用散瞳剂，防止虹膜后粘连而导致眼压升高。⑧可用眼罩保护患眼，避免外物撞击。

12. 虹膜睫状体炎时，可应用散瞳剂，以防止虹膜后粘连及解除瞳孔括约肌痉挛和睫状肌痉挛，减轻疼痛。

13. 角膜溃疡局部使用半胱氨酸等胶原酶抑制剂，可以延缓角膜溃疡的进一步发展；口服维生素C、维生素B，有助于溃疡愈合。

14. 进行角膜移植术者，做好术前后护理（见角膜移植护理）。

笔记栏

15. 鼓励患者表述自己的感受，及时给予安慰和理解，提高其自我护理意识。
16. 为方便患者，将常用物品固定摆放，患者活动空间不留障碍物，避免跌倒。
17. 教会患者使用传呼系统，鼓励其寻求帮助。
18. 厕所必须安置方便设施，如坐便器、扶手等，并教会患者如何使用。

第八节　真菌性角膜炎

案例与思考

患者，男，50 岁，左眼胀痛、畏光、流泪、视物模糊 5 d。6 d 前在上山劳作时不慎被树枝刺伤左眼。既往体健。视力：VOD 0.8，VOS 0.2，矫正无提高。眼压：OD 12 mmHg，OS 13 mmHg。左眼睑红肿，眼球混合充血(+)，角膜可见约 2 mm×2 mm 的灰白色溃疡，微隆起，表面粗糙呈苔垢样，周围水肿混浊，可见"卫星灶"，2% FL(+)，前房可见积脓，房水闪辉，晶状体及眼底未见异常。

请思考：①该患者的临床诊断和护理诊断是什么？②该病的治疗要点有哪些？③护士应该为患者提供哪些护理措施？

真菌性角膜炎是由真菌引起的致盲率很高的角膜病（图 4-12）。

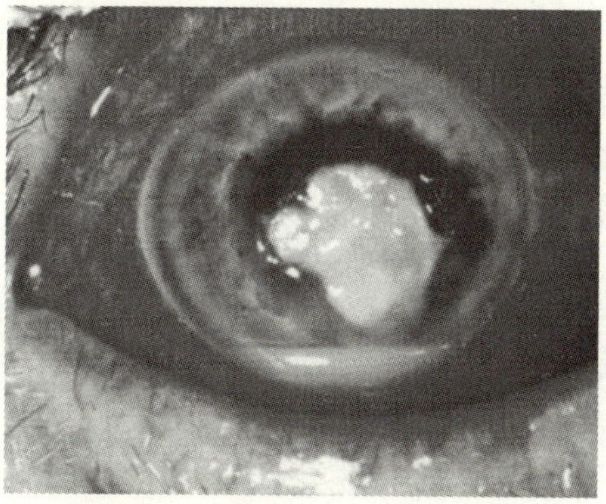

图 4-12　真菌性角膜炎

【请回答】
真菌性角膜炎的临床表现是什么？

【病因病理】

常发生于植物引起的角膜外伤后，如树枝或农作物擦伤，也可发生在角膜手术后。常见的致病菌有镰刀菌、曲霉菌和酵母菌等。另外，有的与长期应用广谱抗生素、糖皮质激素或免疫抑制剂有关。

【护理评估】

1. 健康史　了解有无角膜植物外伤史，有无营养不良、糖尿病病史；有无长期使用抗生素、糖皮质激素或免疫抑制剂，以及此次发病以来的用药史。

2. 症状和体征　起病缓慢，病程长。早期有异物感，同时伴有不同程度的眼痛、畏

笔记栏

光、流泪等刺激症状。角膜病灶呈灰白色，微隆起，表面粗糙，易刮除。因角膜胶原溶解，在病灶周围出现浅沟，部分病例可见"伪足""卫星灶"。常伴有严重的虹膜睫状体炎反应，出现前房积脓。真菌可侵入眼内导致真菌性眼内炎。

3. 心理社会状况　通过与患者及家属的交流，了解患者对真菌性角膜炎的认识程度，评估其有无紧张、焦虑、悲哀等心理表现。

【治疗要点】

以药物治疗为主，如有角膜溃疡穿孔危险或已穿孔者，可考虑治疗性角膜移植。

【护理诊断】

1. 疼痛　眼痛，与角膜炎症刺激有关。
2. 潜在并发症　角膜溃疡、角膜穿孔、眼内炎等。
3. 感知改变　视力障碍，与角膜溃疡有关
4. 功能障碍性悲哀　与视力下降有关。
5. 焦虑　与病程长，视力下降，担心预后有关。
6. 知识缺乏　缺乏真菌性角膜炎的防治知识。

【护理措施】

1. 有植物引起的角膜外伤史者，长期应用广谱抗生素及糖皮质激素类滴眼液或眼药膏者，应严密观察病情，注意真菌性角膜炎的发生。

2. 药物护理。常用抗真菌药物有 0.25% 两性霉素 B、0.5% 咪康唑、2.5% 那他霉素、0.5% ~1% 氟康唑。给药方法：每 0.5 ~1 h 滴眼 1 次，白天用滴眼液滴眼，睡前用眼药膏。症状严重者，可结膜下注射咪康唑或两性霉素 B。临床治愈后仍要坚持用药一段时间，以防复发。病情严重者，可口服伊曲康唑或静脉滴注咪康唑或氟康唑，同时要观察药物的副作用。禁用皮质类固醇激素。有虹膜睫状体炎时，可应用散瞳剂，如复方托品卡胺滴眼液、1% 阿托品滴眼液。

3. 其他参照细菌性角膜炎护理。

第九节　单纯疱疹病毒性角膜炎

案例与思考

患者，男，30 岁，左眼胀痛、畏光、流泪、视物模糊 4 d。7 d 前曾有上呼吸道感染病史。既往体健。视力：VOD 0.8，VOS 0.3，矫正无提高。眼压：OD 12 mmHg，OS 13 mmHg。左眼睑红肿，眼球混合充血(+)，角膜中央区可见树枝状溃疡，周围水肿混浊，2% FL(+)，前房中深，房水清，晶状体及眼底未见异常。

请思考：①该患者的临床诊断和护理诊断是什么？②该病的治疗要点有哪些？③护士应该为患者提供哪些护理措施？

笔记栏

【请回答】

病毒性角膜炎的临床表现是什么？

单纯疱疹病毒性角膜炎是由单纯疱疹病毒所致的严重的感染性角膜炎，居角膜病致盲首位。

【病因病理】

多系单纯疱疹病毒原发感染后的复发。原发感染常发生于幼儿，单纯疱疹病毒感染三叉神经末梢和三叉神经支配的区域（头、面部皮肤和黏膜），并在三叉神经节长期潜伏下来。当机体抵抗力下降时，潜伏的病毒激活，可沿三叉神经至角膜组织，引起单纯疱疹病毒性角膜炎。

【护理评估】

1. 健康史　了解患者近期有无上呼吸道感染或扁桃体炎病史，有无营养不良、糖尿病病史；有无长期使用糖皮质激素或免疫抑制剂，以及此次发病以来的用药史。

2. 症状和体征

（1）原发感染　常见于幼儿，有发热、耳前淋巴结肿大、唇部皮肤疱疹，呈自限性。眼部表现为急性滤泡性或假膜性结膜炎，眼睑皮肤疱疹，可有树枝状角膜炎。

（2）复发感染　常因疲劳、发热、饮酒、紫外线照射或角膜外伤引起角膜感染复发，多为单侧。患眼可有轻微眼痛、畏光、流泪、眼痉挛，若中央角膜受损，视力明显下降，并有典型的角膜浸润灶形态。①树枝状和地图状角膜炎：是最常见类型（图4-13）。初起时患眼角膜上皮呈小点状浸润，排列成行或成簇，继而形成小水疱，水疱破裂互相融合，形成树枝状表浅溃疡，称树枝状角膜炎。随病情进展，炎症逐渐向角膜病灶四周及基质扩展，可形成不规则的地图状角膜溃疡，称地图状角膜炎。②盘状角膜炎：炎症浸润角膜中央深部基质层，呈盘状水肿、增厚，边界清楚，后弹力层皱褶。伴有前葡萄膜炎时，可见角膜内皮出现沉积物（图4-14）。③坏死性角膜基质炎：角膜基质层内出现单个或多个黄白色浸润灶、溃疡甚至穿孔。常可诱发基质层新生血管。疱疹病毒在眼前段组织内复制，可引起前葡萄膜炎、小梁网炎。炎症波及角膜内皮时，可诱发角膜内皮炎。

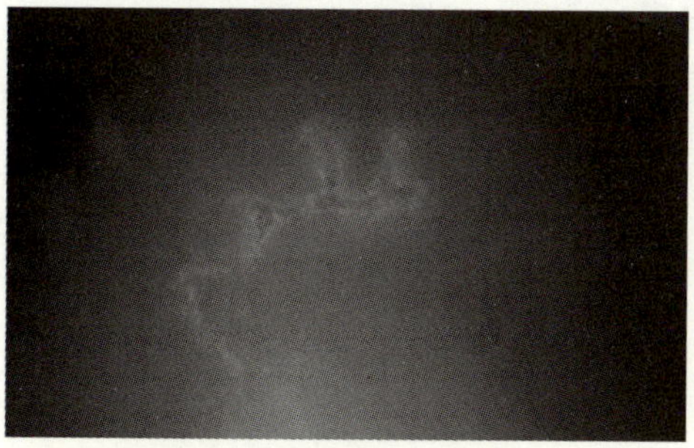

图4-13　树枝状角膜炎

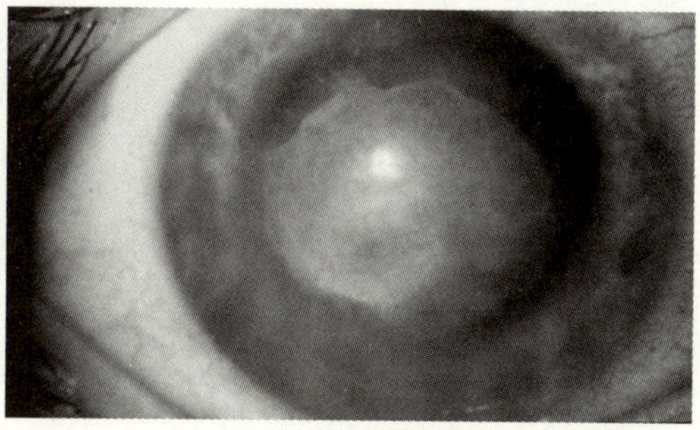

图4-14　盘状角膜炎

【治疗要点】

抑制病毒复制，减轻炎症反应引起的角膜损害。

【护理诊断】

1. 疼痛　眼痛，与角膜炎症刺激有关。

笔记栏

2. 潜在并发症　角膜溃疡、角膜穿孔、眼内炎等。

3. 感知改变　视力障碍，与角膜溃疡有关。

4. 功能障碍性悲哀　与视力下降有关。

5. 知识缺乏　缺乏角膜感染的预防知识。

【护理措施】

1. 严密观察病情，注意角膜炎症的进展。

2. 常用抗单纯疱疹病毒药如阿昔洛韦(无环鸟苷)，也可选用安西他滨(环胞苷)、三氟胸腺嘧啶核苷滴眼液。急性期每 1～2 h 滴眼 1 次，晚上涂眼药膏。严重感染者，须口服阿昔洛韦。

3. 树枝状和地图状角膜炎应早期使用有效的抗病毒药，禁用糖皮质激素。

4. 盘状角膜炎，可在抗病毒药物应用基础上，适量应用糖皮质激素药物，常用局部滴眼、涂眼及球结膜下注射。也可选用免疫抑制剂，如环孢霉素滴眼液。

【请讨论】

细菌性、真菌性、病毒性角膜炎的鉴别诊断要点及治疗原则。

5. 有虹膜睫状体炎者，加用散瞳剂。

6. 对可疑或发生细菌或真菌的合并感染者，应做病原学检查，并进行预防性治疗，加用广谱抗生素滴眼液。

7. 用药指导　①使用糖皮质激素滴眼液者，要告知患者按医嘱及时用药。停用时，要逐渐减量，不能随意增加使用次数和停用，并告知其危害性。②应用散瞳药的患者，外出可戴有色眼镜，以减少光线刺激，并加强生活护理。③全身用药者，不能自行突然停药，应遵医嘱并定期复查肝肾功能。

8. 鼓励患者参加体育锻炼，增强体质，预防上呼吸道感染，以降低复发率。

9. 药物治疗无效、反复发作、角膜溃疡面积较大者，有穿孔危险，可行治疗性角膜移植术。行角膜移植术者，参照角膜移植术护理，其他参照细菌性角膜炎护理。

知识链接

角膜移植术

角膜移植术是一种采用同种异体的透明角膜替代病变角膜的手术。根据角膜取材的厚薄，可分为板层角膜移植术和穿透性角膜移植术，目前已研制出高分子材料人工角膜，但尚未在临床广泛应用。

笔记栏

小　结

结膜炎的两大致病微生物是细菌和病毒，两种致病微生物引起的结膜炎都有传染性，都有结膜充血、分泌物等共同表现，但在有无结膜滤泡、分泌物形态和是否合并角膜损害等方面表现不同，临床用药也不尽相同。沙眼的病原体为沙眼衣原体，有特征性的结膜乳头、滤泡和角膜损害，病程长的严重沙眼可引起多种眼部并发症。免疫性结膜炎根据变应原和变态反应类型不同表现为几种不同类型，共同的治疗是应用皮质类固醇激素滴眼，须注意有可能引起激素性青光眼。翼状胬肉也是眼科常见病，病因不明，临床表现为结膜和结膜下组织的增生并向角膜侵入，主要是手术治疗。干眼症病因复杂，表现为泪液质和(或)量的异常，严重者可引起角膜损害，主要治疗是补充人工眼泪。角膜疾病种类很多，有先天异常、炎症、变性、肿瘤、外伤等。本章重点介绍了角膜炎症性病变中最常见的3种感染疾病——细菌性、真菌性和单纯疱疹性角膜炎。感染性角膜炎的共同临床表现是眼的刺激症状、睫状或混合性充血、角膜浸润或溃疡。确定角膜炎的致病病原菌需要根据病史、临床表现、角膜病变形态和角膜知觉、角膜刮片和结膜囊分泌物微生物学检查及其他特殊检查。感染性角膜炎的治疗原则是祛除病因、控制感染、促进愈合和减少角膜瘢痕形成，热敷、散瞳等支持治疗，并根据病因选用合适的抗菌药和抗病毒药治疗。激素应用一定要掌握好适应证，在有经验的眼科医师指导下恰当地使用才能避免不良后果。

练习题

一、名词解释

干眼症

二、简答题

1. 沙眼的主要的并发症有哪些？

2. 病毒性角膜炎、单纯疱疹病毒性角膜炎处理原则和护理措施有哪些？

三、案例分析题

李某，男，昨天上午在工厂上班时，不小心有异物飞入眼内。今下午出现畏光、流泪、视力下降，检查：右眼视力0.1，无法矫正，结膜混合充血，角膜表面见3 mm×2 mm大小的黄白色坏死灶，周围水肿，前房积脓1 mL，患者非常着急，既担心预后又担心经济问题。①目前的处理原则是什么？②试为患者制订护理计划。

第五章　白内障、青光眼患者的护理

第一节　年龄相关性白内障

案例与思考

患者，男，78 岁，双眼视力无痛性渐进性下降 1 年。既往体健，无外伤史。视力：VOD 0.1，VOS 0.1，矫正视力无提高。眼压：右眼 12 mmHg，左眼 13 mmHg。双眼角膜透明，前房中深，瞳孔圆，直径 3 mm，对光反应灵敏，晶状体皮质呈灰白色混浊、核呈棕黄色混浊，眼底窥不入。

请思考：①该患者眼病的诊断是什么？②该病的临床分期及特点是什么？③根据查体情况，该患者的病情处于哪一期？④该患者的最佳治疗方案是什么？⑤护士应该为患者提供哪些护理措施？

【病因病理】

【请回答】

什么是老年性白内障？

年龄相关性白内障，又称老年性白内障，是晶状体老化后的退行性变，是多种因素作用的结果。年龄、职业、性别、环境、营养、代谢、遗传、紫外线辐射、糖尿病、高血压、心血管疾病、过量饮酒、吸烟等均是危险因素。研究表明白内障的形成与氧化损伤有关。氧化作用一方面使晶状体上皮细胞蛋白如 Na^{+}-K^{+}-ATP 酶、Ca^{2+}-ATP 酶降解泵功能发生改变，使细胞内钙离子浓度升高，细胞内水流入晶状体内，逐渐形成皮质性白内障；另一方面使晶状体核内可溶性晶状体蛋白氧化、水解、糖化和脱酰胺，致晶状体蛋白聚合，形成不溶性高分子蛋白，发生核性白内障。多种因素引起的晶状体上皮细胞的凋亡及其调控也导致了晶状体混浊。

【护理评估】

1. 健康史　老年性白内障一般发生于 50 岁以上中老年人，80 岁以上的老人发生率几乎为 100%。

2. 症状和体征　主要症状为随眼球转动的眼前黑影，渐进性无痛性视力下降，单

笔记栏

眼复视、多视和屈光状态改变等。

老年性白内障按其开始形成的部位不同，分为皮质性、核性和后囊下性3类（图5-1）。

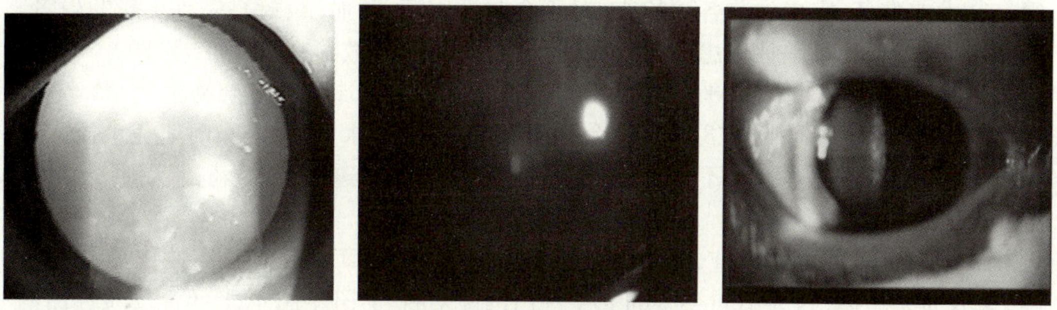

图5-1 老年性白内障

（1）老年性皮质性白内障 按其发展过程分为4期。

1）初发期：周边部皮质呈楔形状混浊，其基底在赤道部，尖端指向中心，此期晶状体大部分透明。瞳孔区未受累，一般不影响视力。

2）膨胀期或称未熟期：晶状体呈不均匀的灰白色混浊，虹膜瞳孔缘部与混浊的晶状体皮质之间尚有透明皮质，用斜照法检查时，投照侧虹膜在深层混浊皮质上形成新月形投影，称虹膜投影。此期视力明显减退，眼底不能窥入。

3）成熟期：晶状体完全混浊呈乳白色，虹膜投影消失，视力降至光感或手动。

4）过熟期：此期晶状体皮质分解或液化，晶状体核下沉于下方，上方前房变深，下方前房变浅，上方虹膜震颤，由于核下沉后可使视力有所提高。

【试分析】

1. 老年性白内障各类型晶状体混浊的特点。

2. 老年性白内障各类型的区别及手术治疗时机。

（2）老年性核性白内障 较皮质性白内障少见，此型发病较早，一般40岁左右开始发病，进展缓慢，常数年至数十年，从晶状体的胚胎核开始混浊，渐向成年核发展。由于早期晶状体周边部仍保持透明，因此开始时视力影响不大，晶状体核硬化可造成屈光指数增加，此时近视程度也明显增加。

（3）老年性后囊下白内障 是皮质性白内障的另一种表现，多在晶状体后极部囊下的皮质浅层发生盘状混浊，其中夹杂着小空泡，进展很慢，因混浊位于视轴区，早期即影响视力。

3. 心理社会状况 患者常有视力下降的表现，影响其工作、学习和生活，严重者甚至失去生活自理能力，因此容易表现为焦虑、失眠、悲观、孤独等心理失衡。

【治疗要点】

目前尚无特效药物，以手术治疗为主，通常采用白内障囊外摘除或白内障超声乳化吸除术联合人工晶体植入术。

【护理诊断】

1. 感知改变 视力障碍，与晶状体混浊有关。

2. 自理缺陷 基本生活不能自理，与晶状体混浊有关。

3. 潜在并发症 Morgagnian 白内障，晶状体过敏性葡萄膜炎，晶状体溶解性青光眼，晶状体脱位及继发性青光眼，与晶状体皮质吸收水分子皮质分解和液化有关。

笔记栏

4. 社交障碍　性格、行为改变，与晶状体混浊导致视力下降有关。

【护理措施】

1. 术前护理　①心理支持：向患者及家属讲解疾病的特点，减轻他们对手术的恐惧。②术前准备：完成术前各项检查；对于合并糖尿病、高血压、冠心病等疾病的患者，应及时控制原发病，并评估患者能否耐受手术；术前充分散瞳，并冲洗结膜囊。

2. 术后护理　①体位：平卧位或术眼对侧侧卧位。②饮食：清淡易消化，禁辛辣、坚硬饮食，保持大便通畅。③术眼1个月内保护：勿进污水，洗澡洗头时避免水流入眼中；不可按压及揉搓眼球；不要低头提重物。④出院后遵医嘱用药，1周后去门诊复查。

3. 定期到医院眼科检查，了解是哪一类老年性白内障。若为老年性皮质性白内障，又分为哪一期，因为不同类型的老年性白内障对视力影响不同，老年性皮质性白内障不同时期可发生不同并发症，其手术时机和注意事项也不同。

4. 初发期白内障可应用治疗白内障的滴眼液[吡诺克辛滴眼液（卡他灵）、吡诺克辛钠滴眼液（白内停）或谷胱甘肽滴眼液]滴眼，可延缓白内障发展，但不能治愈白内障。

5. 若在膨胀期发生头痛、眼痛、恶心及呕吐，可能是晶状体膨胀诱发青光眼急性发作，应按急性闭角型青光眼积极治疗。

6. 若在过熟期发生晶状体过敏性葡萄膜炎、晶状体溶解性青光眼或继发性青光眼，应立即手术治疗，保存有用视力。

7. 白内障囊外摘除或超声乳化白内障吸除术是将混浊的晶状体摘除或吸出，并吸除晶状体皮质保留后囊膜，同时联合后囊型人工晶体植入可以获得有用视力。

8. 由于老年性白内障患者的年龄大、视力差，行动非常不便，会出现社交及心理障碍，也会产生焦虑、悲观情绪，故对患者应进行细致关怀及心理护理。

第二节　先天性白内障

案例与思考

【请回答】

什么是先天性白内障？

患儿，男，10月龄，其母亲代诉发现患儿双眼内有白点3个月。既往体健，无外伤史。体格检查：视力不合作，指测眼压双眼Tn，双眼角膜大小正常、透明，前房深浅正常，瞳孔圆，直径约2.5 mm，对光反应灵敏，双眼晶状体呈全白色混浊，眼底窥不入。

请思考：①该患儿眼病的诊断是什么？②该病的临床特点有哪些？③该病的治疗要点有哪些？④护士应该为患儿提供哪些护理措施？

先天性白内障是儿童较常见的眼病，指出生前就存在，或出生后才逐渐形成的晶状体混浊，是先天遗传或晶状体生长发育障碍所致，是造成儿童失明和弱视的重要原

笔记栏

因。先天性白内障可为家族性，也可散发；可单眼或双眼发病；可伴发眼部或全身先天性异常，也可以只表现为晶状体混浊的单一异常。

【病因病理】

各种影响胎儿晶状体发育的因素都有可能引起先天性白内障，本病主要与遗传有关。另外母亲妊娠期间前3个月感染风疹、水痘、单纯疱疹、麻疹、带状疱疹和流感等病毒，放射线照射，服用某些药物（大剂量四环素、激素、水杨酸制剂、抗凝剂等），以及母亲自身患系统疾病（心脏病、肾炎、糖尿病、贫血、甲状腺功能亢进症、手足搐搦症等），干扰和破坏了胎儿的晶状体发育和代谢，使晶状体蛋白质合成异常，导致晶状体混浊。还有不明原因的因素引起先天性白内障。

【护理评估】

1. 健康史

（1）先天性白内障多为婴幼儿，双侧、静止性，少数出生后继续发展。

（2）有些先天性白内障可合并全身或其他眼部异常。

2. 症状和体征

（1）因患儿年龄太小，不能合作，常依赖其监护人观察才发现。

（2）根据晶状体混浊的部位、形态和程度不同，形态学表现各异。常见的有膜性、核性、绕核性、前极、后极、粉尘状、点状及全白内障。

3. 心理社会状况　患儿常有视力下降的表现，影响生活，严重者甚至失去生活自理能力，因此容易表现为焦虑、失眠、悲观、孤独等心理失衡。

【治疗要点】

先天性白内障影响患儿视觉的正常发育，易产生形觉剥夺性弱视，其治疗不同于成人。

【试分析】

先天性白内障治疗原则与老年性白内障治疗原则的不同之处。

1. 双眼完全性白内障或位于视轴中央，混浊明显的白内障，应在出生后及早手术，最迟不超过6个月。

2. 双眼白内障者另一眼应在较短的间隔时间内完成手术。

3. 双眼视力在0.3以上者，可酌情决定手术与否及手术时机。

4. 手术方式可以选择光学虹膜切除术、白内障吸出术、白内障囊外摘出术、超声乳化术、膜性白内障切开术等。白内障术后应及时积极治疗弱视。

5. 在植入人工晶体手术时机方面，较多的学者认为2周岁后植入人工晶体较为合适。

【护理诊断】

1. 自理缺陷　与晶状体混浊导致视力下降有关。

2. 潜在并发症　弱视、斜视及眼球震颤，与视功能发育受到抑制有关。

3. 家庭应对无效　家庭主要成员对该病缺乏防治知识。

【护理措施】

1. 内源性先天性白内障具有遗传性，注意优生优育。外源性先天性白内障应做好孕妇早期保健护理，特别是母体妊娠后头3个月内。

2. 先天性白内障的手术时机、手术方式参照治疗要点。

先天性白内障护理

笔记栏

3. 先天性白内障手术护理特别强调局部滴滴眼液，术后定期复查。

4. 已发生弱视患儿，应指导家属进行正确的弱视训练，如遮盖疗法、光学药物压抑法、精细动作训练等。

5. 对视力极差或手术效果不佳者，应做低视力康复训练及治疗。

第三节　糖尿病性白内障

案例与思考

患者，男，54岁，双眼视力下降6个月。既往史：2型糖尿病病史10年余，现用胰岛素控制血糖，目前血糖控制良好。眼压：右眼16 mm，左眼15 mmHg。双眼角膜透明，前房中深，瞳孔圆，直径为3 mm，对光反应灵敏，晶状体皮质呈灰白色楔形浑浊、后囊膜中度浑浊、核呈浅黄色浑浊。眼底：双眼视盘色淡红，视网膜可见较多散在点状出血，黄斑中心凹反光欠清。

请思考：①该患者眼病的诊断是什么？②该病的临床特点有哪些？③该病的最佳治疗方案是什么？④护士应该为患者提供哪些护理措施？

【试分析】
糖尿病性白内障与年龄相关性白内障的区别。

糖尿病性白内障是指白内障的发生与糖尿病有直接关系的白内障。临床上可分为真性糖尿病性白内障和糖尿病合并年龄相关性白内障。白内障是糖尿病的并发症之一。

【病因病理】

由于糖尿病患者血糖增高，进入晶状体内的葡萄糖增多，已糖激酶作用饱和，葡萄糖转化为6-磷酸葡萄糖受阻，此时醛糖还原酶的作用活化，葡萄糖转化为山梨醇。由于山梨醇不能透过晶状体囊膜，积聚在晶状体内，使晶状体渗透压增加吸收水分，晶状体纤维肿胀变性而导致混浊。

【护理评估】

1. 健康史

(1) 发生于老年者与老年性白内障相似，只是发生率高。

(2) 糖尿病患者白内障发生较早，进展较快，容易成熟。糖尿病患者老年性白内障患病率比非糖尿病患者多4～6倍，糖尿病患者的60%～65%都伴有晶状体混浊。

(3) 真性糖尿病性白内障多为双眼发病，发展迅速，甚至可于数天、数周或数月内发展为晶状体全混浊。

2. 症状和体征

(1) 根据晶状体混浊及视网膜病变损害的程度可有不同程度的视力下降。

(2) 真性糖尿病性白内障晶状体可在数天、数周或数月内全部混浊，晶状体开始时在前、后囊下皮质区出现无数分散的、灰色或蓝色雪花样或点状混浊，可伴有屈光状态改变。

笔记栏

(3)糖尿病合并年龄相关性白内障与老年性皮质性白内障相似，但发病更早，进展更快。

3. 心理社会状况　患者常有视力下降的表现，影响生活、学习工作，严重者甚至失去生活自理能力，因此容易表现为焦虑、失眠、悲观、孤独等心理失衡。

【治疗要点】

当白内障明显影响视力，妨碍工作和生活时，可在血糖控制下行白内障摘除+人工晶体植入术。

【护理诊断】

1. 感知改变　视力障碍，与晶状体混浊及视网膜病变有关。

2. 自理缺陷　基本生活不能自理，与视力下降和糖尿病其他并发症有关。

3. 潜在并发症　术后视力恢复情况与糖尿病性视网膜病变有关，术后感染出血及伤口愈合延迟与糖尿病性眼部微血管病变有关。

4. 社交障碍　与视力下降及并发症导致性格改变有关。

【护理措施】

1. 向患者讲解治疗原发病的重要性，并指导糖尿病治疗，如药物、饮食、运动治疗。

(1)用药指导　遵医嘱应用降血糖药物。密切观察血糖变化。严密观察药物的不良反应，如低血糖反应。

(2)饮食指导　应以控制总热量为原则，实行低糖、低脂(以不饱和脂肪酸为主)、适当蛋白质、高纤维素(可延血糖吸收)高维生素饮食。饮食治疗应特别强调定时定量。

(3)运动指导　强调因人而异，循序渐进、相对定时定量、适可而止。一般每日坚持半小时左右运动。运动量简易计算方法：运动中脉率达到(170-年龄)。运动时间：餐后 1 h 运动可达到较好降糖效果，最好不要空腹运动，以防发生低血糖。

2. 密切观察血糖变化，空腹血糖低于 8.3 mmol/L 方可行白内障手术。

3. 糖尿病性白内障手术易发生出血及感染，手术护理参照年龄相关性白内障护理。

4. 糖尿病性白内障患者多为老年人并有糖尿病，生活自理能力下降，社交障碍，故护士应当作好生活护理及心理护理，消除患者悲观、焦虑情绪。

知识链接

白内障最新手术方式

白内障超声乳化联合人工晶体植入术是目前全世界应用最广泛、最先进、效果最好的手术方式。

笔记栏

第四节　急性闭角型青光眼

案例与思考

患者，女，64岁，左眼胀痛、流泪、视物模糊，伴左侧头痛3 h。既往体健。视力：VOD 0.6，VOS 0.1，矫正视力无提高。眼压：右眼16 mmHg，左眼55 mmHg。右眼外观可，前房较浅，房角狭窄，瞳孔圆，直径约3 mm，对光反应灵敏，晶状体轻度混浊。左眼球混合充血(+)，角膜雾状水肿，前房浅，周边房角<1/4 CT，瞳孔散大，直径5 mm，光反应迟钝，晶状体膨胀混浊，眼底窥入不清。

请思考：①该患者眼病的诊断是什么？②该病的分期及临床特点是什么？③护士应该为患者提供哪些护理措施？

【请回答】

什么是急性闭角型青光眼？

急性闭角型青光眼是一种以眼压急剧升高并伴有相应症状和眼前段组织改变为特征的眼病，多见于50岁以上老年人，女性更常见，男女之比约为1∶3，患者常有远视。双眼先后或同时发病。

【病因病理】

病因尚未充分阐明。眼球局部的解剖结构变异，被公认是本病的主要发病因素，这种具有遗传倾向的解剖变异包括眼轴较短、角膜较小、前房浅、房角狭窄，且晶状体较厚，位置相对靠前。由于虹膜与晶状体前表面接触紧密，房水越过瞳孔时阻力增加，后房压力相对高于前房，并推挤虹膜向前膨隆，使前房变浅，房角进一步变窄，这就是急性闭角型青光眼的瞳孔阻滞机制（图5-2）。随年龄增长，晶状体厚度增加，前房更浅，瞳孔阻滞加重，急性闭角型青光眼发病率增高。一旦周边虹膜与小梁网发生接触，房角即告关闭，眼压急剧升高，引起急性发作。由于情绪激动，暗室停留时间过长，局部或全身应用抗胆碱药物，均可使瞳孔散大，周边虹膜松弛，从而诱发本病。长时间阅读、疲劳和疼痛也是本病的常见诱因。

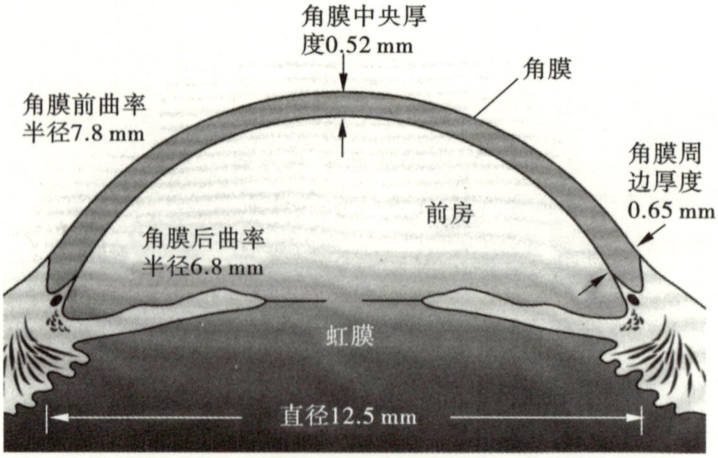

图5-2　前房结构

笔记栏

【护理评估】

1. 健康史 有青光眼家族史和诱发因素存在。

2. 症状和体征 急性闭角型青光眼多见于虹膜膨隆型,可分为6个阶段。

(1)临床前期 有原发性闭角型青光眼家族史,对侧眼曾有原发性闭角型青光眼急性发作病史,患眼浅前房、窄房角、虹膜膨隆,但患者无任何不适。

(2)前驱期 出现阵发性视物模糊、虹视、同侧头痛、眼眶痛、鼻根酸胀等症状。眼部轻度充血或不充血,眼压升高,角膜轻度雾状水肿,瞳孔可稍扩大,对光反应迟钝,前房角部分关闭。休息后可缓解,可反复多次发作。

【试分析】

急性闭角型青光眼的分期及特点。

(3)急性发作期 眼压急剧升高,剧烈眼胀痛,同侧头痛,或者恶心、呕吐等症状。患者视力急剧下降,球结膜混合充血,角膜水肿呈雾状混浊,前房浅,房角关闭,瞳孔中等散大,对光反应消失,常呈竖椭圆形,如可见眼底,可发现视网膜中央动脉搏动,视盘水肿或出血。

(4)间歇缓解期 急性发作期经过治疗后,眼压恢复正常,症状消失,视力可部分或全部恢复,球结膜充血减退,角膜恢复透明,角膜后可有色素性沉着物,前房角可大部分或全部开放,可发现周边部虹膜前粘连,虹膜呈扇形萎缩,色素脱失,瞳孔无法恢复正常形态和大小。晶状体前囊下可呈现灰白色斑点状,粥斑样混浊,称青光眼斑,为急性发作的标志而遗留下来。

(5)慢性进展期 急性发作期未经过及时恰当的治疗,可转为慢性进展期。此时眼压下降,但未恢复正常,自觉症状减轻,但未完全消失。球结膜可充血或不充血,角膜透明或轻度雾状水肿,前房角部分关闭,周边部虹膜前粘连,视盘出现凹陷扩大,盘沿变窄和萎缩等青光眼性改变,视力下降,视野出现青光眼性缺损。

(6)绝对期 无光感,眼压持续升高,自觉症状时消时现,有时会有剧烈疼痛;球结膜混合充血,角膜混浊,可有大疱性角膜病变,视神经已遭严重损伤。

3. 心理社会状况 患者常有视力下降、眼痛的表现,影响生活、学习工作,严重者甚至失去生活自理能力,因此容易表现为焦虑、失眠、悲观、孤独等心理失衡。

【治疗要点】

迅速降低眼压,减少视神经损害,积极挽救视力。首先用药物降低眼压,待眼压恢复正常后,可考虑手术治疗。

1. 临床前期和前驱期 应尽快进行YAG激光虹膜切除术或周边虹膜切除术。在手术之前应滴用缩瞳剂,以防止前房角关闭和急性发作。

2. 急性发作期和间歇缓解期

(1)急性发作期应采取紧急综合治疗措施,同时应用各种药物迅速降低眼压,保护视功能。

(2)辅助治疗。

(3)手术治疗 应尽早手术,根据眼压和前房角关闭范围确定手术方式。如果眼压稳定在1.6 kPa(12 mmHg)以下,前房角开放范围达半周以上,应进行钇铝石榴石(YAG)激光虹膜切除术或周边虹膜切除术。否则应选择小梁切除术等滤过性手术。若因晶状体处于膨胀期,也可以选择超声乳化白内障吸除加人工晶体植入联合小梁切除术。

笔记栏

3. 慢性进展期

(1)药物治疗　滴1% ~2%毛果芸香碱滴眼液,每日2 ~4次。

(2)手术治疗　与急性发作期和间歇缓解期患者的治疗相同。

4. 绝对期　以解除痛苦为主。可采用睫状体冷冻或睫状体激光光凝术等降低眼压。

5. 其他　原发性闭角型青光眼患者都应终生定期复查,了解眼压、视盘和视野状况。

【护理诊断】

1. 疼痛　眼胀痛伴同侧头痛,与眼压升高有关。

2. 感知改变　视力障碍,与眼压升高致角膜水肿、视网膜及视神经损害有关。

3. 自理缺陷　与视力障碍有关。

4. 睡眠状态紊乱　与眼压升高导致眼胀痛有关。

5. 焦虑　与对急性闭角型青光眼的预后缺乏信心有关。

6. 知识缺乏　缺乏急性闭角型青光眼的防治及护理知识。

7. 功能障碍性悲观　与视力及视野损害有关。

【请回答】

急性闭角型青光眼的药物护理措施有哪些?

【护理措施】

1. 药物护理　给予降眼压药物和缩瞳剂,注意观察药物的不良反应。

(1)拟副交感神经药(缩瞳剂)　通过兴奋虹膜括约肌,缩小瞳孔来解除周边虹膜对小梁网的堵塞,使房角重新开放,从而降低眼压。常用1% ~2%的毛果芸香碱滴眼液,每隔5 ~10 min一次,瞳孔缩小眼压降低后,改为1 ~2 h一次。每次点药后应压迫泪囊区数分钟。严格遵照医嘱用药。

(2)减少房水生成药物　眼部滴用β受体阻滞剂,如0.25%马来酸噻吗洛尔滴眼液,每日2次。口服醋甲唑胺25 mg,每日2次,首次加量。

(3)碳酸酐酶抑制剂　可减少房水生成,从而降低眼压。常用的碳酸酐酶抑制剂为醋氮唑胺或醋甲唑胺口服。醋氮唑胺可引起指(趾)麻木、食欲缺乏、恶心、尿路结石及颗粒性白细胞减少等不良反应,长期应用可产生代谢性酸中毒、低血钾,故需补充钾盐。

(4)高渗剂　常用20%甘露醇注射液7 ~8 mL/kg快速静脉滴注。年老体弱或有心血管疾病者,应注意呼吸及脉搏变化,以防发生意外。药物作用使颅压降低,部分患者可出现头痛、恶心等症状,用药后宜平卧休息,可防止发生意外。可口服50%甘油盐水,2 ~3 mL/kg。

(5)辅助治疗　局部滴用低浓度糖皮质激素和非甾体消炎药滴眼液有利于减轻充血及虹膜炎症反应。全身症状重者可给予止吐、镇静、催眠药物。

(6)视神经保护性治疗　对于急性发作的青光眼,全身应用自由基清除剂、抗氧化剂如维生素E、维生素C,可对受损的视网膜神经组织起到一定的保护作用。

2. 手术护理　急性闭角型青光眼以手术治疗为主。可向患者及家属宣传手术目的:①沟通前后房,平衡前后房压力,解除瞳孔阻滞;②建立房水引流的新通道。介绍常用的手术方法:①激光手术,如YAG激光虹膜切除术;②显微手术,周边虹膜切除术、小梁切除术、房角切开术、巩膜咬切术、非穿透性小梁手术。对于难治性青光眼,尚

笔记栏

可采用人工植入物引流术。

青光眼手术护理按内眼手术护理常规做好术前准备，冲洗术眼结膜囊，禁散瞳，注意有无脓性分泌物。术后注意询问病有无眼痛，观察术眼切口、滤过泡形成、前房形成等情况。对于前房形成迟缓并低眼压者，应加压包扎。为预防炎症反应，应按医嘱使用散瞳剂。

3. 教会患者使用床旁传呼系统，并鼓励患者寻求帮助。

4. 厕所、浴池等必须安置方便的设施，如坐便器、扶手等，并教会患者如何使用。

5. 按照方便患者使用的原则，将常用的物品按固定位置摆放，活动的空间不设置障碍物，避免患者绊倒。

第五节　开角型青光眼

案例与思考

患者，男，71 岁，双眼偶有胀痛感、视物模糊 1 年。既往史：2 型糖尿病病史 10 年余。视力：VOD 0.4，VOS 0.5，矫正视力无提高。眼压：右眼 36 mmHg，左眼 35 mmHg。双眼外观可，前房中深，房角宽角，瞳孔圆，直径约 3 mm，对光反应灵敏，晶状体轻度混浊。眼底：双眼视盘凹陷、色淡、边界清，杯盘比(C/D)约 0.8，视网膜平伏。

请思考：①该患者眼病的诊断是什么？②该病的临床表现有哪些？③该患者的最佳治疗方案是什么？④护士应该为患者提供哪些护理措施？

原发性开角型青光眼是成人中一种进行性、慢性的神经病变，眼压和其他目前尚不清楚的因素促成了损伤，在缺少其他可确定原因的情况下，出现特征性获得性视神经萎缩和视网膜神经节细胞及其轴索丢失，在前房角镜下其房角是开放的。

【请回答】开角型青光眼的定义是什么？

【病因病理】

本病病因尚不完全明了，可能与遗传有关。其眼压升高是小梁途径的房水外流排出系统发生病变，房水流出阻力增加所致。目前的主要学说：①小梁组织局部的病变，小梁内皮细胞活性改变，细胞密度降低，小梁束的胶原变性，小梁板片增厚融合，小梁内间隙尤其是近小管组织的细胞外基质异常积蓄，Schlemm 管壁的内皮细胞吞饮减少；②小梁后阻滞，即房水流经小梁组织后的 Schlemm 管到集液管和房水静脉部位的病变，包括巩膜内集合管周围细胞外基质异常和薄层巩膜静脉压升高等；③血管-神经-内分泌或大脑中枢对眼压的调节失控所引起的。

【护理评估】

【试分析】开角型青光眼护理评估中的症状与体征有哪些？

1. 健康史　多有家族遗传史。多为双眼发病，时间和程度不一，发病隐蔽，进展缓慢。

2. 症状和体征

笔记栏

（1）多数患者无任何症状，少数患者可有轻度眼胀、头痛、雾视。

（2）眼压升高，眼压波动幅度大。

（3）出现青光眼性视盘损伤，包括：①盘沿局限性变窄或缺失，特别是在上、下方盘沿；②视盘凹陷进行性扩大；③视盘或盘沿浅层出血；④视网膜神经纤维层缺损。当视盘杯盘比>0.6或双眼视盘杯盘比相差>0.2时为可疑损害，应进一步检查或随诊。

（4）出现青光眼性视野缺损，包括：①相对性或绝对性旁中心暗点；②不完全或完全的生理盲点或相连的弧形暗点；③环形暗点；④鼻侧阶梯；⑤管状视野或颞侧视岛。

（5）前房角为开角。

3. 心理社会状况　患者因视力下降、头痛容易产生焦虑、失眠、悲观、孤独等心理失衡。

【请回答】
开角型青光眼的药物治疗措施与闭角型青光眼有什么区别？

【治疗要点】

1. 治疗目的　尽可能地阻止青光眼进一步发展。

2. 治疗目标　减少视网膜神经节细胞的丢失，以保持视觉功能（视野）的生理需要。

3. 治疗策略　以青光眼患者全面检查为基础，包括准确掌握眼压的高低和波动的规律，视野的定量阈值变化，视盘形态的细致改变及视神经血供状况的异常与否，并且结合全身心血管系统、呼吸系统等及患者的经济状况和期望寿命等因素来综合考虑选择。

4. 治疗手段　降低眼压到靶眼压，改善视网膜视神经血液循环，促进视网膜神经节细胞恢复。

5. 治疗方法　主要有药物治疗、激光治疗和手术治疗，可以联合应用。对已有明显视神经和视野损害的病例，多主张积极的手术治疗，并给予相应的神经保护治疗。

【护理诊断】

1. 焦虑　与担心疾病预后有关。

2. 自理缺陷　与视神经损害导致视力和视野改变有关。

3. 知识缺乏　缺乏开角型青光眼的防治及护理知识。

4. 功能障碍性悲观　与视力下降、视野缺损有关。

5. 社交障碍　与视功能障碍导致性格改变有关。

6. 家庭应对无效　与家庭主要成员对该病缺乏防治知识有关。

【护理措施】

应根据患者初诊时眼压、视神经损害和视野缺损程度，有无增加青光眼性损伤的危险因素，如高血压、糖尿病、心血管疾病、高度近视等，确定治疗每只患眼的目标眼压，即视神经和视功能不再进一步损伤的眼压水平最高值。无论采取何种治疗，都应将患者的眼压控制在目标眼压以下。

1. 药物治疗　多种药物可降低眼压。可根据患者状况选择一种或不同类的几种药物，联合使用控制眼压。

（1）β受体阻滞剂　如0.25%噻吗洛尔滴眼液等。有严重心血管疾病的患者使用本类药品后会产生疲劳感及注意力不集中，所以用药后不要从事危险性工作。

（2）肾上腺素能药物　选择性α_2受体兴奋剂，如2%溴莫尼定滴眼液，每日2～3次；

笔记栏

非选择性肾上腺素能药物，如0.1%地匹福林滴眼液，每日2次。未经手术的闭角型青光眼禁用。甲状腺功能亢进、高血压、冠状动脉供血不全、心律失常、糖尿病等患者禁用。对本品过敏者禁用。

（3）前列腺素制剂　如0.005%适利达滴眼液等，每晚1次。本品可能会增加虹膜棕色色素的数量而逐渐引起眼睛颜色改变。决定治疗前应告知患者眼睛颜色改变的可能性。单侧治疗可导致永久性的眼睛颜色不对称。

（4）缩瞳剂　如1%～2%的毛果芸香碱滴眼液，每日2～4次。为避免全身吸收过多，点药后用手指压迫泪囊部1～2 min，防止过量吸收。如出现毛果芸香碱毒性反应，如流涎、发汗、恶心、呕吐、腹泻，应给予阿托品类抗胆碱药物。

（5）碳酸酐酶抑制剂　如眼部滴用2% Dorzolamide滴眼液，每日3次。口服用醋甲唑胺。有磺胺过敏史的患者禁用。

2. 激光治疗

（1）氩激光小梁成形术。

（2）选择性小梁成形术。

3. 手术治疗　一般认为，当药物治疗不能满意地控制眼压或无法长期忍受药物治疗时，应进行手术治疗。也有人主张一旦诊断明确，首选手术治疗。选择的手术如下。

（1）小梁切除术。

（2）复合式小梁切除术。

（3）非穿透小梁手术。

第六节　先天性青光眼

案例与思考

患儿，女，1岁，其母代诉患儿畏光、流泪、注视差3个月。既往体健。体格检查：视力不合作，指测眼压双眼T+1，双眼睑痉挛，结膜充血（+），角膜大，直径约13 mm、雾状水肿，可见厚弹力层破裂，前房中深，瞳孔大，直径约5 mm，对光反应迟钝，双眼晶状体透明。眼底：双眼视盘凹陷、色淡，C/D约0.9，视网膜平伏。

请思考：①该患儿眼病的诊断是什么？②该病的临床表现有哪些？③该患儿的最佳治疗方案是什么？④护士应该为患儿提供哪些护理措施？

先天性青光眼是指胎儿发育过程中，由于房角发育异常，小梁网阻滞房水排出，导致眼压升高的一类青光眼。其发病有遗传因素，男性多见。

【请回答】
先天性青光眼的定义是什么？

【病因病理】

由于先天性青光眼房角发育异常，小梁网阻滞房水排出，导致眼压升高。此病的遗传方式有多因子、隐性、显性遗传，还一部分属于性连锁隐性遗传，多为双眼发病，新

笔记栏

生儿或婴幼儿时期内被发现患病。

【护理评估】

1. 健康史　50%的患儿在出生时就有临床表现,80%在1岁内被发现。85%的婴幼儿性青光眼为男性,70%为双眼发病。

2. 症状和体征　畏光、流泪、眼睑痉挛是本病三大特征性症状。大角膜、角膜雾状水肿,后弹力层破裂、大瞳孔,眼压升高,房角先天异常及视盘凹陷。

3. 心理社会状况　患者因畏光、流泪、眼睑痉挛易产生焦虑、悲观、孤独等心理失衡。

【治疗要点】

由于药物的毒副作用和依从性差,长期药物治疗的临床价值有限,手术治疗是该病的主要措施,术后采取适当措施防治弱视。

【护理诊断】

1. 感知改变　视力障碍,与视神经损害有关。

2. 自理缺陷　与视功能障碍有关。

3. 家庭应对无效　与家庭主要成员对该病缺乏防治知识有关。

4. 潜在并发症　前房积血、眼球破裂,与角巩膜组织明显变薄有关。

【护理措施】

1. 婴幼儿有畏光、流泪及不肯睁眼者,应到医院眼科检查,若确诊为先天性青光眼,应积极手术治疗。

2. 先天性青光眼的主要治疗措施是手术,80% ~90%的病例可通过房角切开术能控制眼压。对眼压控制不理想的患者,可选用滤过性手术。

3. 向患者及家属讲解先天性青光眼相关知识,定时监测眼压、视野。

4. 患儿年龄小,滴滴眼液、眼药膏不配合时,护士应指导患儿家长在患儿安静或睡眠时眼部用药,并向其讲解正确的用药方法及注意事项。

知识链接

光明的偷盗者——开角型青光眼

由于开角型青光眼发病隐匿,进展较慢,早期症状不明显,患者往往在视功能受到严重的损伤后才被发现。故而形象地称该疾病为光明的偷盗者。

小　结

本章介绍了几类较常见的白内障、青光眼的基本防治知识、护理理论和技术。其中年龄相关性白内障和急性闭角型青光眼是本章的重点，应详细了解年龄相关性白内障和急性闭角型青光眼的不同时期的临床表现和护理措施。白内障一旦成熟只能手术治疗。先天性白内障容易产生形觉剥夺性弱视，有其独特的治疗原则。糖尿病性白内障的发生与糖尿病有直接关系，手术后视力的恢复取决于视网膜病变损害的程度。急性闭角型青光眼临床诊断是比较容易的，而开角型青光眼、先天性青光眼发病比较隐蔽，容易漏诊和误诊，而且造成的视力损害是不可逆的，应高度重视。不管何类青光眼患者，主要治疗目标是将眼压控制在靶眼压以内，保存有用的视功能。青光眼应强调终生随访的重要性，不管是手术、激光还是药物治疗，均只是治疗的手段，不是治疗的终止，应终生随访眼压和视网膜神经节细胞丢失情况。

练习题

一、简答题

1. 老年性皮质性白内障按病变发展可分几期？哪一期容易继发青光眼？为什么？
2. 老年性皮质性白内障各期的特点是什么？
3. 简述先天性白内障的临床表现、手术时机及原因。
4. 糖尿病性白内障的手术注意事项有哪些？
5. 简述房水的生成和主要的流出途径。
6. 开角型青光眼的临床表现、治疗原则是什么？
7. 先天性青光眼的临床表现、治疗原则是什么？

二、案例分析题

患者，女，57 岁，近 3 个月来，常于傍晚时分突感右眼视物模糊、虹视、眼痛及鼻根酸胀，休息后可自行缓解，昨日晚 10 时患者突然右眼剧烈眼痛，伴同侧头痛、恶心、呕吐、视力下降。据此，请你：①给出双眼的诊断及分期；②详细叙述该病主要鉴别诊断。

第六章　葡萄膜、视网膜及玻璃体疾病患者的护理

第一节　葡萄膜炎

案例与思考

患者，男，30 岁，右眼胀痛、畏光、视物模糊 1 周。既往史：有强直性脊柱炎病史。视力：VOD 0.3，VOS 1.0，矫正视力无提高。眼压：右眼12 mmHg，左眼 13 mmHg。右眼球结膜充血(++)，角膜后粉尘状沉着物，前房中深，房水闪辉，瞳孔圆，直径为 3 mm，对光反应迟钝，晶状体透明，眼底窥不入。

请思考：①该患者眼病的诊断是什么？②该患者的最佳治疗方案是什么？③护士应该为患者提供哪些护理措施？

葡萄膜炎是一类多种原因引起的葡萄膜的炎症，为眼科常见疾病，多发生于青壮年，易合并全身性自身免疫性疾病，常反复发作。病程短于 3 个月的为急性，长于 3 个月的为慢性。根据发病部位可分为前葡萄膜炎、中间葡萄膜炎、后葡萄膜炎和全葡萄膜炎。炎症累及虹膜及睫状冠以前的睫状体组织称为前葡萄膜炎；炎症累及睫状体平坦部、周边部视网膜、玻璃体基底部称为中间葡萄膜炎；炎症累及脉络膜、视网膜组织称为后葡萄膜炎；包括上述 3 种情况的称为全葡萄膜炎。

【请回答】

什么是急性虹膜睫状体炎？

一、急性虹膜睫状体炎(前葡萄膜炎)

【病因】

病因复杂，分为两个方面。

1. 内因性　是主要的类型，主要是由病原体通过血流播散，从身体其他部位感染进入眼内。也可因对变性组织、坏死组织的免疫反应所致，如交感性眼炎、系统性红斑狼疮、风湿性关节炎。

笔记栏

2. 外因性　由外界致病因素引起,如外伤、手术感染等引起的。

【护理评估】

1. 健康史　询问患者的发病时间,有无反复发作,有无全身性的相关疾病。如结核、风湿性疾病、溃疡性结肠炎。有无外伤史、眼部感染史。

2. 症状和体征　①视力下降,如治疗不彻底可以导致失明。②畏光、流泪、眼痛,眼痛夜间加重。③ 睫状充血或混合充血。④ 房水混浊,裂隙灯下前房内光束增强,成灰白色半透明带,称为前房闪辉。是由于血-房水屏障功能破坏,蛋白、炎症细胞进入房水造成的,为炎症活动期的体征。⑤角膜后沉着物(KP)主要是炎性细胞或色素颗粒在角膜内表面沉积所致,数量、大小、颜色可反映炎症的变化。⑥虹膜变化,水肿,纹理不清并粘连,膨隆。⑦ 瞳孔改变:瞳孔缩小,光反射迟钝或消失。⑧ 并发白内障,继发青光眼,低眼压及眼球萎缩。

【试分析】
急性虹膜睫状体炎的临床特点。

3. 辅助检查　了解患者的血常规、血沉、HLA-B27 抗原分型等实验室检查,如怀疑病原体感染,应进行相应病原学检查。

4. 心理社会状况　患者因本病常反复发作,并伴有眼痛、畏光、流泪及视力障碍,影响工作、学习和生活而焦虑不安,心理负担较大。

【治疗要点】

应用散瞳剂,防止虹膜后粘连,减少并发症。同时合理应用糖皮质激素,非甾体抗炎药和抗感染药,控制炎症反应,针对病因进行治疗。

【护理诊断】

1. 疼痛　眼痛,与炎症引起睫状神经刺激有关。

2. 感知改变　视力下降,与房水混浊,角膜后沉着物,并发白内障,继发青光眼有关。

3. 知识缺乏　缺乏本病防治知识。

4. 焦虑　与视功能障碍、病程长、反复发作有关。

5. 潜在并发症　继发青光眼,并发白内障、视网膜脱离、视神经萎缩等。

【护理措施】

1. 散瞳　为最主要的治疗措施。它可解除瞳孔痉挛,防止瞳孔后粘连,减轻疼痛,减少并发症。常用的散瞳药为阿托品滴眼液或阿托品眼膏,效果不理想的可结膜下注射散瞳合剂(1% 阿托品、1% 可卡因和 0.1% 肾上腺素等量混合)0.1 ~0.2 mL。

2. 糖皮质激素　具有消炎、抗过敏的作用,还能抑制炎症介质的释放。常用妥布霉素地塞米松和 0.5% 的醋酸可的松滴眼液滴眼,还可用眼药膏涂眼或结膜下注射,病情严重可口服或静脉注射糖皮质激素。

3. 热敷　可以促进炎症和毒素的吸收,减轻炎症反应,并有止痛作用。每日 2 ~ 3 次,每次时间 15 ~20 min。

4. 非甾体抗炎药和抗感染药　非甾体抗炎药吲哚美辛、双氯芬酸钠可以抑制前列腺素产生,同时选择抗感染药物增加抗炎效果,并可预防长期应用糖皮质激素而并发的真菌感染。

5. 病因治疗　寻找全身病因,积极治疗。

6. 并发症治疗　积极治疗青光眼、白内障等严重并发症。

笔记栏

7. 心理护理　向患者提供治疗信息，告知患者坚持用药的重要性，稳定患者情绪，增加其战胜疾病的信心。

8. 用药护理　阿托品散瞳后要压迫泪囊3～5 min，以防吸入性中毒。如患者出现心跳加快、面色潮红、头晕烦躁、胡言乱语等症状，应立即停药，及时通知医生，嘱患者卧床休息，多饮水，保温，静脉滴注葡萄糖。

9. 治疗护理　中老年人、前房浅患者为避免散瞳后房角阻塞引起青光眼，可先用1%的去氧肾上腺素散瞳，无眼压升高后再用阿托品散瞳。小儿要用低浓度散瞳。应用糖皮质激素的要注意观察患者的不良反应（应激性溃疡、骨质疏松、向心性肥胖）。

10. 病情观察　密切观察视力、房水、瞳孔、眼压的变化，有异常时应及时通知医生处理。

11. 生活护理　嘱患者注意休息，保证充足睡眠，不能用眼过度，给予营养、易消化的食物，多食蔬菜、水果，保持大便通畅，禁食刺激性食物，戒烟酒，外出戴墨镜，防止强光刺激，减轻疼痛。

12. 健康指导　指导患者热敷的正确方法，防止烫伤。指导正确用药，向患者宣讲局部应用散瞳剂的目的在于防止或拉开虹膜后粘连，避免并发症，同时可以解除睫状肌、瞳孔括约肌的痉挛，减轻出血、疼痛，促进炎症吸收。应用抗生素治疗期间，嘱患者勿饮酒，以免引起双硫仑样反应，对机体产生更大的损害。

二、脉络膜炎（后葡萄膜炎）

案例与思考

患者，女，35岁，右眼前闪光、视物下降1周。既往史：有类风湿病病史。视力：VOD 0.5，VOS 1.0，矫正视力无提高。眼压：右眼12 mmHg，左眼13 mmHg。右眼球结膜充血（+），角膜透明，前房中深，房水尚清，瞳孔圆，直径为3 mm，对光反应尚灵敏，晶状体透明，玻璃体腔内见絮状混浊物。眼底：右眼视网膜可见多灶斑块状渗出物。

请思考：①该患者眼病的诊断是什么？②该患者的最佳治疗方案是什么？③护士应该为患者提供哪些护理措施？

【请回答】
什么是脉络膜炎？

脉络膜炎是各种病因引起脉络膜、玻璃体后部及视网膜组织炎性病变的总称。

【护理评估】

1. 健康史　脉络膜炎常反复发作。应仔细询问病史，患者有无全身相关性疾病，如风湿性疾病、结核病，有无外伤史或眼部感染史。

2. 症状和体征　①视觉症状：以眼前闪光、视力下降和视物变形为主要症状，是由炎性反应刺激和损伤视网膜、炎性渗出物使玻璃体混浊所致。②眼底改变：眼底出现多种形态的脉络膜炎性病灶，像斑块状、点状的白色渗出物，玻璃体可见尘埃或絮状混浊物。

3. 心理社会状况　脉络膜炎患者眼痛不明显及无眼部出血，发病初期不能引起患

笔记栏

者注意。晚期因视力下降影响工作和生活，心理负担大。

【治疗要点】

确定为感染因素所致者，给予抗感染治疗；由免疫因素引起的给予免疫抑制剂治疗；同时合理应用糖皮质激素，控制炎症反应，针对病因进行治疗。

【护理诊断】

1. 感知改变　视力下降，与房水混浊，角膜后沉着物，并发白内障，继发青光眼有关。

2. 知识缺乏　缺乏本病防治知识。

3. 焦虑　与视功能障碍、病程长、反复发作有关。

【护理措施】

1. 用药护理　遵医嘱给予抗感染治疗，并注意观察药物反应。对顽固类型的后葡萄膜炎，可用免疫抑制剂治疗。由于免疫抑制剂应用时间较长，应联合用药，联合用药常能降低药物的用量和不良反应，增强疗效。用药期间，应密切观察药物的不良反应。定期检查肝肾功能、血常规等，如有异常及时告知医生停药并处理。

2. 心理护理　向患者提供治疗信息，告知患者坚持用药的重要性，稳定患者情绪，增加其战胜疾病的信心。

3. 糖皮质激素　具有消炎、抗过敏的作用，还能抑制炎症介质的释放。常用妥布霉素地塞米松和0.5%的醋酸可的松滴眼液滴眼，还可用眼药膏涂眼或结膜下注射，病情严重可口服或静脉注射糖皮质激素。

4. 治疗护理　应用糖皮质激素的要注意观察患者的不良反应（应激性溃疡、骨质疏松、向心性肥胖），同时积极治疗全身疾病。

5. 密切观察　观察视力、房水、瞳孔、眼压的变化，有异常及时通知医生处理。

6. 健康指导　指导正确用药，坚持治疗，防止反复发作。应用抗生素治疗期间，嘱患者勿饮酒，以免引起双硫仑样反应，对机体产生更大的损害。

【试分析】

脉络膜炎与急性虹膜睫状体炎临床表现的不同之处。

知识链接

双硫仑样反应

乙醇进入体内后，先在肝脏内经乙醇脱氢酶作用转化为乙醛，乙醛再经醛糖氧化还原酶作用转化为乙酸，乙酸进入枸橼酸循环，最后转变为水和二氧化碳排出。而双硫仑可抑制醛糖氧化还原酶，使乙醛不能氧化为乙酸，致使体内乙醛浓度升高，产生不适。服用双硫仑以后的一定时间内饮酒，会发生面部潮红、发热、头痛、恶心、呕吐、口中有大蒜样气味等反应甚至休克，严重者可致呼吸抑制、心肌梗死、急性心力衰竭、惊厥及死亡。此即双硫仑样反应。应用双硫仑是期望建立饮酒者对酒产生厌恶的条件反射。由于双硫仑从体内排出缓慢，所以服药期间甚至在停药后1～2周内饮用含有乙醇的饮料也可出现双硫仑样反应。

笔记栏

三、交感性眼炎

【请回答】

什么是交感性眼炎？

案例与思考

患者，男，68岁，右眼疼痛、畏光、视力下降1周。既往史：左眼1个月前因外伤已失明。视力：VOD 0.3，VOS无光感（NLP），矫正视力无提高。眼压：右眼12 mmHg，左眼13 mmHg。双眼球结膜充血（+），角膜后大量羊脂状沉着物，房水闪辉，瞳孔畸形，虹膜部分后粘连，眼底窥不入。

请思考：①该患者眼病的诊断是什么？②该患者的最佳治疗方案是什么？③护士应该为患者提供哪些护理措施？

交感性眼炎是指眼球穿通伤后引起的双眼弥漫性、非坏死性肉芽肿性葡萄膜炎，受伤眼称为诱发眼，未受伤眼称为交感眼。病情严重，未及时就诊可导致双眼失明。

【病因病理】

主要由外伤或手术造成眼内抗原暴露，并激发自身免疫应答所致。

【护理评估】

1. 健康史　了解患者发病时间，有无眼球穿通伤及手术史。

【试分析】

急性虹膜睫状体炎、脉络膜炎、交感性眼炎临床特点的相同之处。

2. 症状和体征　双眼疼痛、畏光，视力下降，角膜后沉着物（KP），房水混浊，虹膜结节，虹膜后粘连，渗出性视网膜脱离，视神经炎，少数患者可伴发白发、白眉、白癜风及脑膜刺激征等全身症状。

3. 辅助检查　包括散瞳眼底检查、快速血浆反应环状卡片试验（RPR）、荧光密螺旋体抗体吸收试验（FTA-ABS）、胸部X射线检查，排除结核和肉样瘤病。荧光素眼底血管造影（FFA）和眼B超有助于诊断。

4. 心理社会状况　患者因本病常反复发作，并伴有眼痛、畏光、流泪及视力障碍，影响工作、学习和生活而焦虑不安，心理负担较大。

【治疗要点】

给予散瞳剂、糖皮质激素、非甾体抗炎药和抗感染药，对完全丧失视力伴眼痛加剧者可考虑摘除眼球、义眼植入。

【护理诊断】

1. 疼痛　与炎症引起睫状神经刺激有关。

2. 感知改变　视力下降，与房水混浊，角膜后沉着物，并发白内障，继发青光眼有关。

3. 知识缺乏　缺乏本病防治知识。

4. 焦虑　与视功能障碍、病程长、反复发作有关。

5. 潜在并发症　继发青光眼，并发白内障、视网膜脱离、视神经萎缩等。

【护理措施】

1. 心理护理　向患者介绍本病特点，提供治疗信息，嘱患者坚持用药，稳定患者情

笔记栏

绪,使其树立战胜疾病的信心。

2. 病情观察　密切观察视力、瞳孔、房水的变化,监测眼压并记录,如有异常,告知医生及时处理。

3. 生活护理　嘱患者注意休息,保证充足睡眠,不能用眼过度,多食蔬菜、水果,保持大便通畅,禁食刺激性食物,戒烟酒,外出戴墨镜,防止强光刺激,减轻疼痛。

4. 用药护理　遵医嘱准确用药,注意观察药物反应,全身或局部长期应用糖皮质激素,注意观察有无应激性消化道溃疡出血、骨质疏松、向心性肥胖等不良反应,定期检测血糖、结核菌素纯蛋白衍生物(PPD)并行胸部 X 射线检查,阿托品散瞳要按压泪囊 5 min,以防吸收中毒。

5. 手术护理　药物治疗无效,需摘除眼球,做好术前指导及术后护理。

6. 健康教育　指导患者正确用药,嘱其坚持治疗,不可擅自停药,积极治疗全身疾病,定期复诊,如有眼部不适,及时就诊。

知识链接

葡萄膜炎容易复发的因素:①眼局部的超敏反应;②潜在致病微生物再活动;③血管通透性改变;④免疫功能低下或失调;⑤精神紧张或过度疲劳等。

第二节　视网膜动脉阻塞

案例与思考

患者,男,55 岁,右眼视力骤降 1 d。既往史:有高血压、糖尿病病史,平时未规律服药,无外伤史。视力:VOD NLP,VOS 0.6,矫正视力无提高。眼压:右眼 12 mmHg,左眼 13 mmHg。右眼球结膜无充血,角膜透明,前房中深,房水清,瞳孔圆,直径为 3 mm,对光反应消失。眼底:右眼视网膜呈灰白色水肿,黄斑区见樱桃红斑。

请思考:①该患者的眼病诊断是什么?②该病的临床特点有哪些?③该病的治疗要点有哪些?④护士应该为患者提供哪些护理措施?

视网膜为眼球后部最内层组织,结构精细,功能复杂,具有感受和传导视觉信息的功能。极易受到内外致病因素的影响发生病变,导致视功能障碍。

视网膜动脉阻塞是指视网膜中央动脉或其分支阻塞。由于视网膜中央动脉为终末血管,动脉阻塞后,供应视网膜营养中断,引起功能障碍。如不及时处理,可致失明。

【试分析】
视网膜动脉阻塞的发病原因。

笔记栏

【病因病理】

此病多见于老年人,糖尿病、高血压、心脏病、颈动脉粥样硬化是本病的诱因。而血管栓塞、血管痉挛、血栓形成及血管壁的改变、血管外部的压迫等因素则是本病的直接原因。

【护理评估】

1. 健康史　评估患者年龄、既往病史、发病时间、视力情况、有无经过治疗。

2. 症状和体征　一眼突发无痛性视力丧失,有些患者发病前有一过性黑蒙,患眼瞳孔散大,直接对光反射消失,间接对光反射存在。

3. 辅助检查　眼底检查:视网膜呈灰白色水肿,后极部尤为明显,黄斑区呈现樱桃红斑。分支阻塞者,该分布区视网膜呈灰白色水肿,有时可见栓子阻塞,阻塞部位视网膜动脉、静脉变细(图 6-1)。

4. 心理社会状况　由于患者视力突然丧失,甚至只有光感,影响工作、学习和生活,因此患者产生紧张、恐惧、焦虑不安心理。因是单眼发病,眼外观正常,故家人缺乏对本病危害的认识,不重视本病,不能使患者积极就医治疗,影响预后。

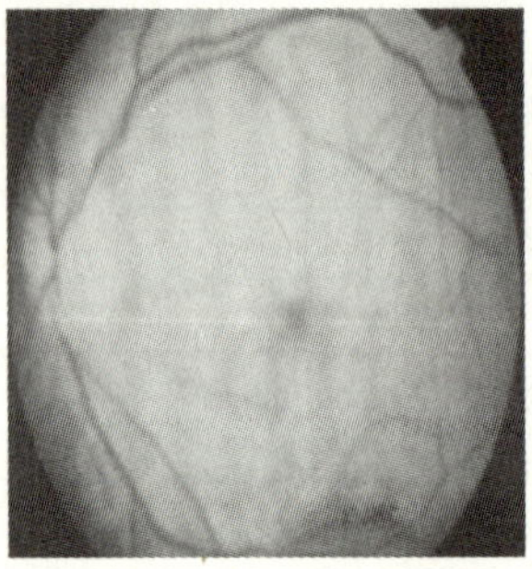

图 6-1　视网膜动脉阻塞

【请讨论】

视网膜动脉阻塞的治疗措施。

【治疗要点】

立即进行抢救,迅速应用降压、扩血管、溶栓等药物,积极查找病因,治疗原发病。

1. 降眼压　立即进行前房穿刺,放出房水,并重复进行眼球按摩、迅速降低眼压,使视网膜动脉扩张,改善灌注,缩小视网膜受累范围。

2. 血管扩张及溶栓　立即吸入亚硝酸异戊酯或硝酸甘油舌下含服,球后注射妥拉唑林等药物,促使血管扩张,对疑有血栓形成可应用尿激酶,用药期间应监测纤维蛋白原,降至 2 g/L 以下停药。

3. 吸氧　每小时吸入 95% 氧及 5% 二氧化碳混合气体 10 min,也可应用高压氧舱治疗,缓解视网膜缺氧状态。

4. 对因治疗　系统查找全身病因,治疗原发病。预防另一眼受累。

【护理诊断】

1. 感知改变　视力突然丧失或视野缺损,与视网膜动脉阻塞有关。

2. 知识改变　缺乏本病相关防治知识。

3. 焦虑、恐惧　与视力突然丧失,担心预后恢复不良有关。

4. 有受伤的危险　与视力突然丧失有关。

【护理措施】

1. 立即配合医生急救,遵医嘱迅速吸氧、用药治疗,注意观察并记录视力、眼压、血压及眼底的变化情况。

2. 治疗护理　协助或指导患者眼球按摩的正确方法。即闭眼后用手指压迫眼球 5~10 s,松开数秒,重复 5~10 次。吸入 95% 氧及 5% 二氧化碳混合气体,白天每小时

笔记栏

吸入10 min,夜间每4 h吸入一次。

3. 心理护理　向患者解释本病治疗方法和目的,消除紧张、恐惧心理,配合治疗。

4. 健康教育　告知患者本病发病与全身血管疾病关系密切,有高血压、动脉硬化的老年人,积极治疗原发病,避免情绪波动、紧张,如出现视力变化情况,应立即就诊。

5. 采取防跌倒、防坠床措施。嘱患者尽量卧床休息。

知识链接

视网膜光感受器对缺血十分敏感,视网膜缺血90 min,光感受器的死亡不可逆转。如发病1 h内阻塞得到缓解,视力可恢复,如果超过240 min,则几乎全部视神经萎缩。因此,视网膜动脉阻塞应尽快查因抢救,缓解视网膜缺血状况。如治疗抢救及时,视力可恢复。

第三节　视网膜静脉阻塞

案例与思考

患者,男,55岁,右眼视力下降1个月。既往史:高血压病史10年余,平时未规律服药,无外伤史等。视力:VOD 0.1,VOS 0.8,矫正视力无提高。眼压:右眼16 mmHg,左眼15 mmHg。双眼角膜透明,前房中深,瞳孔圆,直径为3 mm,对光反应灵敏,晶状体轻度混浊。眼底:右眼视盘边界欠清,充血、水肿,视网膜静脉迂曲、扩张,沿血管走行见火焰状出血。

请思考:①该患者眼病的诊断是什么?②该患者的最佳治疗方案是什么?③护士应该为患者提供哪些护理措施?

视网膜静脉阻塞是常见的眼底血管病,较视网膜动脉阻塞多见。单眼发病,患者多数严重视力损害,预后不良。

【请回答】
什么是视网膜静脉阻塞?

【病因病理】

由于高血压、糖尿病及心脏病使血管壁改变,血液流血改变和血流动力学改变,导致血流受阻、血液淤滞、血栓形成、静脉阻塞。

【护理评估】

【试分析】
缺血型与非缺血型视网膜静脉阻塞的不同之处。

1. 健康史　评估患者既往病史,是否有高血压、糖尿病、动脉硬化等病史,现病史,视力下降情况,治疗经过。

2. 症状和体征　患者表现为不同程度的视力减退,可分为非缺血型和缺血型两种。非缺血型各分支静脉迂曲扩张,视网膜内出血呈点状或火焰状,视网膜及黄斑轻度水肿，视力下降不明显。缺血型各象限出血水肿明显，静脉显著扩张。可见棉绒斑、黄斑囊样水肿及新生血管，可导致玻璃体积血及牵引性视网膜脱离。

3. 辅助检查　荧光素眼底血管造影显示：非缺血型无或少量无灌注区，缺血型可有广泛的毛细血管无灌注区（图6-2）。

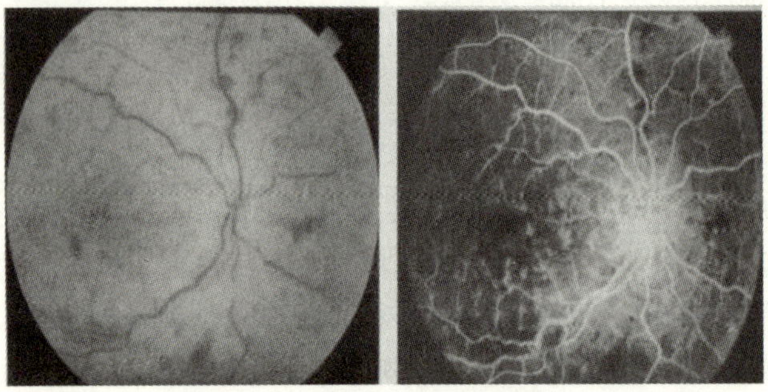

图6-2　视网膜静脉阻塞缺血

4. 心理社会状况　患者视力下降，影响工作、学习和生活，加之病程较长，因此患者情绪低落，产生焦虑情绪。

【治疗要点】

1. 积极治疗原发病，如高血压、糖尿病、动脉硬化等。

2. 对黄斑水肿，存在血管炎的可使用糖皮质激素治疗。

3. 视网膜存在大面积无灌注区或新生血管时，应行全视网膜光凝。玻璃体积血和视网膜脱离时，可行玻璃体切割术和眼内光凝。

【护理诊断】

1. 自理缺陷　与视力下降有关。

2. 焦虑、恐惧　与视力下降、预后不良有关。

3. 感知改变　视力下降，与视网膜出血有关。

4. 潜在并发症　玻璃体积血、视网膜脱离、新生血管性青光眼等。

【护理措施】

1. 病情观察　注意观察并记录视功能、眼压、血压及血糖的变化。如有异常，及时告知医生处理。

2. 药物治疗护理　遵医嘱正确及时用药，用药期间注意观察药物的不良反应。应用抗凝血药物时应检查纤维蛋白原及凝血酶原时间，低于正常值及时告知医生停药处理。使用糖皮质激素，要注意观察大便颜色及定期做大便隐血试验，防止应激性溃疡。

3. 手术护理　需视网膜光凝或玻璃体切割术者，按手术护理常规护理。

4. 心理护理　积极关心、体贴患者，对情绪低落、心理负担重者给予安慰疏导，增强其治疗信心，争取早日康复。

笔记栏

第四节　中心性浆液性脉络膜视网膜病变

案例与思考

患者，男，40岁，左眼视物模糊、眼前黑影1周。既往体健。视力：VOD 1.0，VOS 0.8，矫正视力无提高。眼压：右眼16 mmHg，左眼12 mmHg。双眼结膜无充血，角膜透明，前房中深，瞳孔圆，直径为3 mm，对光反应灵敏，晶状体透明，眼底：左眼视网膜后极部见一类圆形的浅脱离区，周围有反光晕。

请思考：①该患者眼病的诊断是什么？②该患者的最佳治疗方案是什么？③该病的治疗要点有哪些？④护士应该为患者提供哪些护理措施？

中心性浆液性脉络膜视网膜病变简称中浆，是由于视网膜色素上皮屏障功能失常，形成以黄斑部视网膜神经上皮浆液性脱离为特征的常见眼底病变。好发于青壮年男性，单眼或双眼发病，是一种自限性疾病，预后较好，但可复发。

【请回答】
什么是中心性浆液性脉络膜视网膜病变？

【病因病理】

由于视网膜色素上皮的屏障功能发生障碍，致使脉络膜毛细血管漏出的血浆通过受损的色素上皮进入视网膜下，液体积聚于视网膜神经上皮与色素上皮之间，形成后极部视网膜盘状脱离。

【试分析】
中心性浆液性视网膜病变的诊断要点。

【护理评估】

1. 健康史　多发生于20～45岁健康男性，女性多见于妊娠期，常有反复发作史，多为单眼发病。

2. 症状和体征　①眼前固定黑影，视力中、低度减退，视物变形或变小。②眼底检查：黄斑中心凹反射消失，后极部视网膜盘状脱离。③视野检查：圆形或椭圆形中心暗点。④荧光素眼底血管造影(FFA)：在静脉区后极部或远离后极部有一个或数个荧光素渗漏点，后期逐步呈墨迹样扩大或喷射状的强荧光斑(图6-3、图6-4)。

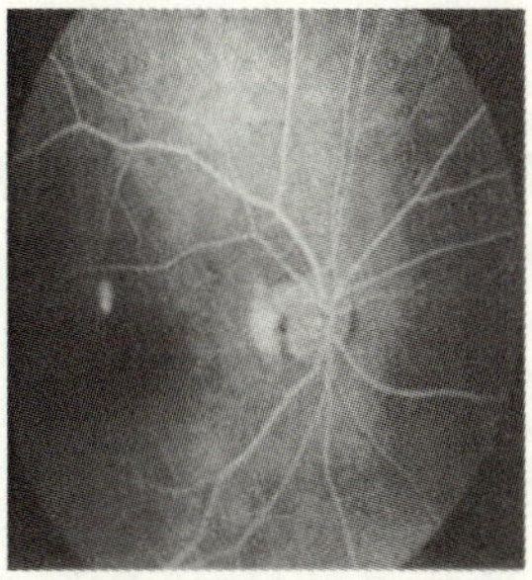

图6-3　FFA 2 min 23 s 黄斑区荧光素渗漏向上方扩大

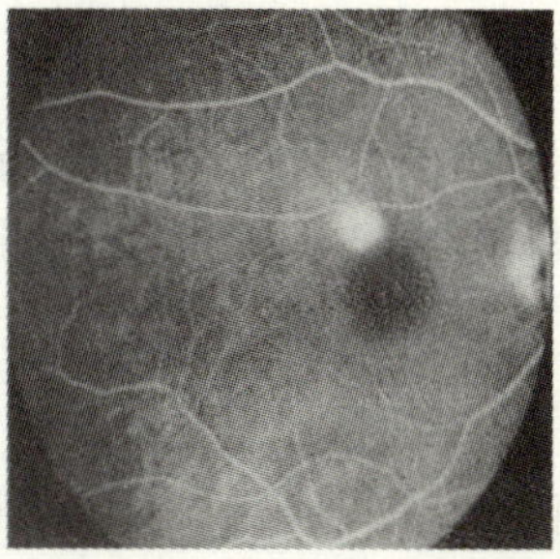

图6-4　FFA 8 min 50 s 渗漏呈伞状并勾画出神经上皮脱离区轮廓

笔记栏

3. 心理社会状况　由于本病病程长且反复发作，药物治疗效果又不明显，故部分患者对本病的诊断及治疗产生怀疑态度，出现焦虑情绪。

【治疗要点】

无特效治疗药物。对病变数月不能自愈或复发者，有效治疗是对荧光渗漏点用激光光凝。80% ~90% 的患者 6 个月后可自然痊愈。

【护理诊断】

1. 感知改变　视力下降及视力变形，与黄斑区浆液性视网膜浅脱离有关。
2. 知识缺乏　缺乏该病防治知识。
3. 焦虑　与此病反复发作、病程长有关。

【护理措施】

1. 无特殊治疗药物，糖皮质激素对本病有害无益，应禁用。
2. 渗漏点在黄斑中心凹，200 μm 以外者，应行激光光凝术，促使消肿和积液吸收。
3. 鼓励患者适当休息，避免精神紧张或劳累，避免强光刺激。

第五节　高血压性视网膜病变

案例与思考

患者，男，71 岁，双眼视物模糊 1 个月。既往史：高血压病史 10 年余，平时未规律用药。视力：VOD 0.6，VOS 0.5，矫正视力无提高。眼压：右眼12 mmHg，左眼 14 mmHg。双眼结膜无充血，角膜透明，前房中深，瞳孔圆，直径为 3 mm，对光反应灵敏，晶状体混浊。眼底：双眼视网膜动脉痉挛变细，A/V 约 1 : 3，动静脉交叉压迹明显，视盘周围视网膜可见片状硬性渗出、棉绒斑及小片状出血。

请思考：①该患者眼病的诊断是什么？②该病的临床分级有哪些？③该患者的最佳治疗方案是什么？④该病的治疗要点有哪些？⑤护士应该为患者提供哪些护理措施？

【请回答】
什么是高血压性视网膜病变？

高血压性视网膜病变是高血压导致的视网膜血管内壁损害的总称，可以发生于任何原发性或继发性高血压患者。按照高血压病程的缓急，分为慢性（良性）和急性（恶性）高血压性视网膜病变。

【病因病理】

长期高血压作用使视网膜动脉管壁硬化、管径狭窄、血管管壁渗漏，导致视网膜水肿、渗出等代偿失调。

笔记栏

【护理评估】

1. 健康史　评估患者的高血压病史，属于原发性高血压还是继发性高血压，血压控制状况及是否合并其他高血压并发症。

2. 身体状况　①依据视网膜损害的程度、部位，患者可有不同程度视力下降。②高血压性视网膜病变分为4级，缓慢型高血压和急进型高血压的眼底表现不同。

3. 心理社会状况　因视力障碍影响工作、学习和生活，患者常有紧张、焦虑心理，又因伴有较严重的原发疾病而忧虑。

【试分析】

各级高血压性视网膜病变的临床特点。

知识链接

Keith-Wagener 分类法

Ⅰ级：动脉血管收缩、变窄，动静脉交叉处压迹虽不明显，但透过动脉管壁见不到其深面的静脉血柱。

Ⅱ级：动脉硬化，呈铜丝或银丝状外观，动静脉交叉处压迹明显，深面的静脉血管有改变，视网膜可见硬性渗出或线状小出血。

Ⅲ级：视网膜渗出，可见棉绒斑、片状出血和微血管瘤。

Ⅳ级：在Ⅲ级改变的基础上合并视盘水肿。

【治疗要点】

积极治疗高血压，将血压控制在正常范围之内。眼部采取对症治疗，如给予维生素C、碘剂及扩张血管剂，以促进视网膜水肿、渗出及出血的吸收。

【护理诊断】

1. 自理缺陷　与视力下降有关。

2. 焦虑　与视力下降、病程长、反复发作等因素有关。

3. 感知改变　视力下降，与视网膜及视神经损害有关。

【护理措施】

1. 病情观察　注意观察视功能、眼底、眼压及血压的变化。

2. 治疗护理　遵医嘱正确用药，注意观察药物反应。告知患者应用血管扩张剂可能会出现的面色潮红、头疼、眩晕、直立性低血压等表现，属于正常反应，以减轻其心理负担。

3. 心理护理　积极关心安慰患者，给予心理疏导，减轻其心理负担，使其配合治疗。

4. 生活护理　加强生活护理，忌食烟酒，注意休息，保证充足睡眠时间，防跌伤。

5. 健康指导　指导患者遵医嘱用药，定期监测血压、眼底情况，进食低盐、低脂、低胆固醇饮食，戒烟酒，保持良好的生活方式，保持乐观情绪。

笔记栏

第六节　糖尿病性视网膜病变

案例与思考

患者，女，60岁，双眼视物模糊1个月。既往史：2型糖尿病病史10年余，现用胰岛素控制血糖。视力：VOD 0.2，VOS 0.2，矫正视力无提高。眼压：右眼12 mmHg，左眼14 mmHg。双眼结膜无充血，角膜透明，前房中深，瞳孔圆，直径为3 mm，对光反应灵敏，晶状体混浊。眼底：双眼视盘边界清，色淡红，视网膜可见大量微血管瘤、点片状出血及黄白色渗出。

请思考：①该患者眼病的诊断是什么？②该病的临床分级有哪些？③该患者的最佳治疗方案是什么？④该病的治疗要点有哪些？⑤护士应该为患者提供哪些护理措施？

【请回答】

什么是糖尿病性视网膜病变？

【试分析】

糖尿病性视网膜病变的诊断要点。

糖尿病性视网膜病变是指在糖尿病的病程中引起的视网膜循环障碍，造成一些毛细血管无灌注区的局限性视网膜缺氧症。糖尿病性视网膜病变是50岁以上人群中主要的致盲眼病。

【病因病理】

高血糖主要损害视网膜的微小血管，视网膜毛细血管内皮细胞受损，失去屏障功能，发生渗漏，造成视网膜病变和功能障碍。

【护理评估】

1. 健康史　评估患者的糖尿病病史、年龄、血糖控制状况，是否双眼发病。

2. 症状和体征　早期无眼部自觉症状。晚期可有不同程度视力下降，以及视物变形、眼前黑影飘动及视野缺损等症状，最终可失明。

3. 辅助检查　眼底检查可见微血管瘤、视网膜出血、新生血管，严重者可出现玻璃体积血和牵拉性视网膜脱离。

4. 心理社会状况　患者因长期患糖尿病并伴有严重视功能障碍，甚至失明，易出现焦虑情绪；又因缺乏对疾病的认识而对治疗产生悲观、绝望心理。

【治疗要点】

积极治疗糖尿病，严格控制血糖，预防并发症的发生。定期眼底检查，治疗高血压、高血脂，根据病情采取适当眼部治疗，如药物、视网膜光凝术或玻璃体切割联合眼内光凝术。

笔记栏

知识链接

糖尿病性视网膜病变新的国际临床分级标准

疾病严重程	散瞳眼底检查所见
无明显视网膜病变	无异常
轻度 NPDR	仅有微动脉瘤
中度 NPDR	微动脉瘤,轻于重度 NPDR 表现
重度 NPDR	无 PDR 表现,出现下列任一表现:①任一象限有多于 20 处视网膜内出血;②>2 个象限静脉串珠样改变;③>1 个象限显著的视网膜微血管异常
PDR	出现以下任一改变:新生血管形成、玻璃体积血或视网膜前出血
糖尿病性黄斑水肿	
轻度糖尿病性黄斑水肿	远离黄斑中心的后极部分视网膜增厚和硬性渗出
中度糖尿病性黄斑水肿	视网膜增厚和硬性渗出接近黄斑但未涉及黄斑中心
重度糖尿病性黄斑水肿	视网膜增厚和硬性渗出累及黄斑中心

注:NPDR=非增生型糖尿病性视网膜病变,PDR=增生型糖尿病性视网膜病变。

【护理诊断】

1. 感知改变　视力下降,与视网膜出血、渗出有关。
2. 知识缺乏　缺乏此病防治知识。
3. 自理缺陷　与视力下降有关。
4. 潜在并发症　如牵拉性视网膜脱离、新生血管性青光眼。

【护理措施】

1. 病情观察　注意观察视功能变化,定期检测眼底、眼压及血糖的变化,如有异常,立即就诊。

2. 健康指导　积极控制血糖,指导患者进食糖尿病饮食,按医嘱用药和复查眼底、眼压及血糖变化,以便能早期发现糖尿病性视网膜病变,早期诊断,早期治疗。

3. 手术的护理参照视网膜脱离患者的护理。

4. 向患者及家属讲解此病的特点,取得患者配合。

笔记栏

第七节　视网膜脱离

案例与思考

患者，女，60 岁，右眼视力下降、视物遮挡 1 周。既往史：右眼有外伤史（具体不详）。视力：VOD 0.02，VOS 0.8，矫正视力无提高。眼压：右眼9 mmHg，左眼 14 mmHg。双眼结膜无充血，角膜透明，前房中深，瞳孔圆，直径为 3 mm，对光反应灵敏，晶状体轻度混浊。眼底：右眼视盘边界清，视网膜大面积灰白色隆起，血管爬行其上，颞上方见视网膜裂孔。

请思考：①该患者眼病的诊断是什么？②该患者的最佳治疗方案是什么？③护士应该为患者提供哪些护理措施？

【请回答】

1. 什么是视网膜脱离？

2. 各种类型视网膜脱离的不同之处是什么？

视网膜脱离是指视网膜的神经上皮层和色素上皮层之间的分离。按脱离形成的原因分为孔源性、渗出性和牵拉性 3 类。

【病因病理】

孔源性视网膜脱离是由于视网膜变性或玻璃体的牵拉使视网膜神经上皮层发生裂孔，液化的玻璃体经此裂孔进入视网膜神经上皮与色素上皮层之间积存而导致视网膜脱离；渗出性视网膜脱离是脉络膜渗出所致浆液性视网膜脱离；牵拉性视网膜脱离是因增殖性玻璃体视网膜病变的增殖条带牵拉而引起的非裂孔的视网膜脱离。

【护理评估】

1. 健康史　孔源性视网膜脱离应评估患者的发病的年龄，有无高度近视、眼外伤病史和白内障摘除术后有无晶体眼等病史。渗出性视网膜脱离应评估患者有无中心性浆液性脉络膜视网膜病变、葡萄膜炎、后巩膜炎、恶性高血压、妊娠高血压综合征及葡萄膜渗漏综合征等疾病。牵拉性视网膜脱离应评估患者有无糖尿病、高血压、玻璃体积血及眼外伤病史。

2. 症状和体征　①眼前闪光感和黑影飘动；②视力减退，黄斑区受到影响则中心视力减退；③视野缺损，相对应视网膜脱离区视野缺损；④眼压偏低，由于眼内的液体过多地通过色素上皮进入脉络膜而发生低眼压；⑤眼底检查，可见视网膜脱离区及裂孔（图6-5～图6-8），视网膜呈青灰色、不透明隆起。

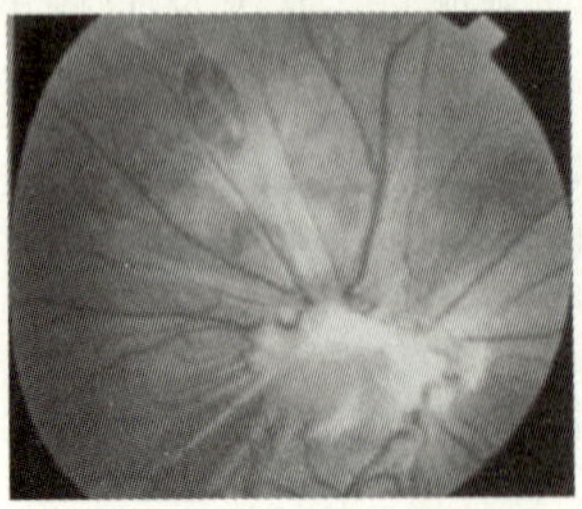

图 6-5　牵拉性视网膜脱离

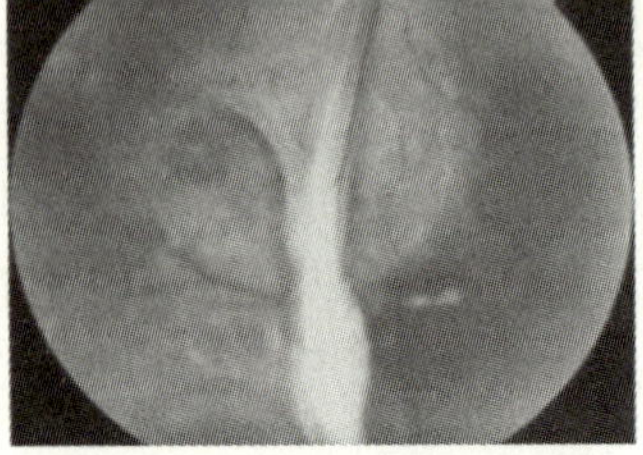

图 6-6　异物取出术后机化条索牵拉性视网膜脱离

笔记栏

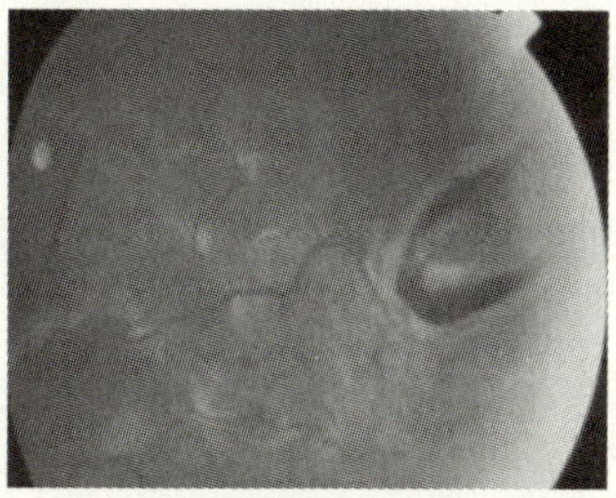

图6-7　马蹄形视网膜裂孔

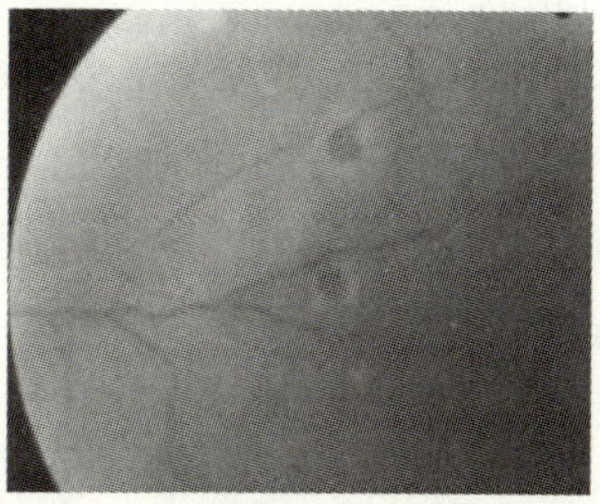

图6-8　视网膜血管旁裂孔

知识链接

什么叫飞蚊症?

正常人注视白色物体或蓝色的天空时,可发现眼前有飘动的小点状或细丝浮游物,有时闭眼亦可看到,但客观检查却不能发现任何玻璃体的病变,此种现象称为生理性飞蚊症。一般认为本病是玻璃体皮质的细胞或行走于视网膜血管内的血细胞在视网膜上投影所致,无须治疗。

3. 心理社会状况　患者因视力急剧下降,影响工作学习及生活,常有紧张、焦虑、不安情绪,对预后、手术及术后视力恢复状况产生担心、恐惧、悲观心理。

【治疗要点】

尽早手术,封闭裂孔。手术方法有巩膜外垫压术、巩膜环扎术,复杂病例选择玻璃体切除手术。裂孔封闭方法可采用激光光凝、电凝、冷凝裂孔,促使脱离视网膜复位。

【护理诊断】

1. 感知改变　视力下降及视野缺损,与视网膜脱离有关。
2. 知识缺乏　缺乏本病防治知识和围术期护理知识。
3. 自理缺陷　与视力下降、卧床及双眼包扎有关。
4. 焦虑　与视功能损害及担心预后有关。
5. 潜在并发症　如出血、感染、继发性青光眼、复发性视网膜脱离。
6. 舒适改变　与术后体位有关。

【护理措施】

【请讨论】

视网膜脱离术前、术后的护理要点。

1. 术前护理

(1)术前术眼充分散瞳,剪睫毛,冲洗结膜囊,详细查明视网膜脱离区及裂孔。

(2)做好心理护理,耐心向患者讲解手术过程及术后注意事项,消除其焦虑情绪,使其配合手术。

(3)嘱患者安静卧床休息,适当限制眼球运动。卧位应使裂孔区处于最低位,减

笔记栏

少视网膜脱离范围扩大的机会，增加手术成功率。

2. 术后护理

(1)体位　术后包扎双眼，安静卧床 1 周，按医嘱指定头位休息。玻璃体注气或注油患者为帮助视网膜复位和防止晶状体混浊，应低头或给予俯卧位，待气体吸收后行正常卧位。应告知患者和家属保持正确体位的重要性，保证治疗效果；同时加强生活护理和基础护理。

(2)皮肤观察　俯卧位时注意观察患者下颌部皮肤红、脱皮情况，预防压疮的发生。

(3)病情观察　严密观察术眼反应，同时注意观察分泌物及眼压变化，如患者出现头痛、眼痛时，应及时告知医生并配合处理。密切观察患者有无眼疼、呕吐等症状。遵医嘱可给予镇静、镇痛、止吐药物。

(4)健康指导　出院后告知患者按时用药，定期复查，半年内勿做剧烈运动或从事重体力劳动，避免低头持重物及头部受震荡。注意用眼卫生，防止疲劳，经常观察视力、视野等视功能变化，如有异常及时就诊。

第八节　玻璃体混浊

案例与思考

患者，男，65 岁，双眼眼前黑影 1 周。既往体健。视力：VOD 0.8，VOS 0.8，矫正视力无提高。眼压：右眼 12 mmHg，左眼 14 mmHg。双眼结膜无充血，角膜透明，前房中深，瞳孔圆，直径为 3 mm，对光反应灵敏，晶状体轻度混浊，玻璃体可见大量絮状物随眼球运动而飘动。眼底：双眼视盘边界清，色淡红，视网膜平伏。

请思考：①该患者眼病的诊断是什么？②该患者的最佳治疗方案是什么？③该病的治疗要点有哪些？④护士应该为患者提供哪些护理措施？

【请回答】
什么是玻璃体混浊？

玻璃体混浊不是一种独立的眼病，而是许多眼病的共同表现。玻璃体的基本病理改变是一种变性过程，即凝胶状态破坏变为液体，称玻璃体液化。透明质酸因代谢、光化学作用发生解聚，胶原纤维支架塌陷浓缩，水分析出，同时由于固体成分集聚，或有血液及其他成分侵入，玻璃体内出现不透明体，称为玻璃体混浊。

【病因病理】

①由于玻璃体液化变性，胶原纤维凝集收缩，成为混浊物；②眼内炎性渗出物进入玻璃体成为混浊物；③外伤或视网膜、脉络膜出血积存于玻璃体内而形成机化物；④眼内异物、寄生虫、转移性肿瘤细胞也可形成玻璃体混浊。

【护理评估】

1. 健康史　评估患者是否患有葡萄膜炎，视网膜、脉络膜炎，视网膜血管病，高血

笔记栏

压、糖尿病、外伤等病史。评估患者年龄及高度近视病史。

2. 症状和体征　①飞蚊症，自觉眼前有大小不等、形状不一的黑影飘动，眼球静止时，黑影下沉。②视力减退，根据原发病的不同，混浊的大小、性质的不同，可有不同程度的视力障碍。玻璃体积血多时，可仅剩光感，积血多难以吸收形成机化物时，可继发视网膜脱离。

3. 辅助检查　眼底检查用检眼镜彻照法可见瞳孔区橘红色背景，出现形状各异、大小不一的黑影，严重者眼底朦胧不清，甚至只见或不见红光反射。

【试分析】
玻璃体混浊的诊断要点。

4. 心理社会状况　患者因视力障碍程度不同有不同的心理障碍。轻度视力障碍时，患者心理障碍不突出；严重视力障碍时，患者可有焦虑、恐惧情绪。

【治疗要点】

1. 针对病因进行治疗。

2. 药物治疗　透明质酸酶 150 U 溶于 0.5 mL 生理盐水，球结膜下或球后注射，隔日一次，7～10 次为 1 个疗程。或 1 500 U 溶于 2 mL 生理盐水，肌内注射，每日一次。α-糜蛋白酶 0.5 mg 溶于 0.5 mL 生理盐水，球结膜下注射，每 3 日一次，7 次为 1 个疗程。或 5 mg 溶于 2 mL 生理盐水，肌内注射，隔日一次，7 次为 1 个疗程。普罗碘铵 0.1 mg 球结膜下注射，隔日一次，7 次 1 个疗程；0.2 mg 球后注射，每 3 日一次，5 次为 1 个疗程；0.4 g 肌内注射，每日一次，10 次为 1 个疗程。每个疗程结束后，休息 1 周，可进行下一个疗程。

3. 手术治疗　经药物治疗 3～6 个月无效的，可行玻璃体切割术。

【护理诊断】

1. 感知改变　视力下降，与玻璃体混浊有关。

2. 焦虑　与担心预后不好影响视力有关。

3. 潜在并发症　视网膜脱离，与玻璃体积血有关。

【护理措施】

1. 病情观察　注意观察患者视力、眼底、眼压变化情况并记录。

2. 治疗护理　遵医嘱正确用药，注意观察用药反应。药物现配现用，对碘过敏、严重肾功能减退、活动性肺结核、消化道溃疡者禁用碘剂。因少数患者对透明质酸酶可产生过敏反应，使用前应做皮试。

3. 生活护理　加强生活护理，玻璃体积血及视网膜脱离患者应卧床休息，限制眼球运动，进食易消化、富含纤维素的饮食，保持大便通畅。卧床和双眼包扎期间应协助患者生活护理，防跌伤。

4. 手术护理　行玻璃体切割术，按内眼手术护理常规护理。

笔记栏

小　结

葡萄膜炎多发于青壮年，易合并全身性自身免疫性疾病，常反复发作或迁延不愈，治疗棘手，可引起严重并发症，是一种常见而又严重的致盲性疾病。

葡萄膜炎的治疗要点：散瞳，热敷，应用免疫制剂，病因治疗，积极治疗白内障、青光眼等严重并发症。护理措施包括心理护理、用药护理、治疗护理和病情观察。

视网膜动脉阻塞是眼科危重急诊，抢救治疗不及时，可导致失明。护理措施包括眼球按摩、前房穿刺、吸入95%氧及5%二氧化碳混合气体或亚硝酸戊酯、球后注射妥拉唑林等，护理措施到位是解除阻塞的重要保证；视网膜脱离治疗要点是手术封闭裂孔，做好围术期的护理及健康教育，是杜绝视网膜再次脱离的重要措施。

玻璃体混浊的治疗要点包括病因、药物、手术治疗。护理措施要重点做好治疗的护理，注意观察用药反应，使用碘剂者要严格掌握碘剂适应证；同时加强生活护理，积血及视网膜脱离患者应绝对卧床休息，限制眼球运动，防止再次出血和视网膜脱离。

练习题

一、简答题

1. 葡萄膜炎的护理诊断及护理措施是什么？
2. 根据解剖位置分类，葡萄膜炎可分几种类型？
3. 视网膜动脉阻塞的治疗要点是什么？应如何抢救？
4. 视网膜脱离有几种类型？手术护理措施是什么？

二、案例分析题

患者，男，38岁，因左眼前黑影伴视力下降4年，于2007年2月来医院就诊。4年前曾在当地医院诊断为“左眼眼底出血，视网膜静脉周围炎”，经治疗而愈。但1年后左眼眼底再次出血，视力由0.5下降为0.1，口服中药、糖皮质激素治疗效果不明显，左眼发病4年来，眼前黑影及视物模糊逐渐加重。眼部检查：视力，右眼0.5，左眼数指/1 m，双眼眼前节无异常，三面镜检查示右眼玻璃体轻度混浊，周边视网膜未见明显病变，左眼玻璃体混浊，以下方为重。诊断：左眼中间葡萄膜炎。

请回答：①患者治疗要点是什么？②用药护理措施包括哪些？③健康教育有哪些内容？

第七章　眼的屈光与调节及斜视、弱视患者的护理

眼球是一个复合光学系统，当外界光线进入眼内，通过眼的屈光系统屈折后，在视网膜上形成清晰的倒像，这种生理功能称为眼的屈光。在眼调节静止时，平行光线经过眼屈折后，聚焦在视网膜上清晰成像，这种屈光状态称为正视（图 7-1）。如果不能聚焦在视网膜上，则称为非正视或屈光不正。屈光不正包括近视、远视和散光。临床正视眼屈光度标准为-0.25 D～+0.50 D。

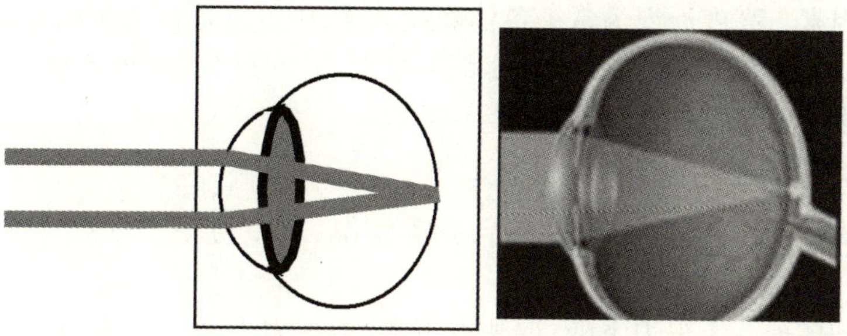

图 7-1　正常眼

第一节　近　视

案例与思考

患儿，男，7 岁，因双眼视物模糊半年就诊。既往无特殊病史可询，父母均有近视。视力：VOD 0.3，VOS 0.25。眼压：右眼 13 mmHg，左眼12 mmHg。双眼角膜透明，眼内未见明显异常，眼位正常。电脑验光：右眼-1.50 DS/-0.75 DC×180°，左眼-1.25 DS/0.50 DC×170°。

请思考：①该患儿眼病的诊断是什么？②护士应该为患儿提供哪些护理措施？

在眼调节静止状态下，平行光线经眼的屈光系统，成像于视网膜前称近视（图 7-2）。近视分为轴性近视与屈光性近视。前者由眼球前后径过长所致，后者由角膜或晶状体的弯曲度过强或屈光指数增强所致。-3.00 D 以下为轻度近视，-3.00 D～-6.00 D 为中度近视，-6.00 D 以上的为高度近视。

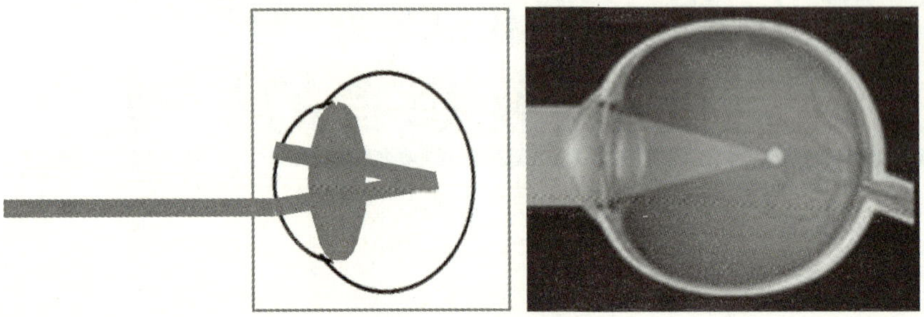

图 7-2 近视眼

近视的形成原因

【病因病理】

近视眼无确切的病因，可能与以下多种因素有关。

1. 发育因素 随年龄增长，眼轴逐渐加长，如发育过度易形成近视。

2. 遗传因素 高度近视为常染色体隐性遗传，中低度近视为多因素遗传。

3. 调节功能紊乱 照明不足、阅读距离过近、时间过久、姿势不良、过度使用调节导致近视发生。

【护理评估】

1. 健康史 了解患者有无视疲劳，营养情况，用眼习惯及家族中有无高度近视眼者。

2. 症状和体征 ①视力下降：近视力正常，远视力下降。②视力疲劳：有异物感、头痛、眼痛、眼胀、视物有重影，多见于过度用眼。③眼位偏斜：视近时调节与集合不协调，易引起外隐斜或外斜视。④眼球改变：眼球前后径变长，使眼球向前突出向后突出形成巩膜后葡萄肿。⑤眼底改变：高度近视可出现不同程度的进行性改变。如豹纹状眼底与弧形斑，黄斑部出血、萎缩或色素沉着斑；周边视网膜变性、视网膜裂孔，重者致视网膜脱离。

3. 辅助检查 ①验光：客观验光法和主觉验光法，可以确定近视及其度数。②角膜曲率计：主要是用于测定角膜前表面的弯曲度，通过测定角膜中央两条主要子午线上的屈光力来确定角膜散光的轴位和度数。

4. 心理社会状况 缺乏对近视的病因、治疗、预后及预防等方面的了解。

【治疗要点】

根据病情进行验光，配戴合适镜片或手术矫正，缓解视疲劳、提高视力。

1. 药物治疗 调节睫状肌功能的药物，对假性近视即可达到矫治目的。常用药物有 1% 阿托品滴眼液、0.5% 托品卡胺滴眼液和盐酸环喷托酯滴眼液（赛飞杰）。

2. 镜片矫正 散瞳验光，配戴适宜的凹镜、亲水性的角膜接触镜（隐形眼镜）矫正视力。

笔记栏

3. 手术矫正　可根据患者条件及临床适应证来选择：放射状角膜切开术（RK），角膜基质环植入术（ICR），准分子激光角膜切削术（PRK），准分子激光角膜原位磨镶术（LASIK）。

【护理诊断】

1. 舒适改变　眼胀、眼痛、头痛，与近视引起的视疲劳有关。

2. 知识缺乏　缺乏合理用眼卫生知识及近视矫正知识。

3. 潜在并发症　视网膜脱离，与高度近视眼底变性有关。

【护理措施】

1. 用药的护理　正确应用散瞳剂并注意观察用药反应，告知患者用药后出现短暂的畏光、视物不清属正常现象，药物作用消失后症状消失，以减轻患者的心理负担。

2. 心理护理　向患者及家属解释近视相关知识，使其主动配合近视治疗，配戴合适的凹球镜。角膜屈光手术应做好术前健康指导。

3. 配镜指导

（1）凹球镜片矫正是目前最常用、最安全的方法，镜片的选择以获得最佳视力的最低度数的镜片为好，防止过度矫正。

（2）角膜接触镜，严格遵守戴镜原则，连续戴镜时间不能过长，注意用眼卫生。如出现眼痛、流泪，应停用并就医。

4. 角膜屈光手术　术前向患者及其家属解释手术相关知识、手术过程及注意事项，使患者保持情绪稳定，积极配合手术治疗。术前戴软性角膜接触镜者，应停止戴镜1周以上；戴硬性、透氧性隐形眼镜者，应停止戴镜1个月以上。术前3 d应停止眼部化妆，并应用抗生素滴眼液预防感染。术后告知患者注意事项，正确点眼的方法和时间，遵医嘱用药，定期随访，应用激素滴眼液时应定期测眼压，避免碰撞眼部，出现不适要及时就诊。

5. 健康教育

（1）注意眼部卫生，养成良好的用眼习惯，读书、写字姿势端正，距离书本25～30 cm，不要在乘车、走路、阳光直射或暗光下看书，长时间近距离阅读1 h以上者，应注意中间应休息10 min。

（2）教室光线充足，无眩光或闪烁，黑板光线无反光，桌椅高度合适。

（3）学龄儿童定期检查视力，每年2次。如有异常，及时矫正。

（4）高度近视者定期查眼底和视力，避免剧烈运动和头部震荡，防止玻璃体混浊或液化及视网膜脱离。如有眼闪光、黑影飘动，应及时就医。

（5）积极锻炼身体，增强体质，生活有规律，合理饮食，保持身心健康。

知识链接

近视及其分类

近视还可分为单纯性近视、病理性近视、假性近视、真性近视、混合性近视。单纯性近视特点：进展缓慢，近视程度为中低度数，远视力矫正可达正常，眼底无异常改变，为多基因遗传。病理性近视特点：近视度数高于

笔记栏

-6.00 D,眼底表现为豹纹状改变,黄斑变性、出血,视网膜变性等,远视力矫正低于1.0,为常染色体隐性遗传。假性近视特点:由于持续性调节痉挛,使正视眼或远视眼表现出一时性的近视现象,用阿托品散瞳后检查,近视消失,成正视或远视,常是近视发生、发展的初期阶段。真性近视特点:用阿托品散瞳后,近视屈光度数未降低或降低度数<0.50 D。混合性近视特点:阿托品散瞳后检查,近视屈光度降低超过0.50 D,未恢复正视。

第二节　远　视

案例与思考

患儿,4岁,因入园体检发现双眼视力欠佳而就诊。裸眼视力:VOD 0.3,VOS 0.4。电脑验光:右眼+3.5 DS/+1.5 DC×90°,左眼+3.75 DS/2.0 DC×85°。眼位:光点法+10。交替遮盖法:内→正。

请思考:①该患儿眼病的诊断是什么?②护士应该为患儿提供哪些护理措施?

在眼调节静止状态下,平行光线经眼的屈光系统成像于视网膜后称远视(图7-3),分为轴性远视和屈光性远视。轴性远视由眼轴较短引起;屈光性远视为眼的屈光力减弱所致。远视度数在+3.00 D以下为轻度远视,+3.00 D～+6.00 D为中度远视,+6.00 D以上为高度远视。

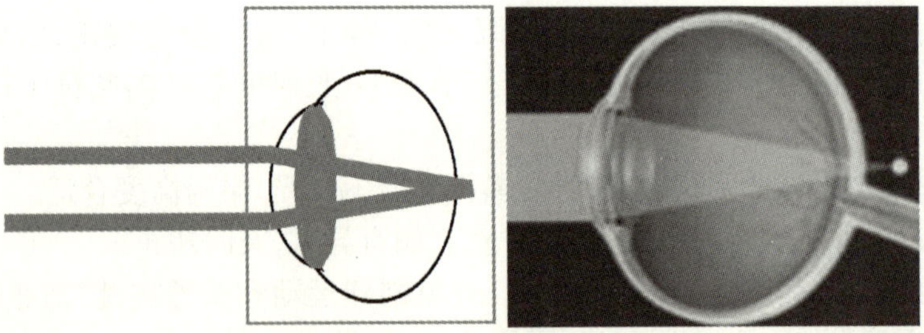

图7-3　远视眼

【病因病理】

1. 眼轴相对较短　婴幼儿眼球小,眼轴短,属于生理性。随着生长发育,眼轴逐渐延长,成年后多变为正视。

2. 眼的屈光力较弱　多见于扁平角膜、晶状体脱位或无晶状体眼,屈光间质的屈光指数降低。

笔记栏

【护理评估】

1. 健康史　询问患者书写、阅读时有无眼胀、视物模糊、字迹串行、恶心、呕吐等病史。儿童应注意评估有无内斜视。

2. 症状和体征　①视力：轻度远视，通过过度调节远、近视力达到正常；中度远视，远视力正常，近视力下降；高度远视，远、近视力都下降。②视疲劳：视物模糊。眼球、眉弓和眼眶胀痛，阅读或近距离工作稍久症状更加明显，闭目休息后上述症状可减轻。③内斜视：远视患者使用过多的调节，伴随过多的集合，易诱发内斜视。④高度远视眼：眼球大、前房浅，眼底检查见视盘颜色发红，边缘隆起模糊，类似视盘炎或水肿，称为假性视盘炎。

3. 辅助检查　可行远视力检查，外眼、眼底及屈光检查等。

4. 心理社会状况　缺乏对远视的病因、治疗、预后及预防等方面的了解。

【治疗要点】

配戴合适的凸镜、角膜接触镜或手术矫正屈光不正，缓解视疲劳。

【护理诊断】

1. 舒适改变　眼胀、头痛，与远视引起视疲劳有关。

2. 知识缺乏　缺乏远视防治知识。

3. 感知改变　与屈光不正有关。

【护理措施】

1. 病情观察　建立少儿及学生视力发育档案。定期检查视力并记录，观察视力、屈光度改变，有无眼位改变。

2. 心理护理　向患者及家属解释远视相关知识，使其主动配合远视治疗，配戴合适的凸透镜。

3. 治疗护理　配戴合适的凸球镜片矫正视力，7 岁以下儿童轻度远视是生理现象，一般无须配镜；若伴内斜视、远视程度高、视力障碍时，则须配镜矫正。7～16 岁的患儿：如有视力减退、视力疲劳和内斜视（包括隐斜），即使轻度远视也应配镜矫正。成年人：轻度远视无症状者，可不必配镜；有视疲劳、视力障碍症状者，则应配戴适度的眼镜。

4. 健康指导　避免用眼过度，导致视疲劳。远视常伴有弱视，矫正远视的同时还应进行弱视治疗。注意锻炼身体，增强体质，合理饮食，生活有规律，保持身心健康。

第三节　散　光

案例与思考

患儿，男，10 岁，因双眼视物模糊 2 年就诊。既往体健。视力：VOD 0.25，VOS 0.3，眼位正位。电脑验光：右眼 −3.5 DS/−0.75 DC×85°，左眼 −3.25 DS/+0.50 DC×75°。

请思考：①该患儿眼病的诊断是什么？②护士应该为患儿提供哪些护理措施？

笔记栏

由于眼球屈光系统各径线的屈光力不同，平行光线进入眼内不能形成焦点的一种屈光状态称为散光（图 7-4）。分为规则性散光和不规则性散光。角膜相互垂直的两个主径线弯曲度不同，两条径线的屈光力不等，使进入眼球的光线不能在视网膜上聚成焦点而成焦线者称为规则性散光。不规则性散光是指角膜先天性发育异常，表面凹凸不平，使进入眼球的光线不能聚焦成焦点者。规则性散光是临床上最多见的散光类型，根据各径线的屈光状态分为单纯近视散光、单纯远视散光、复性近视散光、复性远视散光和混合散光 5 种类型。

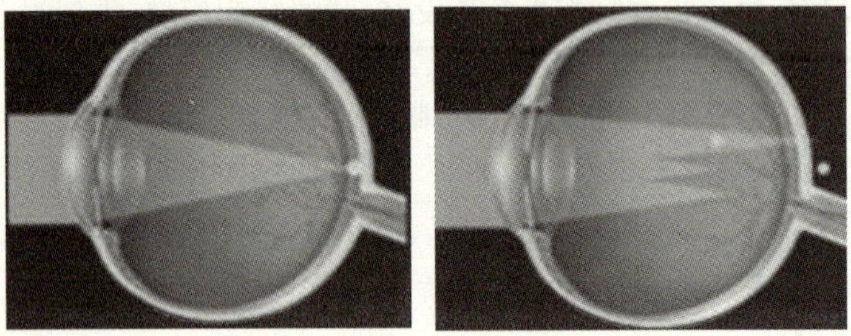

图 7-4　散光

【病因病理】

病因主要是角膜各径线的曲率半径不一致，以水平及垂直的 2 个主径线的曲率半径差别最大。规则性散光是临床最多见的散光，是由圆锥角膜、角膜瘢痕或晶状体疾病所致。

【护理评估】

1. 健康史　询问患者有无视物模糊、视疲劳、重影等症状，有无验光配镜及外伤史。

2. 症状和体征　①视力减退：看远看近重影，视物不清。②视力疲劳：由于患者视远、视近均模糊不清，常眯眼视物以达到针孔或裂隙作用，因而易产生视疲劳，引起头痛、眼痛、眼胀、恶心、呕吐。

3. 辅助检查　①验光：可采取客观验光法和主觉验光法，以确定散光的轴向和度数。②角膜曲率计：主要是用于测定角膜前表面的弯曲度，通过测定角膜中央 2 条主要子午线上的屈光力来确定角膜散光的轴位和度数。③角膜地形图：可以精确测定角膜前表面各点的屈光度，较角膜曲率计更能全面反映角膜前的表面屈光状态，尤其对圆锥角膜等不规则性散光可精确确定。

4. 心理社会状况　缺乏对散光的病因、治疗、预后及预防等方面的了解。

【治疗要点】

根据病情进行验光，配戴合适镜片或手术矫正屈光不正。

【护理诊断】

1. 知识缺乏　缺乏散光相关保健知识。

2. 感知改变　视力减退，与散光有关。

笔记栏

【护理措施】

1. 心理护理　向患者及家属解释散光相关知识，使其主动配合散光治疗。

2. 正确指导散光的配镜　规则性散光可用柱镜矫正，并注意轴距、瞳距及眶距的测量；不规则性散光可试用角膜接触镜矫正。

3. 健康指导　避免用眼过度导致视疲劳，定期检查视力，青少年每半年一次，及时调整眼镜度数；高度散光伴弱视，应进行弱视治疗。

知识链接

散光及其分类

散光可为先天性，也可为后天获得，人的一生中角膜散光并不是恒定不变，多数是最初顺规散光，随年龄增长可转为逆规散光。散光包括角膜散光、晶状体散光和眼底散光，其中又以角膜散光最为重要。生理状态下，晶状体散光可起到中和角膜散光的作用。顺规散光：散光眼的2条主径线分别位于垂直和水平方向（±30°）且垂直主径线屈光力大于水平主径线。逆规散光：散光眼的2条主径线分别位于垂直和水平方向（±30°）且水平主径线屈光力大于垂直主径线。不规则性散光的屈光面不光滑，各条径线的屈光力不相同且同一径线上屈光力也不同，不能形成前后2条焦线，故不能用柱镜片矫正。

第四节　老　视

案例与思考

患者，男，50岁，因双眼视近物模糊2年就诊。既往体健，视力可。近2年来感视近物时模糊，需将物体向远处移动，视物改善。视力：VOD 0.8，VOS 0.8-2。近视力检查：右眼J5，左眼J6，眼位正位。电脑验光：右眼+3.5 DS/+0.75 DC×85°，左眼+3.25 DS/+0.50 DC×75°。

请思考：①该患者眼病的诊断是什么？②护士应该为患者提供哪些护理措施？

老视是指年龄增长所致的生理性调节功能减弱，俗称老花眼，是一种生理现象。多发生在45岁以后，老视不属于屈光不正，远视眼老视出现较早，近视眼老视出现较晚或不发生。

【病因病理】

随年龄增长，晶状体弹性逐渐下降，睫状肌和悬韧带调节功能也逐渐减弱，近视力减退。

笔记栏

【护理评估】

1. 健康史　询问患者视力下降的时间和年龄，评估既往视力是否正常，有无视疲劳及阅读时有无移远距离的现象。

2. 症状和体征　①视近物困难：开始仅表现为将所视目标放远，随年龄增长，逐渐加重，以至不能看清。②视疲劳：视近不能持久，同时因相应的过度调节及集合，患者易出现眼胀、流泪、头痛等视疲劳症状。③阅读需要更强的照明度：因足够光线既增强了书本与文字对比度，又使瞳孔缩小，加大景深，提高视力。

3. 辅助检查　验光可以确定老视的程度。

4. 心理社会状况　主要评估患者年龄、受教育水平、学习和工作的生活环境，以及对老视的认识程度。

【治疗要点】

1. 配戴适宜的凸透镜使近点移到正常范围内，补偿调解不足。配镜可配双光眼镜或多焦点镜片，可同时看近、看远或单眼视角膜接触镜，形成交替视力。

2. 手术治疗　包括准分子激光多焦点切削术、巩膜扩张术等。

【护理诊断】

1. 舒适改变　近距离阅读引起头痛、眼胀，与眼调节力减退有关。

2. 知识缺乏　缺乏老视相关知识。

【护理措施】

1. 了解老视眼矫正原则　正确配镜，镜片的屈光度依年龄和原有的屈光状态而定。正视眼的老视度数和年龄关系如下：45 岁+1.50 D，50 岁+2.00 D，55 岁+2.50 D，60 岁+3.00 D。

2. 健康指导　合理饮食，增强体质，保持身心健康，避免用眼过度，防止视疲劳，随年龄增长，调整老视镜度数。

知识链接

屈光手术

屈光手术是以手术的方法改变眼的屈光状态，包括角膜屈光手术、眼内屈光手术和巩膜屈光手术。因角膜屈光力约为 43 D，约占眼球总屈光力的 2/3；晶状体屈光力约为 19 D，角膜和晶状体屈光力的改变都能有效地改变眼球的屈光状态。角膜屈光手术是在角膜上施行手术以改变眼的屈光状态，包括放射状角膜切开术（RK）、表层角膜镜片术、角膜基质环植入术（ICR，ICRS）、准分子激光角膜切削术（PRK）、准分子激光角膜原位磨镶术（LASIK）等。眼内屈光手术是在晶状体和前后房施行手术以改变眼的屈光状态，包括白内障摘除合并人工晶状体植入术、透明晶状体摘除合并人工晶状体植入术、虹膜支撑的人工晶状体、前房人工晶状体、晶状体前接触镜等。巩膜屈光手术是在巩膜上施行手术以改变眼的屈光状态，包括后巩膜加固术、巩膜扩张术等。

笔记栏

第五节　斜　视

案例与思考

患儿，女，6岁，双眼视物向外偏斜3年。裸眼视力：VOD 1.0-3，VOS 1.0-3。矫正视力：VOD +1.0 DS →1.0，VOS +1.0 DS →1.0。眼压：双眼12 mmHg。斜视专科检查：光点法，-15° R/L 5°。交替遮盖法：内→正。眼动检查：右眼由上转过功，右眼下斜肌功能亢进(++)，斜向运动可。右眼遮盖试验(+)、左眼遮盖试验(-)。三棱镜检查：33 cm -38△R/L 7△，5 m -32△R/L 7△，右视=左视。同视机检查，Ⅰ级虎笼：抑制。右眼主斜，双眼交替注视。

请思考：①该患儿眼病的诊断是什么？②该病的治疗要点有哪些？③护士应该为患儿提供哪些护理措施？

斜视是指两眼的相对位置不正，呈现视轴分离状，双眼不能同时注视一个目标，当一眼向前注视一个目标时，另一眼偏向目标的一侧。偏向内侧者，称为内斜视。偏向外侧者，称为外斜视。偏向上下方者，称为上下斜视。斜视分为共同性斜视和麻痹性斜视两种类型。

一、共同性斜视

共同性斜视是指双眼轴分离，并且在各个方向注视时，偏斜度均相同的一类斜视。根据眼位偏斜方向不同，分为共同性内斜视和共同性外斜视。共同性内斜视又可分为调节性、部分调节性和非调节性内斜视，是儿童斜视中最常见的类型。共同性外斜视包括间歇性外斜视和恒定性外斜视。

【病因病理】

1. 调节因素　由于屈光不正、屈光参差引起调节与集合失衡。远视眼经常使用高度调节，而过度集合发生内斜视。近视眼一般不用调节，因而集合不足，常发生外斜视。

2. 神经支配因素　支配集合神经和展神经功能异常，导致斜视。

3. 解剖因素　眼外肌发育异常，致拮抗肌之间失去平衡，导致斜视。

4. 遗传因素　斜视可能为多基因遗传，部分患者有家族史。

5. 融合功能障碍　双眼视力不等、单眼视力剥夺等因素妨碍集合功能发育。若发生在婴幼儿时期，由于不能双眼注视，易出现斜视。

【护理评估】

1. 健康史　询问患者发病时间，有无复视和头位偏斜及家族史，是否做过检查和治疗。

笔记栏

2. 症状和体征　眼位偏斜，但眼球各方向运动正常，并且各方向斜视度基本相等。第一斜视角（健眼注视时斜视眼的偏斜角度）等于第二斜视角（斜视眼注视时健眼偏斜的角度）。一般无复视和代偿头位。屈光检查多有屈光不正和弱视。

3. 辅助检查　验光、眼底检查和斜视的定性、定量检查（遮盖试验、角膜映光法、棱镜片、同视机检查等）；相关病因的检查，如头部 CT 检查等。

4. 心理社会状况　早期重视不够，视障明显时忧虑，需手术矫正斜视。斜视以儿童为多，家长与儿童对手术产生恐惧。

【治疗要点】

儿童恢复双眼单视，成年人美容矫正眼位。

1. 验光配镜　矫正屈光不正。

2. 手术治疗　双眼对称手术。

3. 伴有弱视者行弱视治疗。

4. 视功能训练。

【护理诊断】

1. 知识缺乏　缺乏共同性斜视相关知识。

2. 感知改变　与屈光不正有关。

3. 潜在并发症　有失用性弱视的可能。

【护理措施】

1. 心理护理　向患者及家属解释疾病相关知识，讲解治疗方法和相关信息，帮助其树立信心。对于成年患者，应告之手术只能改善外观而不能提高视力。

2. 治疗护理　散瞳验光，对于阿托品散瞳验光的儿童，应向家长讲解使用阿托品的具体用法，并告知使用后有持续 3 周的畏光和视近物模糊情况，避免家长紧张和担忧。

3. 手术护理

（1）术前准备　对于全身麻醉手术患儿告知家长术前注意事项，术前 8 h 禁食、禁水。对于局部麻醉手术患者，给予术前健康指导，术前 3 d 应用抗生素滴眼液滴眼。

（2）术后护理　全身麻醉患者按全身麻醉术后护理，注意观察血压、心率等生命体征的变化，观察伤口渗血情况，小儿防止用手揉眼或撕脱敷料。术后仍有复视，告知患者暂时用眼垫遮盖一眼，防复视引起的全身不适。

4. 健康教育　对于戴镜治疗的患者，强调持续戴镜的重要性，不可随意脱戴。对于弱视患者，向家长讲解弱视治疗措施和注意事项，鼓励患者坚持规范化训练。对于手术患者，嘱其定期复诊。

笔记栏

二、麻痹性斜视

案例与思考

患者，男，82 岁，双眼视物重影 3 d。视力：VOD 0.6，VOS 0.8。眼位：左眼位正，右眼角膜映光点位于鼻侧瞳孔缘与角膜缘之间。眼球运动：左眼球运动可，右眼外转不过中线，全方位运动可。复视检查：水平同侧复视，右侧复视距离最大，外周物像属于右眼。

请思考：①该患者眼病的诊断是什么？②该病的治疗要点有哪些？③护士应该为患者提供哪些护理措施？

麻痹性斜视是病变累及眼外肌运动神经核、神经或肌肉等结构而致的眼位偏斜。

【病因病理】

1. 神经因素　支配眼外肌的神经因炎症、外伤、肿瘤压迫等引起麻痹。

2. 肌性因素　重症肌无力眼型或眼外伤致眼外肌损伤。

3. 代偿性、血管性、退行性变　如脑血管意外、糖尿病等所致麻痹。

4. 先天性因素　先天性眼外肌发育异常。

【护理评估】

1. 健康史　了解患者斜视发生时间，有无复视、头位偏斜及外伤、感染、肿瘤等全身病史，治疗经过。

2. 症状和体征　由于患者眼球向麻痹肌作用方向运动时受限，第二斜视角大于第一斜视角，头向麻痹肌作用方向偏斜，可出现头痛、恶心、呕吐等症状，且伴有复视现象（同侧交叉复视、垂直复视、旋转性复视），为避免或减轻复视，患者常表现为代偿头位。

3. 辅助检查　验光、眼底检查和斜视的定性、定量检查（遮盖试验、角膜映光法、棱镜片、同视机检查等）；相关病因的检查，如头部 CT 检查等。

4. 心理社会状况　患者在早期重视不够，视障明显时产生忧虑情绪，需手术矫正时恐惧。

【治疗要点】

1. 针对病因进行治疗。

2. 针灸或理疗。

3. 药物治疗　口服或注射能量合剂，B 族维生素。

4. 手术治疗　药物治疗 6 个月无效者，可考虑手术治疗。

【护理诊断】

1. 知识缺乏　缺乏麻痹性斜视相关知识。

2. 感知改变　与屈光不正有关。

3. 潜在并发症　有失用性弱视的可能。

笔记栏

【护理措施】

1. 心理护理　根据患者不同的心理特点进行护理指导。对于术前焦虑者，给予其心理疏导。

2. 病情观察　监测患者眼位，视功能（远视力、近视力、立体视觉、光觉）变化有异常时，及时告知医生处理。

3. 手术护理　做好术前健康指导及术后护理（同外眼手术护理）。

第六节　弱　视

案例与思考

患儿，女，4岁，因入园时体检发现右眼视力欠佳而就诊。裸眼视力：VOD 0.2，VOS 0.8。电脑验光：右眼+6.5 DS/+1.5 DC×90°，左眼+2.00 DS/+0.75 DC×85°。眼位：光点法0°。交替遮盖法：内→正。检影验光：右眼+6.25 DS/+1.00 DC×90°→0.3；右眼+2.00 DS/+0.75 DC×85°→1.0。

请思考：①该患儿眼病的诊断是什么？②护理评估的要点有哪些；③护士应该为患儿提供哪些护理措施？

弱视是指眼本身无器质性改变，矫正视力在0.8或以下者，是儿童最为常见的眼病。根据发病机制的不同，分为斜视性弱视、屈光参差性弱视、屈光不正性弱视、先天性弱视和形觉剥夺性弱视。

【病因病理】

1. 斜视性弱视　由于斜视眼黄斑中心凹接受的不同物象（混淆视）受到抑制而导致弱视。

2. 屈光参差性弱视　双眼屈光不等，致使两眼视网膜成像大小不等，融合困难。屈光不正较重一侧，功能受到抑制，形成弱视。

3. 屈光不正性弱视　未经过及时矫正的屈光不正，无法使影像成焦在视网膜上引起弱视。

4. 先天性弱视　与先天性眼病，尤其是眼底病有关。

5. 形觉剥夺性弱视　角膜混浊、先天性或外伤性白内障、完全性上睑下垂或遮盖一眼时间过久，妨碍外界物体对视觉的刺激，产生弱视。

【护理评估】

1. 健康史　询问病儿出生史，有无眼病、不当盖眼史及视力情况，是否做过治疗。

2. 身体状况　①视力减退：单眼或双眼视力低下，轻度弱视在0.6～0.8；中度弱视在0.2～0.5；重度弱视低于0.1。②双眼单视功能障碍。③拥挤现象：对成行、成排的视标的分辨力较单个视标差。

3. 辅助检查　视觉诱发电位检查表现为潜伏期延长，波幅下降。

4. 心理社会状况　患者早期重视不够，视障明显时忧虑，心理负担较大。

【治疗要点】

弱视年龄越小，治疗效果越好。积极治疗原发病，常采用遮盖法、压抑疗法、视刺激疗法、后像疗法、红色滤光片疗法等综合治疗，才能保证疗效，缩短疗程，提高视力。

【护理诊断】

1. 感知改变　视力低下，与弱视有关。

2. 知识缺乏　患者缺乏弱视防治知识。

3. 自理能力缺陷　与视力低下有关。

【护理措施】

1. 心理护理　耐心、细致地向病儿及家长解释相关知识，提供治疗及预后信息，消除顾虑，树立信心，积极配合治疗。

2. 治疗护理　指导患者纠正措施，年龄越小效果越好，6 岁以下治愈率高，疗效易巩固，12 岁以后效果差，因此应早发现、早诊断、早治疗。

3. 健康教育

（1）向患儿及家长详细讲解弱视治疗措施及注意事项，嘱其坚持规范化训练，定期复诊。

（2）遮眼是治疗弱视最主要和最有效的方法之一，必须严格和彻底。包括完全遮盖、部分遮盖。一般 3 岁健眼遮盖 3 d，去除遮盖 1 d。5 岁健眼遮盖 1 周后解除遮盖 1 d。6 岁以后健眼遮盖 2 周后去除遮盖 1 d。具体遮盖时间及程度应根据患儿年龄大小、双眼视力相差情况随时调整。遮盖期间，每周查一次视力，防止发生遮盖性弱视。

（3）弱视患者多伴有屈光不正，验光配镜矫正，定期进行弱视训练。

小　结

本章主要介绍了屈光不正、斜视、弱视。屈光不正的治疗主要是验光、配镜或手术矫正。近视凹镜镜片矫正；远视凸镜镜片矫正；规则性散光柱镜矫正；老视凸镜矫正；共同性斜视尽早手术矫正；弱视先进行正位注视训练，加强融合，必要时手术治疗。斜视、弱视是儿童常见病，斜视不仅影响儿童的立体视觉形成，而且外观异常，易产生自卑感，影响儿童正常心理发育，应格外引起重视，斜视 2 岁左右矫正预后较好，12 岁以后恢复困难。弱视发生的敏感期是 2～12 岁，因此，儿童应定期查视力，以便早期发现，及时治疗，避免弱视发生和发展。

练习题

简答题

1. 何谓屈光不正？屈光不正包括哪几种类型？

2. 简述近视眼、远视眼的概念及临床特征，配镜原则，预防常识。

3. 共同性斜视与非共同性斜视临床表现有何不同？

第八章　眼外伤患者的护理

第一节　眼挫伤

导学

患儿，女，8 岁，因被同学打伤致右眼胀痛、视物模糊 1 h 而就诊。裸眼视力：VOD 0.2，VOS 0.8，矫正无提高。眼压：右眼 13 mmHg，左眼 12 mmHg。右眼睑轻度红肿，结膜充血（+），角膜透明，前房积血约 3 mm，血性房水，眼内余结构欠清。

请思考：①患儿的临床诊断和护理诊断是什么？②该病的治疗要点有哪些？③护士应该为患儿提供哪些护理措施？

【请回答】

1. 什么叫眼挫伤？

2. 单眼前房积血为什么要双眼包扎并取半坐卧位？

眼挫伤是眼部受机械性钝力引起的外伤，可造成眼球和眼附属器的损伤。占眼外伤发病总数的 1/3 以上，严重危害视功能。

【病因病理】

砖、石块、木棍、拳头、球类、车祸及爆炸的冲击波等是眼挫伤常见原因，钝力除直接损伤打击部位外，还可在眼内组织传导，产生间接损害。

【护理评估】

1. 健康史　了解患者有无明确外伤史，受伤的时间、地点及过程，目前视力状况。

2. 症状和体征　①眼睑挫伤：引起眼睑血肿、皮肤撕裂伤、泪小管断裂、眶骨骨折。②结膜、角膜、巩膜挫伤：结膜充血、水肿、裂伤；角膜上皮擦伤，基质层水肿、增厚、混浊、破裂伤；巩膜破裂。③虹膜睫状体挫伤：外伤性虹膜睫状体炎，外伤性瞳孔散大，前房积血，房角后退。④晶状体损伤：晶状体脱位、半脱位，外伤性白内障，造成视力下降。⑤视网膜、脉络膜及视神经损伤：视网膜震荡或脱离；脉络膜破裂出血；视神经损伤，玻璃体积血。

3. 辅助检查　①X 射线、CT 检查眶壁有无骨折。②眼 B 超：出血位置、玻璃体积

笔记栏

血程度、晶状体是否脱位、有无视网膜脱离及其程度、眶内有无血肿。③实验室检查：合并感染者白细胞计数增高。

4. 心理社会状况　眼挫伤为意外伤害，患者及家属大多没有心理准备，因眼挫伤视力突然下降，害怕失明而恐惧，又因剧烈眼痛等不适感而焦虑，担心面容受损，损害形象而产生悲哀等情绪。

【治疗要点】

眼挫伤主要是局部治疗，24 h 内给予冷敷，以防再出血；24 h 后热敷，促进积血吸收。撕裂伤应及时清创缝合伤口，并给予抗炎止血、镇痛及注射破伤风抗毒素。严重眼挫伤给予双眼包扎，卧床休息。前房积血患者需给予双眼包扎，取半坐卧位，制动镇静。

【护理诊断】

1. 疼痛　眼痛，与眼内积血、眼压升高、眼组织损伤有关。

2. 感知改变　视力障碍，与眼内积血、眼内组织损伤有关。

3. 焦虑　与担心预后有关。

4. 潜在并发症　前房、玻璃体积血，视网膜脱离，继发性青光眼等。

【护理措施】

【请讨论】
如何加强日常生活安全教育，以防止眼外伤的发生？

1. 心理护理　眼外伤多为意外伤，直接影响视功能和眼部外形，患者多有恐惧和焦虑情绪，给予心理疏导，护理操作准确熟练，态度认真负责，使患者情绪稳定，积极配合治疗。

2. 病情观察　监测视力、眼压、眼部伤口的变化，并做好记录。

3. 用药护理　遵医嘱给予抗生素、止血、镇痛、降眼压、镇静、散瞳、糖皮质激素、破伤风抗毒素等药物，并观察药物疗效及药物反应。

4. 手术护理　术前行急诊处理，术前遵医嘱给予止血、镇静药物，抽血检查。术后检查敷料是否干燥，予以床栏防止患者跌倒摔伤。饮食宜清淡，忌辛辣刺激食物。如患者术后剧烈疼痛，护士应及时报告医生。

5. 生活护理　患者应卧床休息，多食富含纤维素、易消化的软食，保持大便通畅，避免用力排便、咳嗽及打喷嚏。如患者双眼视力受损，护士应协助生活护理。

6. 健康教育

(1) 指导患者及家属出院后遵医嘱用药，定期复诊，预防并发症的发生。

(2)向患者及家属介绍眼挫伤的相关防治常识，严格遵守操作规程，加强日常生活安全教育，注意自我保护，杜绝眼外伤的发生。

笔记栏

第二节　眼球穿通伤与眼异物伤

案例与思考

患者,38 岁,工作时不慎被铁丝扎伤右眼,致右眼胀痛、异物感、视物模糊 2 h。裸眼视力:VOD 0.1,VOS 0.8,矫正无提高。眼压:右眼 13 mmHg,左眼 12 mmHg。右眼睑轻度红肿,结膜充血(+),角膜中央区可见长约 2 mm 的全层裂伤,前房积血约 3 mm,血性房水,晶状体皮质混浊并部分溢出,余结构窥入不清。

请思考:①患者的临床诊断及护理诊断是什么?②该病的治疗要点有哪些?③护士应该为患者提供哪些护理措施?

一、眼球穿通伤

【请回答】

什么叫眼球穿通伤?

眼球穿通伤是指眼球被锐利器刺破或异物击穿所致,临床上按伤口部位分为角膜穿通伤、巩膜穿通伤和角巩膜穿通伤。

【病因病理】

锐利器、异物碎片直接刺伤眼球壁致眼球穿通伤,多见于各种锐器,刀、针、剪等刺入眼球或金属碎片飞溅入眼内,严重者可导致失明及眼球萎缩。

【护理评估】

1. 健康史　了解患者外伤史,受伤时间、地点、部位,何物损伤,视力,治疗情况。

2. 症状和体征　①角膜穿通伤:眼痛、畏光流泪、视力下降。创口小而规则的,可自行愈合,检查角膜呈点、线状混浊;创口大且不规则的,可伴有虹膜、晶状体损伤。有虹膜嵌顿角膜伤口,前房变浅或消失,伴有前房积血等症状。②巩膜穿通伤:较小的伤口不易发现,伤口表面仅见结膜下出血;大的伤口常伴有脉络膜、玻璃体、视网膜损伤及出血。③角巩膜穿通伤:伤口累及角巩膜,多伴有葡萄膜组织脱出、眼内出血。

3. 辅助检查　①行 X 射线、CT、MRI 等检查,确定有无眼内的异物及异物的位置,眶壁有无骨折。②超声波检查:可判断眼球壁有无破裂,眼内容物有无脱出,玻璃体有无积血。

4. 心理社会状况　由于眼球穿通伤是意外伤,患者因视力突然改变,害怕失明而感到恐惧,又因剧烈眼痛等不适感而焦虑,担心面容受损,损害形象而悲哀。

【试分析】

1. 眼球穿通伤的类型及区别。

2. 眼球穿通伤的治疗原则。

【治疗要点】

眼球穿通伤为眼科急诊,治疗原则是清创、缝合伤口、防治感染等,必要时行二期手术治疗。

笔记栏

【护理诊断】

1. 疼痛　眼部疼痛，与眼压升高及眼组织损伤有关。

2. 感知改变　视力下降，与穿通伤及异物存留有关。

3. 焦虑　与担心视力不能恢复或容貌破坏有关。

4. 潜在并发症　如外伤性白内障、继发性青光眼、眼内炎、视网膜脱离、交感性眼炎等。

【护理措施】

1. 病情观察　监测伤眼视力、眼压变化，注意伤口有无出血、感染，观察健眼有无交感性眼炎的发生，有异常及时报告医生处理。

2. 用药护理　遵医嘱给予抗感染、止血、镇痛、镇静、散瞳、糖皮质激素、破伤风抗毒素等药物，并注意观察药物疗效及药物反应。

3. 一般护理　提供安静舒适的治疗环境，重者绝对卧床休息，给予高营养、易消化食物，多食蔬菜、水果，保持大便通畅，戒烟酒，勿用手揉眼。

4. 手术护理　眼球穿通伤，术前切忌剪睫毛、冲洗结膜囊，防止污染异物进入伤口，引起感染。术后严格执行无菌操作，正确使用抗生素，局部检查和治疗时动作宜轻柔，以防加重眼内组织脱出和出血。

5. 心理护理　安定患者及家属情绪，对焦虑、恐惧的患者给予心理疏导。对眼球摘除患者向其介绍手术理由及手术方式，术后安装义眼等相关事宜。对担心眼球摘除后影响容貌者告知可以安装义眼座、义眼，维持眼球外形，帮助其树立信心、配合治疗。

6. 健康教育　向患者介绍眼球穿通伤导致交感性眼炎的原因、临床表现及预后，告诉患者一旦未受伤眼发生不明原因的眼部充血、视力下降及疼痛，要及时就诊，以便早期发现交感性眼炎，早期进行治疗。加强社区安全教育，介绍眼外伤防治措施，在生活和工作中做好个人防护，防止眼外伤的发生。

二、眼异物伤

眼异物伤比较常见，大多数异物为金属类异物，如铁屑、铜屑等，也有非金属异物，包括玻璃、碎石、沙粒、煤屑及植物性（木刺、竹签）和动物性（毛、刺）异物等。不同性质的异物引起的损伤不同。

（一）结膜、角膜异物伤

结膜、角膜异物伤是指异物黏附于结膜、角膜表层，以眼部异物感、疼痛、畏光流泪为临床特征的常见眼外伤。若处理不当，容易继发感染，并发角膜溃疡或角膜遗留瘢痕等，影响视力。

【病因病理】

结膜、角膜异物多由铁屑、碎石、煤屑、木刺、飞虫溅入或飞入眼部而引起，附着于结膜或角膜上。

【护理评估】

1. 健康史　了解患者外伤史，结膜、角膜异物多有异物溅入或飞入史；评估异物性质、种类及伤后诊治过程。

笔记栏

2. 症状和体征　眼部有异物感、疼痛、畏光流泪，结膜异物多位于上睑睑板下沟或穹窿部，角膜异物位于角膜上，周围可见非白色组织浸润，可伴有视力下降。

3. 辅助检查　裂隙灯、显微镜可确诊异物及异物性质。

4. 心理社会状况　由于眼异物伤是意外伤，患者因视力突然改变，害怕失明而恐惧，又因剧烈眼痛等不适感而紧张、焦虑。

【治疗要点】

1. 结膜、角膜异物及早取出。

2. 防治感染　局部用抗生素防治感染，严重角膜感染者全身应用抗生素。

【护理诊断】

1. 舒适改变　眼部疼痛、畏光流泪，与异物引起刺激有关。

2. 知识缺乏　缺乏眼异物伤防治知识。

3. 感染的危险　与异物停留时间过长、处理不当及异物性质有关。

4. 焦虑　与担心视力不能恢复及容貌受损有关。

【护理措施】

1. 结膜、角膜异物及早取出。

2. 防治感染　局部用抗生素防治感染，严重角膜感染者全身应用抗生素。

3. 心理护理　眼异物伤直接影响视力和眼部外形，患者多有焦虑、恐惧情绪，护士应耐心解释病情，并将治疗方法和疗效及时告知患者，缓解其恐惧、焦虑，使其树立治疗信心，积极配合治疗与护理。

4. 治疗护理　表浅异物，可在表面麻醉下，用无菌湿棉签拭出。铁屑异物，若铁锈范围大而深，不能一次剔除，应分次进行，不得强行剔除。较深较小的异物，应在裂隙灯、显微镜下用无菌异物刀剔除，剔除时防止过多损伤角膜，滴抗生素滴眼液，涂眼药膏包扎，勿用手揉眼，防感染，嘱第 2 天复诊。

5. 病情观察　严密观察伤口愈合情况，注意观察有无角膜感染的发生。

6. 用药护理　遵医嘱给予抗生素滴眼液点眼，教会患者正确点眼的方法并注意用药反应。

7. 健康指导　介绍结膜、角膜异物产生的原因，注意自我防护，外出时戴墨镜，如有异物溅入眼内，切忌揉眼或自行剔除，应立即就诊。

（二）眼内异物伤

眼内异物伤是指异物击穿眼球壁，存留于眼内，为眼球穿通伤的一种。眼内异物不仅破坏眼内组织，而且异物存留还可引起眼内感染，导致交感性眼炎的发生。

【病因病理】

眼内异物多见于各种金属异物，如铁；或非金属异物，如玻璃、碎石、木材等。铁质和铜质异物还可引起眼组织的化学和毒性反应。

【护理评估】

1. 健康史　了解患者外伤史，询问致伤过程，评估异物性质、种类及伤后诊治过程。

2. 身体状况　多有眼球穿通伤症状，畏光流泪、眼痛、视力下降和眼组织损伤，引

笔记栏

起外伤性虹膜睫状体炎、化脓性眼内炎及交感性眼炎。铁质异物在眼内溶解氧化，对视网膜产生毒性作用，引起铁质沉着症；铜质异物在眼内组织沉着，产生铜质沉着症。

知识链接

铁质沉着症：铁可在眼内多种组织沉着，并释放出铁离子被氧化并向异物周围扩散，引起组织脂质过氧化、细胞膜损伤、酶失活等毒性反应。光感受器和色素上皮对铁质沉着最敏感，损害后的症状为夜盲、向心性视野缺损或失明。

铜质沉着症：为铜的毒性反应，纯铜会引起急性铜质沉着症和严重炎症反应。若铜为合金，含量少于85%，会引起慢性铜质沉着症。铜亲和膜性结构，典型的表现是铜在角膜周边部后弹力层沉着，形成Kayser-Fleischer环外观，房水有绿色颗粒，虹膜呈黄绿色，晶状体皮质及后囊表面有黄绿色细点状沉着物，"向日葵样白内障"，玻璃体呈棕红色混浊，并有条索形成，视网膜血管和黄斑区有金属斑。

3. 辅助检查　裂隙灯、显微镜、X射线摄片、超声波、CT扫描可确诊异物及异物性质。

4. 心理社会状况　由于眼异物伤是意外伤，患者因视力突然改变，害怕失明而恐惧，又因剧烈眼痛等不适感而焦虑。

【治疗要点】

1. 手术治疗　眼内铁、铜质异物，应及早取出；磁性异物，用电磁铁吸出；非磁性异物，行玻璃体切割术取出。

2. 防治感染　局部及全身用抗生素防治感染，糖皮质激素减轻眼内反应。感染性眼内炎，可行玻璃体内注射抗生素或玻璃体切割术治疗。

【护理诊断】

1. 舒适改变　眼部疼痛、畏光、流泪，与异物引起刺激有关。

2. 知识缺乏　缺乏眼异物防治知识。

3. 感知改变　视力下降，与眼内异物、角膜伤口、眼内积血等因素有关。

4. 潜在并发症　如外伤性白内障、继发性青光眼、视网膜脱离、交感性眼炎等。

5. 焦虑　与担心视力不能恢复及容貌受损有关。

【护理措施】

1. 心理护理　眼异物伤直接影响视力和眼部外形，患者多有焦虑、恐惧情绪，护士应耐心解释病情，并将治疗方法和疗效及时告知患者，缓解其恐惧、焦虑，使其树立治疗信心，积极配合治疗与护理。

2. 病情观察　密切观察视力及伤口的变化，前房积血，监测眼压，观察积血吸收情况，注意观察有无角膜感染及交感性眼炎、继发性青光眼的发生。注意观察有无铁质沉着症、铜质沉着症等并发症，及时发现可能发生的交感性眼炎。

笔记栏

3. 用药护理　遵医嘱给予镇静、止血、镇痛、抗生素、糖皮质激素、破伤风抗毒素等药物，及时正确给药，并注意用药反应。

4. 手术患者　及时做好术前准备及术后护理（参照内眼手术护理）。

5. 健康指导　介绍眼内异物伤产生的原因、注意安全，杜绝眼异物伤的发生，介绍交感性眼炎的临床特点、治疗原则及愈后，做到早发现、早治疗。

第三节　眼化学伤

案例与思考

患者，男，60 岁，双眼外伤后疼痛、畏光、异物感，视力下降 1 h。患者及家属诉 1 h 前不慎被石灰烧伤双眼，外伤史明确。视力：VOD 0.4，VOS 0.4。眼压：右眼 T+1，左眼 T+1。双眼睑红肿痉挛，结膜混合充血、水肿明显，可见小片状缺血坏死，结膜囊内可见大量灰白色异物及脓性分泌物，角膜上皮全层脱落，角膜混浊明显，前房中深，房水清，瞳孔圆，直径约 3 mm，对光反应迟钝，眼底检查欠合作。

请思考：①该患者的临床诊断和护理诊断是什么？②急救处理措施是什么？③护士应该为患者提供哪些护理措施？

眼部化学烧伤是指化学物品的溶液、粉尘或气体接触眼部，引起眼部损伤，也称眼化学伤，包括碱性和酸性烧伤。临床上碱性烧伤多见，占 70% ～90% 。眼化学伤属眼科危急重症，常可导致视功能丧失和眼球萎缩，是致盲的重要原因。

【病因病理】

酸性烧伤：由于酸对蛋白质有凝固作用，浓度较低时仅有刺激作用，强酸能使组织蛋白凝固坏死。由于凝固的蛋白不溶于水，能阻止酸性物质继续向深层渗透，因此组织损伤相对较轻。碱性烧伤：碱能溶解脂肪和蛋白质，与组织细胞结构中脂类结合，很快渗透组织深层和眼内，使细胞分解坏死，因此碱性烧伤损伤较重，预后差。

【护理评估】

1. 健康史　详细询问患者受伤的时间，致伤物质、浓度、量及与眼部接触时间，有无经过就地眼部冲洗及诊治。

2. 症状和体征　根据酸、碱烧伤后组织损伤程度，分为轻、中、重三度。①轻度，眼睑和结膜充血水肿，角膜上皮点状脱落，数日后恢复，愈后不留瘢痕；②中度，眼睑皮肤水疱或糜烂，结膜坏死，角膜上皮脱落、混浊，愈后留有瘢痕；③重度，结膜广泛缺血坏死，角膜全层灰白或瓷白色混浊，角膜溃疡或穿孔，可并发虹膜睫状体炎，继发性青光眼、白内障等。角膜溃疡愈合后形成角膜白斑，穿孔愈合后，形成角膜葡萄肿，致视力严重障碍或丧失。

3. 心理社会状况　由于眼化学伤是意外伤害，患者又剧烈眼痛，担心失明，常有焦

笔记栏

虑、恐惧心理。

【治疗要点】

1. 急救　争分夺秒，就地取水，彻底冲洗眼部，冲洗时翻转眼睑，转动眼球，暴露穹窿部，彻底冲洗，时间至少 30 min，尽快清除残留于结膜囊内的固体化学物质。

2. 结膜下冲洗　结膜放射状切开，行结膜下冲洗。

3. 前房穿刺　行前房穿刺术，冲洗出渗入前房的碱性物质，每日一次，连冲 3 d。

4. 结膜下注射　酸性烧伤，结膜下注射磺胺嘧啶钠；碱性烧伤，结膜下注射维生素 C 或维生素 C 滴眼。

5. 及时镇痛、镇静、消炎、散瞳及抗感染等。

6. 如患者角膜溶解，可行角膜移植或板层角膜移植以挽救眼球。术后为防止睑球粘连，可用涂有抗生素眼药膏玻璃棒分离球结膜和穹窿结膜。

7. 后期治疗并发症　矫正睑外翻、睑球粘连、角膜移植术、抗青光眼术。

【请简述】

1. 眼化学伤的分度。

2. 眼化学伤的治疗原则。

【护理诊断】

1. 自理缺陷　与双眼视力下降有关。

2. 疼痛　与化学物质刺激眼部组织有关。

3. 知识缺乏　缺乏眼化学伤防治知识。

4. 恐惧　与眼部突受化学物质侵害，视力下降甚至丧失，担心预后有关。

5. 潜在并发症　如角膜溃疡、虹膜睫状体炎、继发性青光眼、并发性白内障、睑球粘连、眼睑畸形等。

6. 感知紊乱　视力下降甚至丧失，与眼内结构被化学物质破坏有关。

【护理措施】

1. 心理护理　眼化学伤是眼科急危重症，直接影响视功能和眼部外形，患者多有恐惧、焦虑、悲哀心理，应积极开导患者，耐心解释病情及治疗情况，消除其恐惧、悲哀心理，使其增强自信心、配合治疗。

2. 病情观察　观察视力，眼痛，结膜、角膜水肿充血及愈合情况，监测眼压，如有异常，及时报告医生，迅速处理。

3. 遵医嘱　准确用药，注意观察用药效果和反应。

4. 生活护理　重者卧床休息，给予高营养、高维生素、高蛋白饮食，多食蔬菜、水果，保持大便通畅。双眼视力受损，给予生活护理。

5. 健康指导　①对从事化工工业的工作人员，加强安全教育，嘱其做好自身防护，规范操作，防止化学物质飞溅入眼；向其介绍眼化学伤急救常识，一旦发生立即就地取水，彻底冲洗，送医院救治。②发放预防眼化学伤健康宣教单，组织患者及家属学习现场急救知识，讲解急救的重要性。

笔记栏

第四节　眼辐射伤

案例与思考

患者,男,45 岁,双眼疼痛、畏光、异物感、视力下降 3 h。患者及家属诉半天前曾用紫外线给房间消毒。视力:VOD 0.3,VOS 0.3。眼压:右眼 12 mmHg,左眼 12 mmHg。双眼睑红肿痉挛,结膜混合充血,角膜上皮弥漫性点状混浊,2% FL 示双眼角膜弥漫性点状着色,前房中深,房水清,瞳孔圆,直径约 3 mm,对光反应灵敏,眼底检查欠合作。

请思考:①该患者的临床诊断和护理诊断是什么?②意识清醒措施是什么?③护士应该为患者提供哪些护理措施?

辐射性眼外伤包括电磁波谱中各种辐射线造成的损害,如微波、红外线、紫外线等多种辐射线。不同波长的射线对眼的损害也不相同。

一、电光性眼炎

电光性眼炎是由紫外线照射引起的结膜和角膜的浅层炎症反应。

【请回答】

1. 什么叫电光性眼炎?

2. 电光性眼炎的临床表现有什么?

【病因病理】

紫外线照射引起结膜和角膜浅层损伤,紫外线被角膜上皮细胞吸收后引起细胞肿胀、破裂和死亡。

【护理评估】

1. 健康史　了解受伤史,致伤时间、地点,何种射线,是否经过治疗。

2. 身体状况　双眼疼痛,畏光流泪,眼睑痉挛,结膜水肿,角膜上皮点状或片状脱落,荧光素染色阳性。

3. 心理社会状况　因剧烈的眼痛不适导致焦虑,因视功能改变、生活不能自理而抑郁。

【试分析】

电光性眼炎的治疗原则。

【治疗要点】

主要是镇痛、预防感染,轻症不需处理,剧痛患眼可滴 0.5% 丁卡因滴眼液,涂抗生素眼药膏,包扎双眼。

【护理诊断】

1. 疼痛　畏光流泪、眼痛、异物感,与角膜上皮脱落有关。

2. 知识缺乏　缺乏眼辐射伤防治知识。

【护理措施】

1. 心理护理　安慰、疏导患者,减轻其焦虑和恐惧,使其配合治疗。

笔记栏

2. 治疗护理　局部涂抗生素眼药膏，防治角膜炎，病情轻者 24 h 后角膜上皮可愈合，眼部刺激症状明显时，可用少量 1% 丁卡因暂时缓解症状，因该药有抑制角膜上皮生长作用，故应注意用药次数，以免影响愈合。

3. 病情观察　注意监测视力，观察眼痛及有无感染及愈合情况，有异常时及时报告医生处理。

4. 健康教育　加强安全教育，规范操作，注意个体防护，电焊环境下应戴防护镜，减少强光刺激。

二、电离辐射性损伤

【病因病理】

由 X 射线、β 射线、γ 射线、中子或质子束等所致的眼部损伤，射线进入体内组织后，破坏细胞内代谢过程，使细胞畸变死亡，造成血管损害。

【护理评估】

1. 健康史　询问患者的受伤史，受伤时间、地点，何种射线，是否做过治疗。

2. 身体状况　畏光流泪、视力下降，眼睑皮肤红斑，眉毛、睫毛脱落，球结膜水肿坏死，角膜炎，角膜溃疡，虹膜晶状体炎，辐射性白内障，视网膜病变或视神经病变。

3. 心理社会状况　因剧烈的眼痛导致舒适改变而焦虑，因视功能改变、生活不能自理而产生抑郁情绪。

【治疗要点】

无特殊疗法，局部对症处理，白内障成熟，可行白内障摘除+人工晶体植入术。

【护理诊断】

1. 疼痛　畏光流泪、眼痛、异物感，与角膜上皮脱落有关。

2. 知识缺乏　缺乏眼辐射伤防治知识。

3. 潜在并发症　如角膜溃疡、角膜穿孔、辐射性白内障。

【护理措施】

1. 心理护理　安慰、疏导患者，减轻其焦虑和恐惧，使其配合治疗。

2. 治疗护理　局部涂抗生素眼药膏，防治角膜炎，病情轻者 24 h 后角膜上皮可愈合，眼部刺激症状明显时，可用少量 1% 丁卡因暂时缓解症状，因该药有抑制角膜上皮生长作用，故应注意用药次数，以免影响愈合。

3. 病情观察　注意监测视力，观察眼痛及有无感染及愈合情况，有异常时及时报告医生处理。

4. 健康教育　加强安全教育，规范操作，注意个体防护，电焊环境下应戴防护镜，减少强光刺激，用铅屏、铅板隔离中子线、γ 射线、X 射线，防止辐射伤。施行眼部放射治疗时，用铅板保护好正常组织，以免损伤正常组织。

笔记栏

小 结

眼外伤是视力损害的主要原因，尤其是单眼致盲最主要的原因。本章主要介绍了眼挫伤、眼球穿通伤、眼异物伤、眼化学伤和辐射性眼外伤的病因，临床表现，辅助检查和处理原则。重点讲述了眼外伤的护理评估、护理措施。眼球穿通伤治疗要点是及时镇痛、止血、清创缝合、预防感染、防止并发症发生。对眼化学伤患者护理时主要采取现场急救措施，就地取水，彻底冲洗眼部，减轻眼部损害，入院后严密观察伤眼视力、眼压，结膜和角膜水肿、充血、愈合情况，加强沟通，做好心理护理及健康教育，杜绝眼外伤发生。

练习题

一、简答题

1. 眼球钝挫伤和眼球穿通伤有什么不同？处理原则是什么？护理措施包括哪些？

2. 有一石灰水溅入眼部患者，如何进行现场急救？

3. 简述碱性烧伤患者处理原则及护理措施。

二、案例分析

患者，男，20 岁，于 2 h 前不幸被他人刺伤左眼，眼痛剧烈，并有热水流出感，以眼球穿通伤入院，急诊已行清创缝合术。体格检查：体温 37.6 ℃，脉搏 94 次/min，呼吸20 次/min，血压 14.7/9.3 kPa (110/70 mmHg)，意识清醒，左眼敷料干燥，右眼视力 5.0，左上睑外眦部及球结膜处已缝合，患者表情痛苦。据此，请你：①列出常见护理诊断；②写出健康教育的内容。

第二篇 耳鼻咽喉科

第九章　耳鼻咽喉的应用解剖与生理

第一节　耳的应用解剖与生理

耳的应用解剖

一、耳的应用解剖

耳由外耳、中耳、内耳3部分终成(图9-1)。

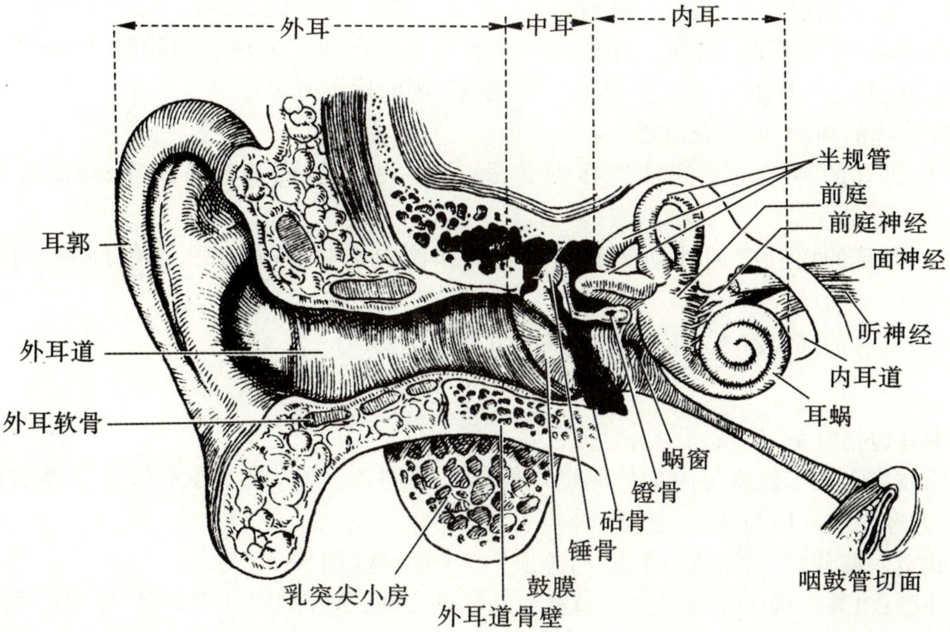

图9-1　外、中、内耳关系

笔记栏

(一)外耳

1. 耳郭　除耳垂外，均由卷曲软骨构成支架，借韧带、肌肉、软骨和皮肤附着于头颅侧面。颅耳角约30°。耳郭前面的主要标志有耳轮、耳轮脚、耳轮结节、对耳轮、三角窝、舟状窝、耳甲艇、耳甲腔、耳屏、对耳屏、耳屏间切迹和耳垂。耳郭皮肤与软骨膜紧贴，炎症时剧痛，渗出难吸收。耳郭血管表浅，皮肤菲薄，易冻伤。前面凹凸不平，后面稍隆起(图9-2)。

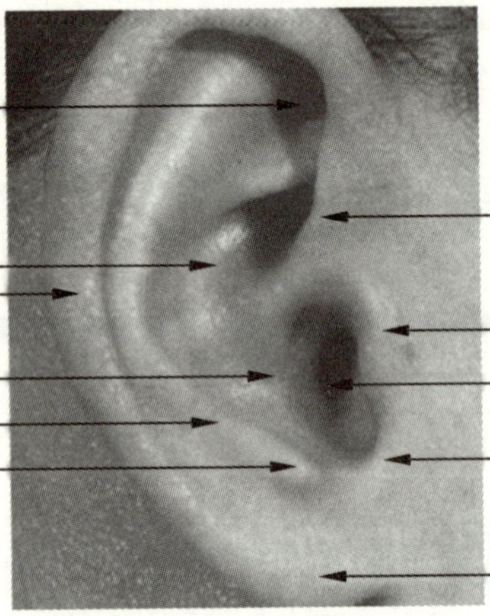

图9-2　耳郭外形及标志

2. 外耳道　起于耳甲腔的外耳门，止于鼓膜，长2.5～3.5 cm。

外耳道外1/3为软骨部，皮肤含毛囊、皮脂腺及能分泌耵聍的耵聍腺，是耳疖的好发部位。皮下组织甚少，皮肤与软骨紧贴，故在炎症肿胀时引起剧痛。内2/3为骨部。外耳道略呈“S”形弯曲(内前上、内后、内前下)，因此在成年人检查鼓膜时，应将耳郭向后上提；婴儿外耳道未完全发育，狭小而塌陷，则向后下方牵拉。

3. 外耳的神经、血管及淋巴

(1)外耳的神经有下颌神经耳颞支、颈丛耳大神经、面神经耳后支、迷走神经耳支。

(2)外耳的血管有颈外动脉的颞浅动脉和颌内动脉，静脉流入颈外静脉、颌内静脉。

(3)外耳的淋巴流入耳前、耳后、耳下等淋巴结。

(二)中耳

中耳包括鼓室、鼓窦、乳突、咽鼓管。

1. 鼓室　位于鼓膜与内耳外侧壁之间的不规则含气腔，前方经咽鼓管与鼻咽相通，后方经鼓室入口与乳突气房相通。

鼓室六壁分别为外、内、前、后、上(顶)、下(底)壁(图9-3)。

外壁：由鼓膜构成。鼓膜介于鼓室与外耳道之间，从外到内分为3层，分别是上皮层、纤维层、黏膜层。为一椭圆形、乳白色、半透明薄膜。大小约8 mm×9 mm，厚约0.1 mm。有脐、锤骨柄、锤骨短突、光锥及锤骨前、后襞等结构。分紧张部、松弛部(图

笔记栏

9-4)。临床上常将锤骨柄作为一假想直线,经脐部做一与其垂直相交的直线,将鼓膜分为前上、前下、后上、后下4个象限(图9-5)。

内壁:中耳与内耳分界,中央有一明显的豆状隆起称鼓岬,其表面有鼓室神经丛。有前庭窗、面神经管、外半规管凸、匙突、圆窗等结构。

前壁:即颈动脉壁,下部与颈内动脉隔以薄骨板,上部有2个开口,即鼓膜张肌半管的开口,咽鼓管的鼓室口。

后壁:又称乳突壁,上宽下窄,面神经垂直段通过此壁之内侧,上部有一小孔,称鼓窦入口,上鼓室借此与其后的鼓窦相连,即鼓窦入口,其底为砧骨窝,下方有锥隆起、镫骨肌腱,有鼓索神经发出。

上壁:为鼓室盖,借此与颅中窝分隔,大脑颞叶并与鼓窦盖相连。

下壁:又称颈静脉壁,为一小骨板将鼓室与颈静脉球分隔,前方为颈动脉管的后壁,如果此壁缺损,鼓膜为蓝鼓膜,半球形。

鼓室内容物:听骨链,由锤骨、砧骨、镫骨组成。鼓室肌肉,有鼓膜张肌、镫骨肌。神经,有面神经、鼓索神经、鼓室丛。

2. 鼓窦　为鼓室后上方的含气腔,鼓窦向前经鼓窦入口与上鼓室相通,向后通乳突气房,是中耳乳突手术的重要解剖标志,上方有鼓窦盖分隔颅中窝。

3. 乳突　位于颞骨后下部,有很多相通的气腔称乳突气房,根据气房分化的程度分为气化型、板障型、硬化型和混合型。出生未发育,2岁发展,6岁延伸。

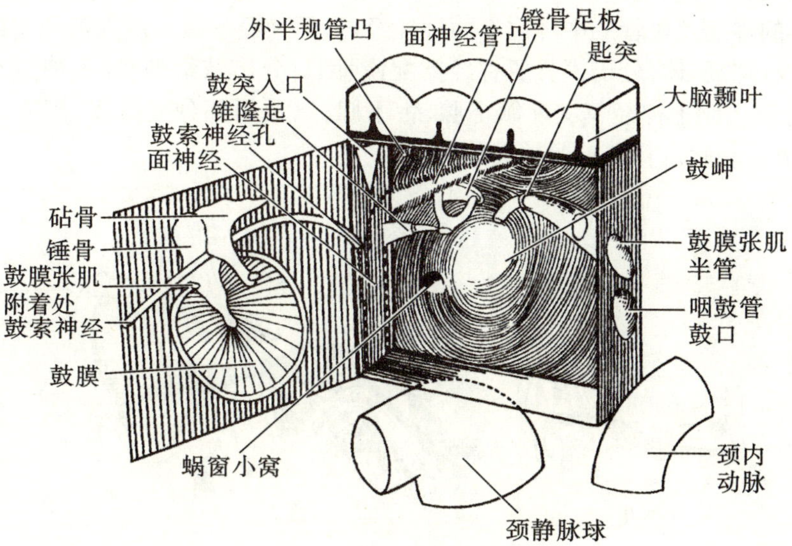

图9-3　鼓室六壁模拟图

笔记栏

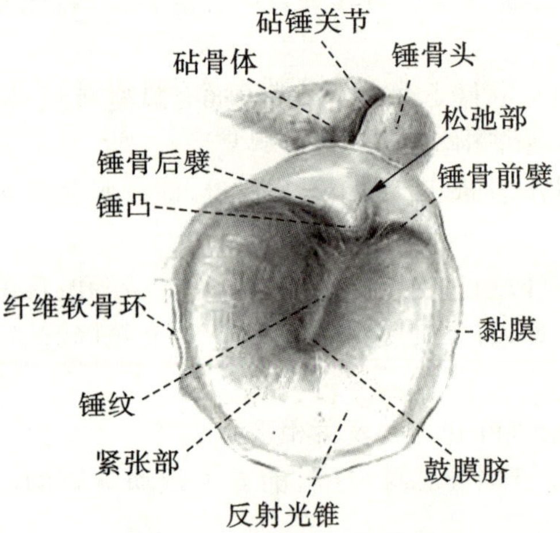

图 9-4 鼓膜表面解剖标志

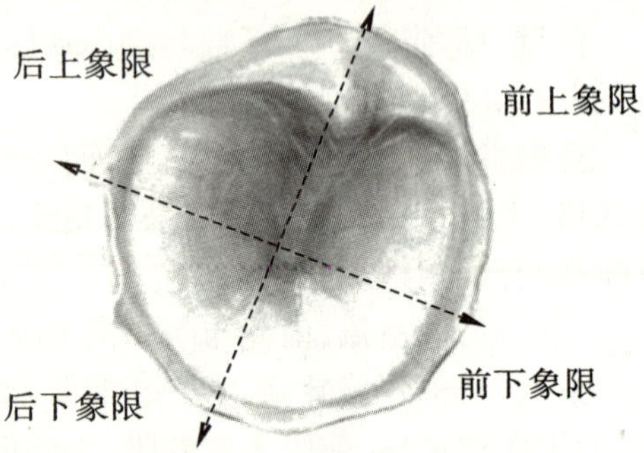

图 9-5 鼓膜的 4 个象限

4. 咽鼓管　位于鼻咽外侧壁，沟通鼓室与鼻咽的管道，成人全长约 35 mm。两口：鼓室口位于鼓室前壁的上部；咽鼓管咽口位于下鼻甲水平后端的后下方。外 1/3 骨部、内 2/3 软骨部，软骨限于上内部。平时闭合，打哈欠或吞咽时开放。可调节鼓室气压，保持鼓膜内外压力的平衡。纤毛向鼻咽摆动清除鼓室分泌物。成人咽口低于鼓室口约15 mm以上。由于小儿咽鼓管短而宽、平直，鼻咽部感染经此管传入鼓室易引起中耳炎。因此，小儿比成人易患中耳炎（图 9-6）。

5. 中耳的神经及血管　中耳内有面神经经过，面神经分出岩浅大神经支配蝶腭神经节、泪腺及鼻腔腺体；分出镫骨肌神经支配镫骨肌；分出鼓索神经、舌神经支配舌前 2/3 味觉；分出下颌下神经节支配颌下腺、舌下腺；以及面部分支颞支、颧支、颊支、下颌缘、支颈支。动脉血管来自颈外动脉。

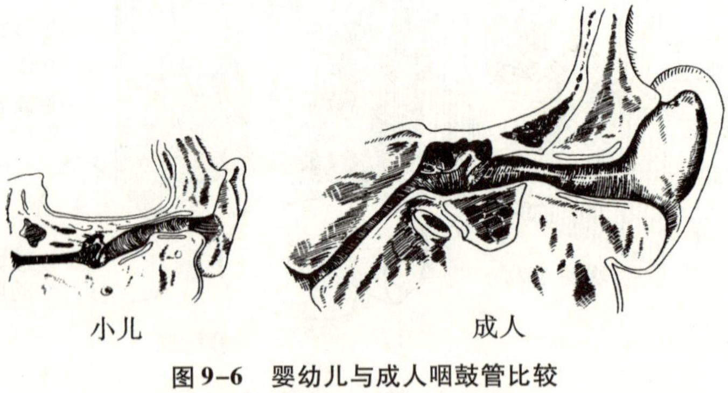

图 9-6 婴幼儿与成人咽鼓管比较

（三）内耳

内耳即迷路，深居颞骨岩部，分为骨迷路与膜迷路。膜迷路含内淋巴液，膜迷路与骨迷路之间充满外淋巴液。内外淋巴液互不相通。外淋巴液的成分近似细胞外液，内淋巴液中含高钾低钠，与细胞内液相似。

1. 骨迷路　由致密骨构成，厚 2 ~ 3 mm，包括耳蜗、前庭、半规管（图 9-7）。

2. 膜迷路　由膜管和膜囊组成，分为膜蜗管、球囊、椭圆囊和 3 个膜半规管，相互连通。膜蜗管内基底膜上有螺旋器（Corti 器），它是听觉感受器的主要部分，有内、外毛细胞排列。球囊-球囊斑（位觉斑）内有前庭神经球囊支的纤维分布；椭圆囊-椭圆囊斑（位觉斑）感受位觉，有支持细胞和毛细胞的神经上皮；膜半规管占骨半规管腔隙的 1/4，内有壶腹嵴，高度分化的感觉上皮-支柱细胞和毛细胞，均是平衡觉感受器（图 9-8）。

3. 内耳的血管及神经　内耳的血管由迷路动脉和内听动脉所供给。听神经与面神经进入内听道，在内听道分出耳蜗和前庭两支。

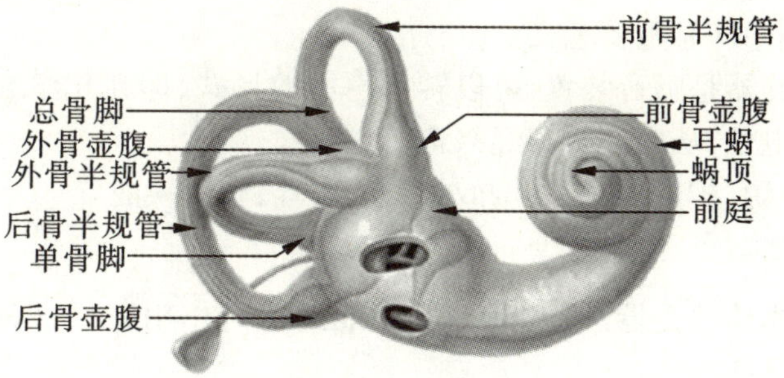

图 9-7　迷路

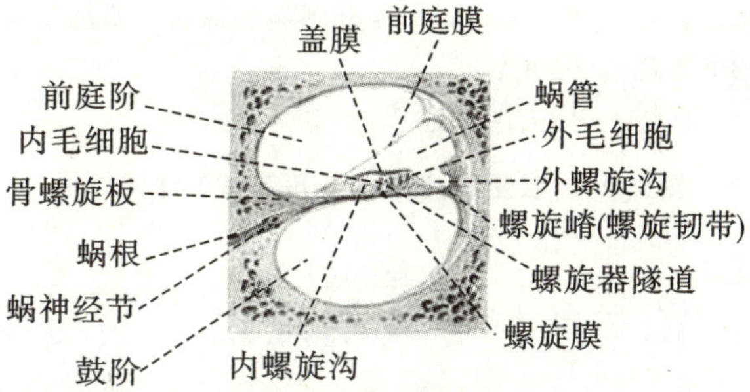

图 9-8　耳蜗横切面

二、耳的生理

（一）听觉生理

耳的生理特征

1. 传音　是指能听得见的声波（频率在 20～20 000 Hz）通过空气传导、骨传导两种途径传入内耳的过程。其中 1 000～3 000 Hz 的声波最敏感。

（1）空气传导　是指声波必经过中耳鼓膜听骨链传音变压增音过程产生听觉。其全过程可简示如图 9-9。

空气振动(外耳)　　　　传声变压过程(中耳)

声波 ⟶ 耳郭 ⟶ 外耳道 ⟶ 鼓膜 ⟶ 锤骨 ⟶ 砧骨 ⟶ 镫骨 ⟶ 前庭窗
⟶ 外、内淋巴 ⟶ 螺旋器 ⟶ 听神经 ⟶ 听觉中枢

液体波动　　感音　　神经冲动　　综合分析
(内耳)　　　　(迷路后)　　(大脑皮质)

图 9–9　空气传导过程

(2)骨传导　是指声波直接经颅骨途径传播产生听觉，声能传播甚微，无实际意义，但在耳聋鉴别中却有重要意义。

2. 感音　螺旋器是感音装置，可以转换声能的形式，即在化学介质的参与下把声能转移为感受器电位，从而使听神经兴奋。

外耳：收集声源、扩能。中耳：增效扩能。内耳：感音换能。

(二) 平衡生理

人体平衡靠本体感受器、视觉和前庭功能的协同作用完成，以前庭功能最重要。过程可简示如图 9–10。

3个系统：
- ↗ 前庭系统
  - ↗ 半规管：正负角加速度
  - ↘ 椭圆囊和球囊：直线加速
- ⟶ 视觉
- ↘ 本体感觉

图 9–10　感受器、视觉和前庭功能的协同作用

第二节　鼻与鼻窦的应用解剖与生理

一、鼻与鼻窦的应用解剖

鼻包括外鼻、鼻腔、鼻窦三部分，鼻腔外侧壁为重点内容。

(一) 外鼻

外鼻位于面中部，由骨和软骨共同构成三棱锥状（图 9–11），鼻骨位于鼻根部，下方宽薄，易发生骨折。鼻尖及鼻翼处皮肤含较多汗腺和皮脂腺，易发生痤疮、酒渣鼻和疖肿。

笔记栏

鼻的应用解剖图

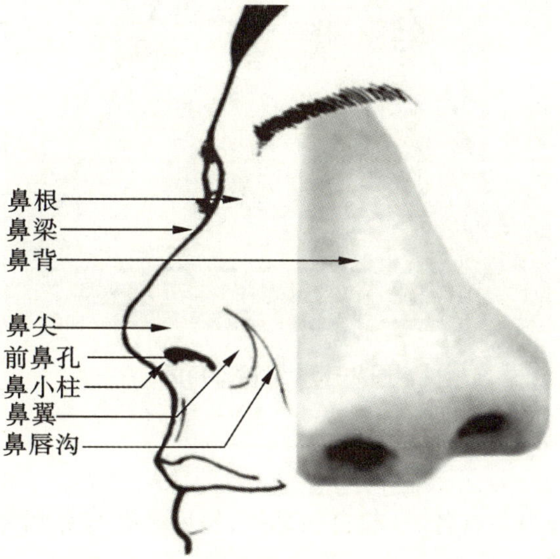

图 9-11　外鼻

外鼻静脉经面静脉、内眦静脉及眼静脉与颅内海绵窦相通，面部静脉无瓣膜，血液可双向流动（图 9-12），鼻部皮肤感染可造成致命的海绵窦血栓性静脉炎，临床上将鼻根部与上唇三角形区域称为“危险三角区”（图 9-13）。因此，鼻疖或上唇疖肿不能挤压。

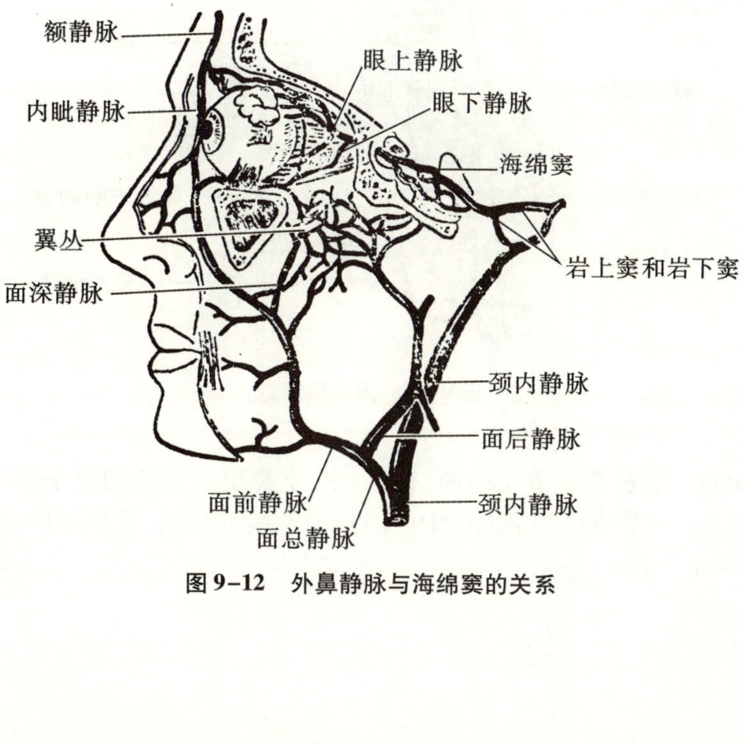

图 9-12　外鼻静脉与海绵窦的关系

笔记栏

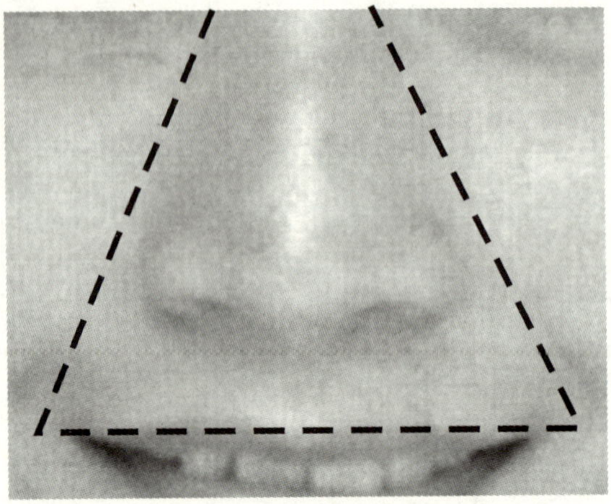

图 9-13 危险三角区

(二)鼻腔

鼻腔由鼻中隔分为左右各一,起自前鼻孔,经后鼻孔与鼻咽部相通,以鼻阈为界分为鼻前庭和固有鼻腔。

1. 鼻前庭　鼻翼内侧面部分,其皮肤富有皮脂腺、汗腺和鼻毛,好发疖肿,由于皮肤与软骨膜连接紧密,此处炎症时疼痛剧烈。后方为鼻阈,又称鼻内孔。

2. 固有鼻腔　即鼻腔,起于鼻阈,止于后鼻孔,有内、外、顶、底 4 个壁。

(1)内侧壁　为鼻中隔,由鼻中隔软骨、筛骨垂直板及犁骨组成。鼻中隔前下部黏膜血管丰富,汇集成网,称为利特尔区,是鼻出血的好发部位(图 9-14)。

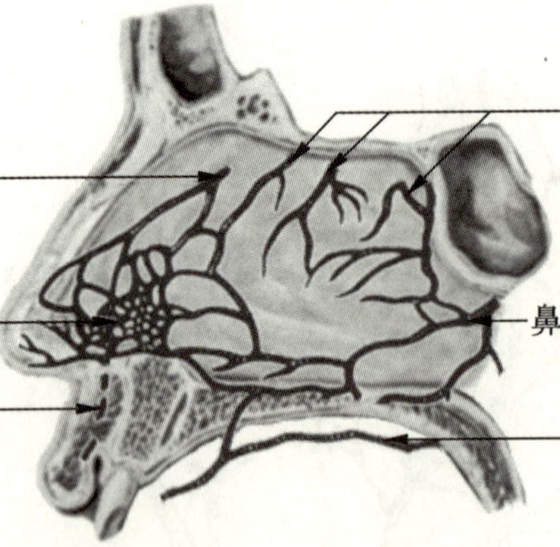

图 9-14 鼻中隔动脉

(2)外侧壁　为鼻腔的重要结构,有下、中、上鼻甲及对应的位于鼻甲下方的下、中、上 3 个鼻道。下鼻甲体积最大(图 9-15),前端接近鼻阈,下鼻甲后端距咽鼓管咽口 1.0~1.5 cm。

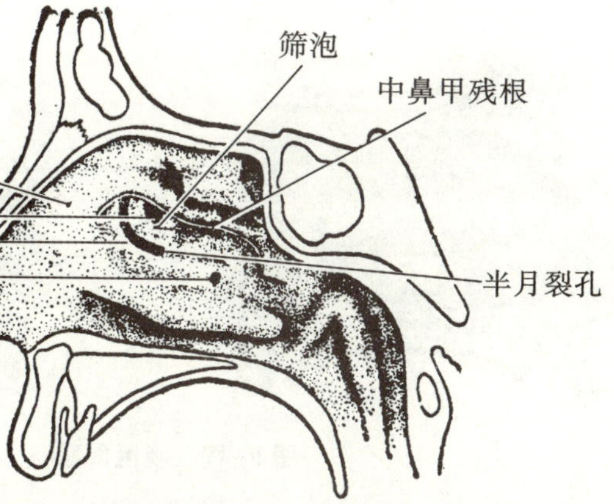

图 9-15　下鼻甲与鼻腔外侧壁

下鼻甲肿胀时常引起鼻塞,也可以压破咽鼓管咽口引起分泌性中耳炎。下鼻道顶端有鼻泪管的开口,外侧壁前段近下鼻甲附着处壁薄,是上颌窦穿刺点;下鼻道外侧壁后端近鼻咽部有扩张的鼻后(吴氏)静脉丛,是老年患者及高血压、动脉硬化患者鼻出血的好发部位。中鼻道外侧壁前下方突起为钩突,后上方突起为筛泡,两者之间为半月裂,向深处形成筛漏斗,内有前组鼻窦开口。窦口鼻道复合体(ostiomeatal complex,OMC),即以筛漏斗为中心的附近区域,包括筛漏斗、钩突、筛泡、半月裂、中鼻甲、中鼻道、前组筛窦、额窦开口、上颌窦自然开口等解剖结构(图 9-16)。上鼻甲是 3 个鼻甲中体积最小的,属筛骨结构。后组筛窦开口于上鼻道。蝶窦开口于上鼻甲后上方的蝶筛隐窝。嗅区:主要在中鼻甲内侧面以上鼻腔黏膜;呼吸区:中鼻甲内侧面以下部分黏膜所在区域,腺体和血管窦较丰富(图 9-17)。

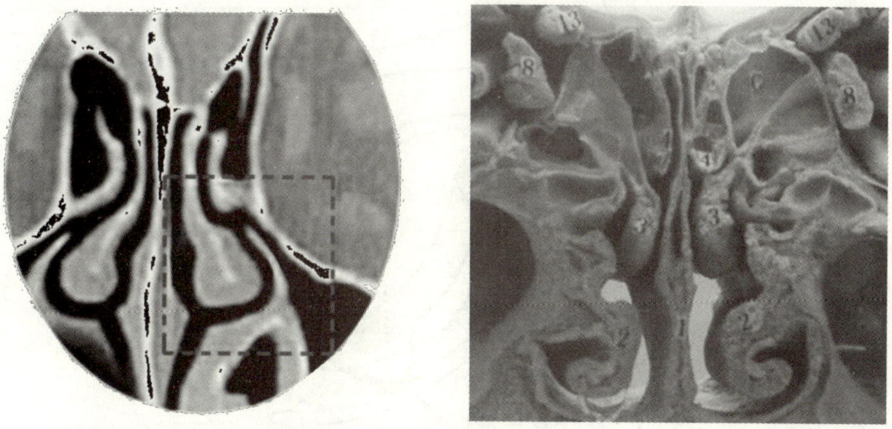

图 9-16　窦口鼻道复合体

笔记栏

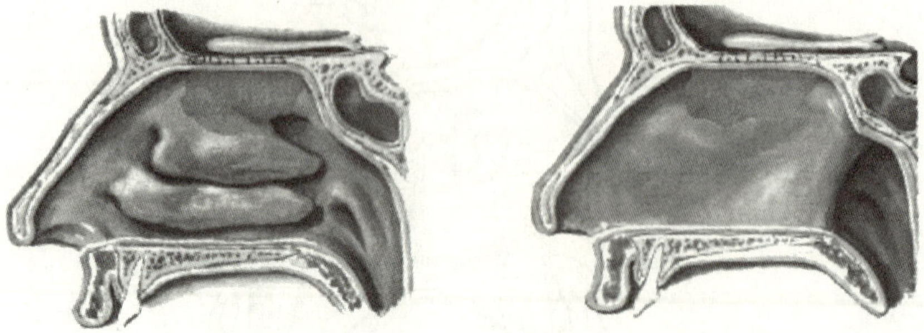

图 9-17　嗅区黏膜

(3)顶壁　呈穹窿状。前部倾斜上升,中部薄而脆,受外伤时易骨折致脑脊液鼻漏,成为感染入颅的途径。

(4)底壁　即硬腭,分隔口腔,前 3/4 为上颌骨腭突,后 1/4 为腭骨水平部。

(三)鼻窦

鼻窦是围绕鼻腔的两侧、上方及后上方的位于面颅骨及脑颅骨的含气空腔,可分为上颌窦、筛窦、额窦、蝶窦 4 对,其中上颌窦、额窦、前组筛窦属前组鼻窦,开口于中鼻道(图 9-18);后组筛窦开口于上鼻道,蝶窦开口于蝶筛隐窝,均属后组鼻窦(图 9-19)。

1. 上颌窦　位于上颌骨体内,为鼻窦中最大者(图 9-20),容量约 15 mL,前壁略凹并甚薄,称尖牙窝。上方有眶下孔,为眶下神经及血管通过之处。后外壁与翼腭窝、颞下窝毗邻。上壁即眶底壁。底壁与第二双尖牙及第一、二磨牙关系密切。内侧壁为鼻腔的外侧壁。

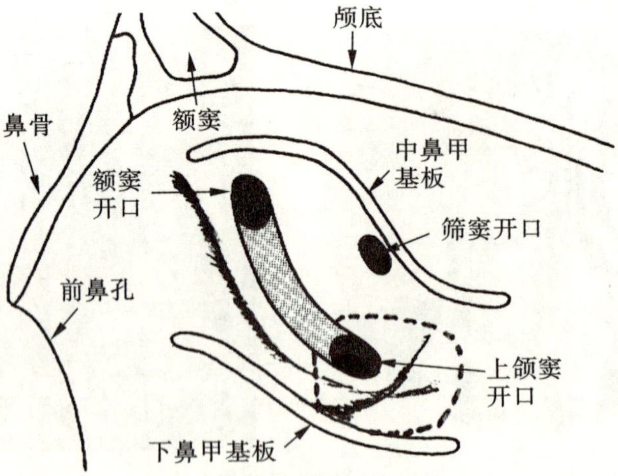

图 9-18　自前向后为额窦、前组筛窦、上颌窦开口

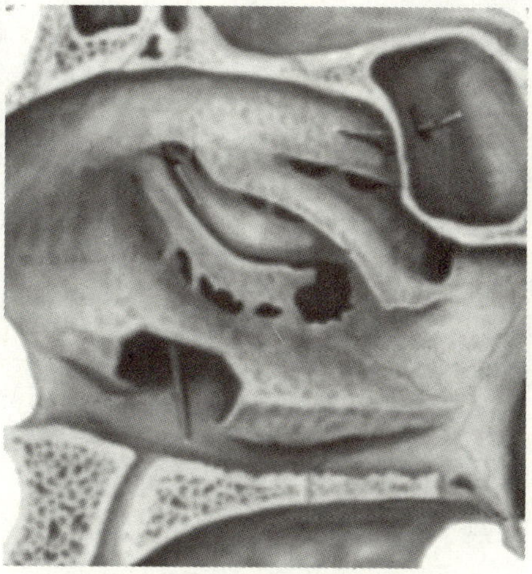

图 9-19　后上小管通蝶窦、下方两小洞通后组筛窦

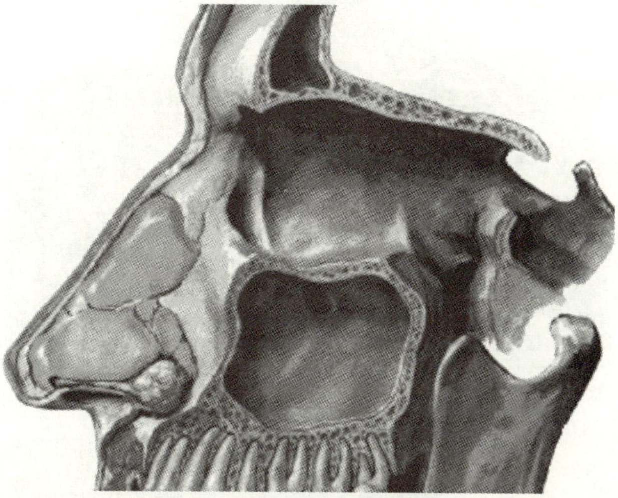

图 9-20　上颌窦和额窦

2. 筛窦　又称筛造路，如蜂窝状，位于筛骨体内，以中鼻甲基板分前后两组（图 9-21 ~ 图 9-23）。外侧壁为眼眶的内侧壁，称纸样板。内侧壁附着有上、中鼻甲。顶壁与颅前窝相隔。下壁是中鼻道外侧壁结构。前壁与上颌骨额突和额窦相接。后壁借蝶骨筛板与蝶窦毗邻。

3. 额窦　位于额骨内，左右各一（图 9-20、图 9-21、图 9-23）。前壁即额骨外骨板，坚厚，内含骨髓。后壁即额骨内骨板，较薄，与颅前窝硬脑膜相邻。底壁的外侧为眼眶顶壁和前组筛窦的顶部。内侧壁是额窦中隔。

4. 蝶窦　位于蝶骨体内，颅底的深部。前壁有蝶窦开口。外侧壁与颅中窝、颈内动脉、视神经、海绵窦及Ⅲ ~ Ⅵ颅神经关系密切。顶壁是颅中窝底，有蝶鞍、垂体。下壁是鼻咽顶（图 9-22、图 9-23）。

笔记栏

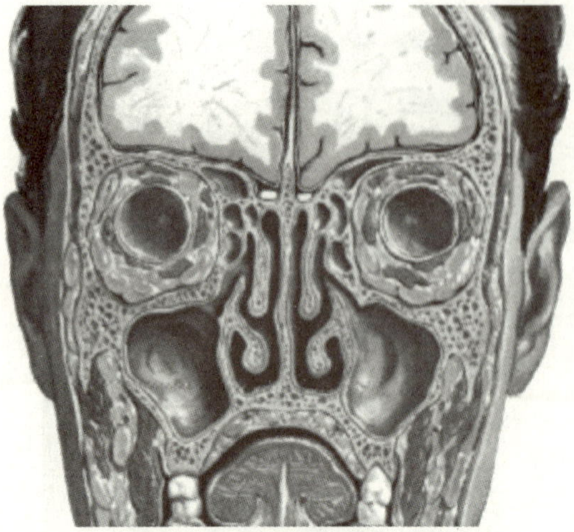

图 9-21　额窦、筛窦和上颌窦

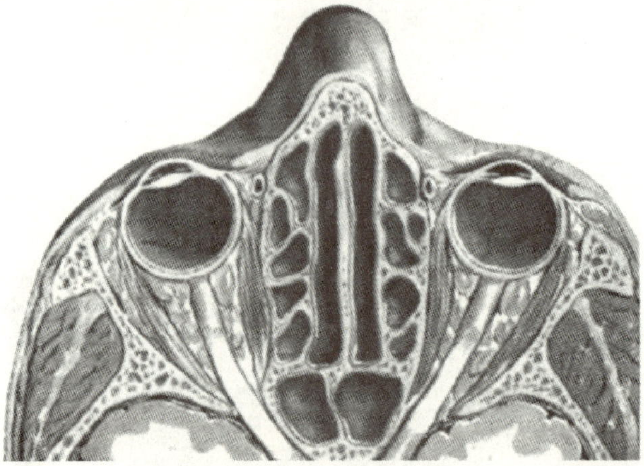

图 9-22　筛窦和蝶窦

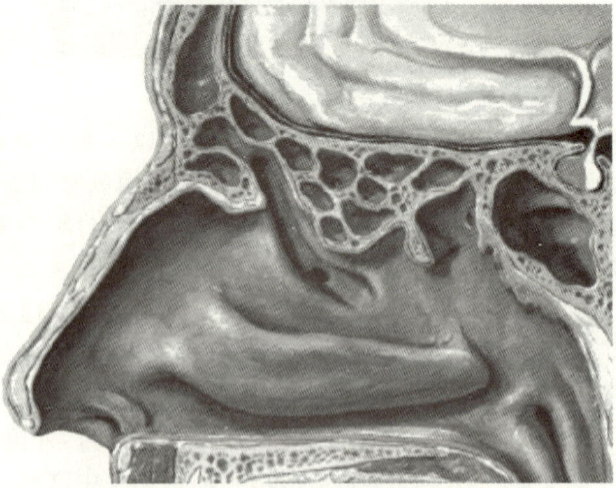

图 9-23　额窦、筛窦和蝶窦

笔记栏

二、鼻与鼻窦的生理

(一)呼吸功能

1. 呼吸道的门户和通道

(1)鼻腔的呼吸气流　吸气时气流呈抛物线经中鼻甲至鼻顶,再折向下方经后鼻孔入咽腔。呼气时部分气流则以抛物线经区鼻孔呼出,部分在鼻腔内形成漩涡气流,增加气流与鼻黏膜的接触机会。

(2)鼻阻力。

(3)鼻周期或称生理性鼻甲周期,可促使人们在睡眠时翻身。

2. 过滤及清洁　空气中的较大尘粒可被鼻毛阻挡,黏膜表面的黏液痰能黏附细小的尘埃和微生物,借纤毛运动输送至鼻咽部咽下或从口吐出。鼻腔分泌物中含有生物活性物质如溶菌酶等,有抑制和溶解细菌作用。反射性喷嚏可排除吸入的异物和有害气体。

3. 调节温度作用　鼻腔黏膜丰富的血液供应,可调节吸入气体的温度。

4. 调节湿度作用　鼻腔黏膜富含腺体和杯状细胞,分泌液体,提高吸入气体的湿度。

鼻的生理功能

(二)嗅觉功能

含有气味的空气被吸入嗅区后,其微粒溶于嗅腺的分泌液中,刺激嗅细胞产生神经冲动,经嗅神经传至嗅中枢,产生嗅觉。嗅觉可影响食欲和识别有害气体。

(三)声音共鸣功能

鼻在语音学上有重要作用,鼻功能正常,可使声音洪亮悦耳。

(四)鼻的反射功能

鼻肺反射,即鼻腔阻力增高或化学气体刺激鼻黏膜后引起支气管收缩,从而使肺通气量降低。

(五)鼻窦的生理功能

鼻窦对鼻腔的呼吸和共鸣有辅助作用并可减轻头颅重量和缓解外来冲击力,有保护颅脑的作用。

第三节　咽的应用解剖与生理

一、咽的应用解剖

咽是一呈漏斗形的肌性管道,是呼吸道和消化道的共同通道,位于颈椎前方,上起颅底,下至第6颈椎下缘平面与食管相接,成人长约12 cm,分鼻咽、口咽和喉咽三部分(图9-24)。

1. 鼻咽　又称上咽,位于颅底以下,软腭游离缘平面以上,后鼻孔以后。两侧有咽鼓管咽口和咽鼓管圆枕,后上方与咽后壁之间有咽隐窝,是鼻咽癌的好发部位,顶后壁有腺样体附着。

笔记栏

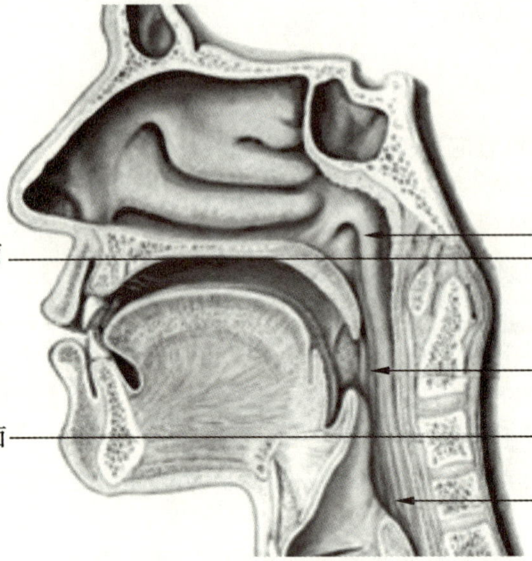

图 9-24　咽的分段

2. 口咽　介于软腭与会厌上缘平面之间(图 9-25)。

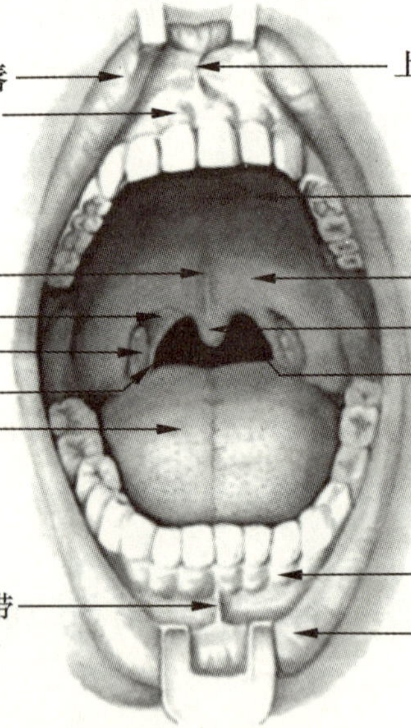

图 9-25　口咽

3. 喉咽　又称下咽,上接口咽,前通喉腔。会厌谷是舌根与会厌之间左右各一的浅窝。会厌上缘至两侧杓会厌壁的外下方有梨状窝,下为食管入口。

4. 咽的淋巴组织　咽部有丰富的淋巴组织,彼此有淋巴管相通,较大的淋巴组织团块呈环状排列,称咽淋巴环;主要有腺样体、咽鼓管扁桃体、咽侧索、咽后壁淋巴滤泡、腭扁桃体、舌扁桃体,这些淋巴组织在黏膜下有淋巴管相联系构成内环。由咽后淋

笔记栏

巴结、下颌下淋巴结、颌下淋巴结、颏下淋巴结构成外环。内环可通向外环（图9-26）。

（1）腺样体　又称咽扁桃体，位于鼻咽顶后壁，表面不平，有5～6条纵行沟裂，幼儿时期较大，6～7岁最大，10岁后开始逐渐退化。过度肥大可引起鼻腔阻塞、儿童鼾症和分泌性中耳炎等。

（2）腭扁桃体　习称扁桃体，为咽部最大淋巴组织，呈椭圆形。表面有十多个隐窝，深入扁桃体内成为小管，常有细菌在管内存留，形成感染病灶。扁桃体包膜与咽上缩肌相邻，中间为一潜在间隙，称扁桃体周围隙。扁桃体上隐窝，既大又深，管口堵塞，易引起扁桃体周围炎乃至脓肿。

5. 咽的血管和神经

（1）动脉　咽升动脉的咽支、面动脉的腭升动脉、扁桃体动脉、舌动脉的舌背支及腭降动脉。

（2）静脉　咽静脉丛→翼丛→面静脉及颈内静脉。

（3）神经　咽丛由舌咽神经、迷走神经及交感神经构成。鼻咽上部由三叉神经所支配。

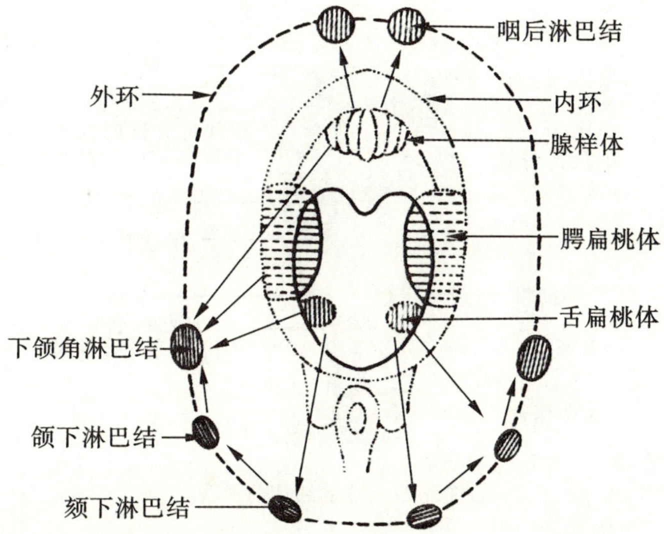

图9-26　咽淋巴环

二、咽的生理

1. 呼吸功能　有调温、湿润及清洁空气的功能，但弱于鼻腔。

2. 吞咽功能　食物进入咽腔，引起反射性软腭上举，咽后壁前突，关闭鼻咽腔；喉肌收缩，使声门暂时关闭；咽缩肌收缩，使食物进入食管。

3. 言语形成功能　咽腔为共鸣腔之一，通过咽腔口腔改变形状，产生共鸣，使声音清晰、悦耳，构成语言。正常的咽部结构对发音起重要作用。

4. 防御和保护功能　咽部丰富的淋巴组织能防御细菌入侵。咽反射作用可以吐出来自鼻腔、鼻窦和咽鼓管的分泌物或异物等；在吞咽或呕吐时，由于反射性关闭鼻咽和声门，可避免食物进入鼻腔和气管。

笔记栏

5. 调节中耳气压功能　进行吞咽动作时，咽鼓管开放，可使中耳内气压与外界气压保持平衡。

6. 扁桃体的免疫功能　内含 B 细胞、T 细胞、浆细胞和吞噬细胞，产生各种免疫球蛋白、干扰素、抗链球菌素，具有体液免疫作用；因含各种淋巴细胞，故具有细胞免疫作用。3～5 岁时可出现生理性肥大。

第四节　喉的应用解剖与生理

一、喉的应用解剖

喉位于颈前正中，舌骨之下。上通喉咽，下连气管。前为舌管下肌群，后为咽及颈椎。是呼吸的重要通道，下呼吸道的门户，又为发音器官。主要由软骨、肌肉、韧带、纤维结缔组织和黏膜等构成（图 9–27）。

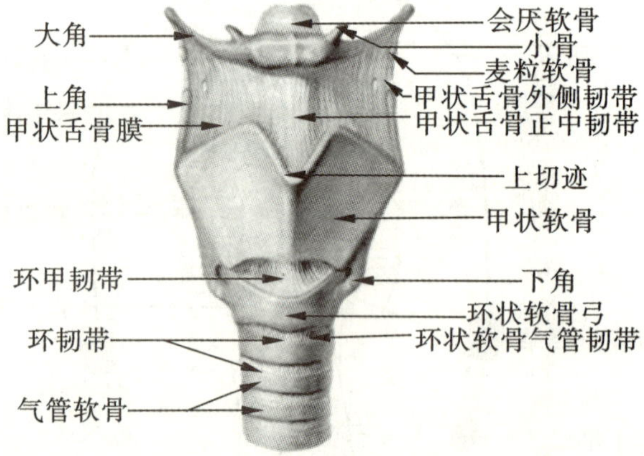

图 9–27　喉的结构前面观

（一）喉的软骨

喉以软骨为支架共 11 块。单个软骨有甲状软骨、环状软骨、会厌软骨。成对软骨有杓状软骨、小角软骨、楔状软骨。此外，还有数目不定的麦粒软骨。其中甲状软骨为喉部最大的软骨，在成年男性甲状软骨前上方形成喉结。环状软骨形如戒指，前窄后宽，前为环状软骨弓，后为环状软骨板，是喉气管中唯一完整的环状软骨，对保持喉气管的通畅至关重要。

（二）喉肌

喉肌分为两类：喉外肌位于喉的外部，与喉的上下运动及固定有关；喉内肌位于喉的内部，主要与声带运动有关。喉内肌有环杓后肌、环杓侧肌、杓肌、环甲肌、甲杓肌、杓会厌肌、甲状会厌肌。其中环杓后肌使声门张开，环杓侧肌、杓肌使声门关闭，环甲肌、甲杓肌使声带紧张和松弛，杓会厌肌、甲状会厌肌使会厌活动。

笔记栏

（三）喉腔

喉腔上起自喉入口，下达环状软骨下缘并接气管。由室带和声带为隔分为声门上区、声门区、声门下区（图9-28）。

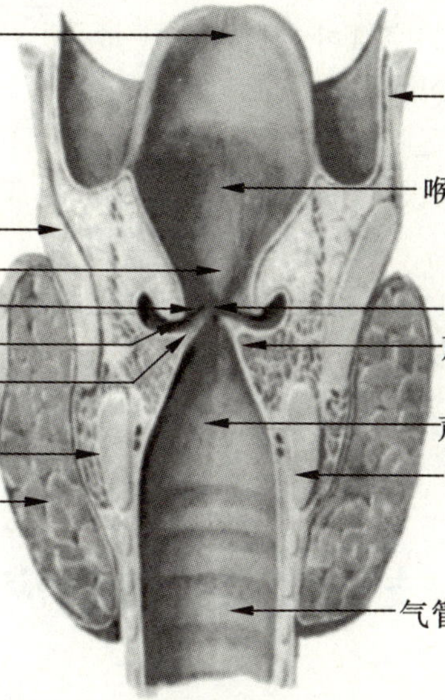

图9-28　喉腔

1. 声门上区　位于喉入口以下，室带以上喉部区域，前壁为会厌软骨，两旁为杓会厌皱襞，后为杓状软骨，介于喉入口与室带之间，称为喉前庭。

2. 声门区　位于室带与声带之间，包括室带、声带、喉室。①室带又称为假声带，左右各一，位于声带上方与声带平行，由黏膜、室韧带和肌纤维组成皱襞，呈淡红色。②声带位于室带下方，左右各一，由声韧带、声肌及黏膜组成，呈白色带状组织，张开时出现一等腰三角形裂隙，称为声门裂（简称声门）。前端称为前联合，是喉的最狭窄区。儿童声带长度为6～8 mm，成年女性为15～20 mm，成年男性为20～25 mm，故童音较高。③喉室是位于室带与声带之间的椭圆形腔隙。有喉室小囊，含黏液腺，可分泌黏液，以润滑声带。

3. 声门下区　位于声带游离缘以下，环状软骨下缘以上，与气管相连。幼儿此区黏膜下组织疏松，炎症时容易发生肿胀，常引起喉阻塞。

（四）喉的神经

1. 喉上神经　平舌骨大角平面分出内支和外支。内支经甲状舌骨膜入喉，司声门上区黏膜的感觉。外支主要司运动，支配环甲肌。喉上神经受伤后黏膜感觉丧失，声带松弛，音调降低。

2. 喉返神经　左侧绕主动脉弓上行，右侧绕锁骨下动脉上行，支配除环甲肌外所有喉内肌。部分感觉支司声门下区黏膜的感觉。左侧径路长，易受损。一侧喉返神经损伤，可出现声嘶。两侧喉返神经同时损伤，可出现不完全性声带麻痹，声带外展受限导致吸气性呼吸困难。

两者均为迷走神经分支。

笔记栏

二、喉的生理

1. 呼吸功能　喉是下呼吸道的门户，声门裂是呼吸道最狭窄处，声带的内收和外展可调节声门裂的大小。

2. 发声功能　肺内呼出的空气冲击内收的声带，使之震动，与咽、口、鼻的共鸣，经舌、齿、唇、颊、软腭的运动，发出不同的声音。

3. 保护下呼吸道功能　吞咽时喉体上提，会厌向后下倾斜，盖住喉口，声带关闭，食物沿梨状窝进入食管，不致误入下呼吸道。喉上部黏膜很敏感，异物刺激会引起剧烈反射性咳嗽，将其咳出。

4. 屏气功能　屏气时声门紧闭，呼吸暂停，增加胸腔和腹腔内压，以利于咳嗽、排便、分娩、举重等生理功能的完成。

5. 吞咽功能　吞咽时喉头上升，喉入口关闭，呼吸抑制，咽及食管入口开放。这是一个复杂的反射动作。

第五节　气管、支气管及食管的应用解剖与生理

一、气管、支气管的应用解剖与生理

气管分颈部气管和胸部气管。气管上起自环状软骨下缘（第6颈椎平面），下端在气管隆嵴处（第5胸椎上缘平面）分为左、右主支气管，气管由弹性透明软骨、平滑肌、黏膜和结缔组织构成。成人气管长度为10～12 cm。气管前壁为软骨性，后壁为膜性。颈部气管有7～8个软骨环，位置较浅，前面有皮肤、筋膜和肌肉等，在第2～4气管环前面有甲状腺峡部通过，进入胸腔后位置变深。

右侧主支气管：粗、短、直，长约2.5 cm，与气管纵轴的延长线呈20°～25°角。左侧主支气管：细、长、斜，长约5.0 cm，与气管纵轴的延长线呈45°角，且气管隆嵴偏于左侧，因此气管异物易落入右侧支气管（图9-29）。

气管、支气管的生理功能主要是通气及呼吸调节功能、清洁功能、免疫功能、防御性咳嗽和屏气反射。

二、食管的应用解剖与生理

食管为一肌性管道，上起于环状软骨下缘，相当于第6颈椎水平，止于贲门。分为颈段和胸段食管，有4个狭窄：第一狭窄，食管入口处，由环咽肌收缩所致，距上切牙约16 cm处，相当于第7颈椎水平，为食管最狭窄处，异物最易嵌顿于此。食管镜检查时，用力不当易损伤食管致食管穿孔。第二狭窄，主动脉弓压迫食管左侧壁而成，据上切牙约23 cm处，相当于第4胸椎水平，食管镜检查可见动脉搏动，异物嵌于此处最危险，可导致大出血引起死亡。第三狭窄，左主支气管压迫食管前壁所致，距上切牙约25 cm，相当于第5胸椎水平，与第二狭窄相邻，临床可视为一个狭窄。第四狭窄：横膈裂孔处，距上切牙约40 cm，相当于第10胸椎水平（图9-30）。

笔记栏

食管的生理功能：食管是食物的通道并具有分泌功能，有润滑保护作用。

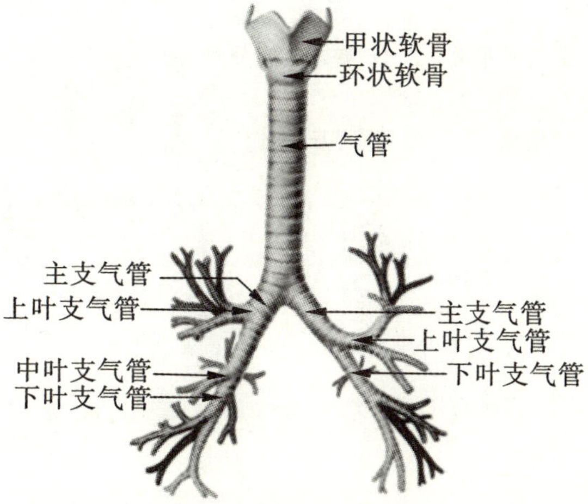

图 9-29 气管、支气管

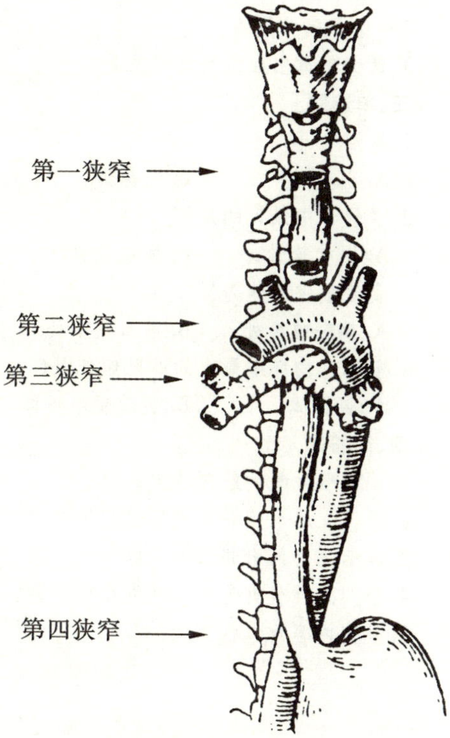

图 9-30 食管 4 个狭窄

小 结

本章内容涵盖外耳、中耳的构成，鼓室比邻关系，鼓膜标志，鼓室内容物，乳突分型，咽鼓管组织学结构，内耳组织学结构、声音的传播途径。外鼻的构成、各部名称，鼻腔的结构、鼻出血的好发部位，窦口鼻道复合体，鼻窦的各鼻道开口，鼻血液供应特点，鼻的生理功能。咽是呼吸和消化的共同通道，略呈漏斗状，前方与鼻、口、喉相通，下连食管，咽颊的概念、咽的淋巴组织，咽的生理功能。喉位于舌骨之下的颈前正中部，上通咽腔，下连气管，它既是发音器官，又是呼吸道的一部分，喉软骨名称，喉腔的分区，喉肌的名称、作用。气管上起自环状软骨下缘（第 6 颈椎平面），下端在气管隆嵴处分为左、右主支气管，右侧主支气管粗、短、直，易出现异物。食管为一肌性管道，上起于梨状窝，止于贲门，有 4 个生理狭窄。

练习题

一、名词解释

1. 听骨链 2. 利特尔区 3. 咽峡 4. 咽淋巴环

笔记栏

二、填空题

1. 咽鼓管的2个开口分别为________、________,其功能是________。

2. 4组鼻窦分别为________、________、________、________。

3. 青少年鼻出血的好发部位是________。老年人鼻出血的好发部位是________。

三、单选题

1. 鼻泪管开口于(　　)

A. 上鼻道　　B. 中鼻道　　C. 下鼻道　　D. 以上都不是

2. 喉软骨中最大的是(　　)

A. 甲状软骨　　B. 环状软骨　　C. 会厌软骨　　D. 杓状软骨

3. 食管最狭窄处为(　　)

A. 第一狭窄处　　B. 第二狭窄处　　C. 第三狭窄处　　D. 第四狭窄处

4. 咽淋巴内环中最大的淋巴组织是(　　)

A. 腺样体　　B. 咽鼓管扁桃体　　C. 咽侧索　　D. 腭扁桃体

四、简答题

1. 小儿咽鼓管的解剖特点是什么?

2. 鼻及上唇患疖肿时为何禁挤压?

3. 鼻咽癌为何引起颈淋巴结肿大?

4. 小儿急性喉炎为什么易发生喉阻塞?

5. 鼓室内容物包括哪些?

第十章　耳鼻咽喉科患者的护理概述

第一节　耳鼻咽喉科患者的护理评估与诊断

案例与思考

患者，男，32岁，因1 h前突发咽部剧烈疼痛、吞咽困难入院。既往史：持续低热、咽痛伴咳嗽、咳痰10 d，在社区医院诊治无改善。体格检查：扁桃体Ⅲ度水肿，会厌及周围组织高度水肿，双肺部呼吸音粗，张口呼吸。

请思考：①该患者存在哪些症状和体征？②该患者的临床诊断和护理诊断是什么？

一、健康史

了解患者过去的健康状况和生活环境与耳鼻咽喉疾病的关系。

1. 既往史　有无家族史、外伤史、手术史、过敏史等，如鼻出血患者，应了解患者是否有高血压、动脉硬化、血液病等；耳聋患儿，应讯问是否有高热病史，是否用过氨基糖苷类抗生素；如变应性鼻炎可伴有支气管哮喘，鼻咽癌有家族聚集现象。

2. 环境与职业　如噪声环境易引起耳聋，教师、歌唱家易患喉炎。

3. 生活习惯　包括饮食习惯、睡眠习惯、个人清洁卫生习惯，如嗜烟酒者易患咽喉炎或喉癌，不正确擤鼻可诱发中耳炎。

4. 发病的诱因　如受凉、疲劳、机体抵抗力下降均可成为耳鼻咽喉疾病的诱因。

二、症状和体征

1. 耳漏　指外耳道流出或在外耳随积聚异常分泌物。如脓性为中耳炎，水性且有耳及颅脑外伤史应警惕脑脊液耳漏，脓血性多为中耳癌，脓伴恶臭应考虑为胆脂瘤型中耳炎。

2. 耳聋　有功能性的如精神性或癔症性耳聋，还有器质性耳聋（又分为传导性耳聋、感音神经性耳聋与混合性耳聋）。外耳和中耳病变引起传导性耳聋。耳蜗及蜗后病变导致感音神经性耳聋。两者兼有为混合性耳聋。

3. 耳鸣　是听觉功能紊乱所致的常见症状。患者主观感觉耳内有声，但无外周声源。低音调耳鸣如机器轰鸣，多为传导性聋所致。高音调耳鸣如蝉鸣，多为感音神经性聋所致。

4. 耳痛　多为炎症所致，耳痛的性质有钝痛、刺痛、抽痛等，也可因肿瘤或三叉神经病变引起反射性耳痛。如外耳道疖、中耳炎等。

5. 眩晕　为一种运动错觉，感自身或外界物体运动。多为外周前庭病变所致。如梅尼埃病、前庭神经炎。

6. 鼻塞　是鼻腔阻力增大所致。如鼻腔、鼻咽炎症及肿瘤，鼻中隔偏曲等可引起，可表现为单侧或双侧鼻塞，持续性、间歇性、交替性鼻塞或进行性加重。

7. 鼻漏　指鼻内分泌物外溢。水性鼻漏见于急性鼻炎早期、变应性鼻炎或脑脊液鼻漏。黏脓性鼻漏见于慢性鼻炎、鼻窦炎。血性鼻漏见于鼻腔异物、鼻咽部肿瘤。

8. 鼻出血　见相关内容。

9. 鼻音　可分闭塞性鼻音和开放性鼻音。前者见于鼻炎、鼻窦炎、鼻肿物等病，后者见于腭裂、软腭瘫痪等病。

10. 嗅觉障碍　可分嗅觉减退、嗅觉丧失、嗅觉过敏、嗅觉错位等。

11. 咽痛　是咽部常见症状。咽炎、咽喉术后、外伤、肿瘤均可引起咽痛。

12. 咽感觉异常　指咽部有异物感、痒、干、堵、紧等异常感觉，可由器质性病变和功能性因素引起。

13. 吞咽困难　指难以吞咽饮食，分阻塞性、神经性、功能性障碍 3 种。阻塞性障碍见于扁桃体肿大，食管狭窄、异物、肿瘤等，神经性障碍见于咽肌麻痹，功能性障碍则是导致咽痛的疾病均可引起。

14. 打鼾　指软、舌根部软组织随气流颤动而产生的有节奏的声音。各种可引起上呼吸道狭窄的疾病均可引起打鼾。如伴睡眠呼吸暂停，则称为阻塞性睡眠呼吸暂停低通气综合征。

15. 声嘶　是由声带闭合不全或震动障碍引起的喉部症状之。可由喉炎、肿瘤、喉麻痹、外伤等引起。癔症可突发声嘶，暗示治疗可立即恢复正常。

16. 喉鸣　气流通过变窄的喉腔发出的声响。小儿易发生喉鸣。如急性喉炎、喉畸形。

17. 吸气性呼吸困难　大致表现为吸气费力、吸气时间延长，出现“四凹征”，常见于喉水肿、喉肿瘤、喉部炎症。

18. 头痛　鼻源性头痛较多见。如鼻窦炎、鼻中隔偏曲和结构性鼻炎。耳源性头痛可见于耳源性颅内并发症。

三、心理社会状况

1. 疾病早期，由于知识缺乏、经济困难易延误诊治。疾病晚期，当病情发展到危及生命时，则十分恐惧。

2. 耳聋、声嘶、嗅觉障碍或耳鼻分泌物有气味，耳鼻喉器官毁容患者等可引起社交

笔记栏

困难，学习、工作和生活受到影响，心理受创伤，食欲减退，甚至可出现性格异常。

3. 治疗欠佳的慢性病如慢性咽炎的患者可产生焦虑或恐癌情绪。

4. 需要特殊检查或手术治疗的患者常有紧张或恐惧心理。

5. 恶性肿瘤患者易产生悲观、绝望心理。

四、耳鼻咽喉科常见护理诊断

1. 舒适改变

(1)鼻塞　可由鼻炎、鼻窦炎、鼻肿物引起。

(2)痒　可由变应性鼻炎、真菌性外耳道炎引起。

(3)疼痛　可由炎症、创伤、肿瘤、异物及神经反射痛引起。如鼻源性头痛、咽喉痛、耳痛、吞咽痛。

(4)耳鸣　可由耵聍栓塞、中耳炎、梅尼埃病、听神经瘤等病引起。

(5)眩晕　可由梅尼埃病、迷路炎、突发性聋、听神经瘤等病引起。

(6)流脓　可由中耳炎引起，在鼻炎、鼻窦炎中表现为流黏脓涕。

(7)口干　与鼻腔填塞张口呼吸或术前使用阿托品有关。

(8)异物感　可由慢性咽炎、慢性扁桃体炎等引起。

(9)咳嗽、声嘶　多由喉部炎症所致。

2. 有感染的危险　先天性耳前瘘管、鼻前庭囊肿、鼻腔及鼻窦通气引流障碍、异物、外伤、手术及全身抵抗力下降均可使病原菌入侵，有导致感染的危险。

3. 体温过高　细菌或病毒入侵导致耳鼻咽喉出现各种炎症或肿瘤，均可引起体温过高。如急性化脓性中耳炎、耳源性并发症、急性化脓性鼻窦炎、急性扁桃体炎、急性会厌炎、恶性肉芽肿等。

4. 潜在并发症

(1)出血　外伤、异物、感染、血液疾病、肿瘤、心血管疾病均易引起出血。

(2)窒息　急性会厌炎、急性喉炎、咽后脓肿、喉阻塞、喉癌、呼吸道异物均可导致窒息。

(3)感染扩散　挤压鼻疖可导致海绵窦血栓静脉炎，中耳胆脂瘤可引起颅内、外感染，急性扁桃体炎可引起扁桃体周围脓肿。

(4)呼吸骤停　阻塞性睡眠呼吸暂停低通气综合征可出现呼吸骤停导致猝死。

5. 体液不足　由鼻出血、术后出血、呕吐等原因导致体液丢失过多，由咽痛等原因导致体液摄入不足，由发热、气管切开等导致水分蒸发过快引起。

6. 清理呼吸道无效　由鼻、咽、喉、气管炎症或异物使分泌物产生过多，咳嗽、咳痰困难引起。见于上呼吸道炎症、昏迷和喉癌患者。

7. 气体交换障碍　由气管、支气管异物存留，影响正常气体交换所致，也可由肥胖、扁桃体肥大所致的阻塞性睡眠呼吸暂停低通气综合征引起。

8. 语言沟通障碍　喉炎、喉癌可致声嘶，气管切开、喉全切可致失音，耳聋可致失语，鼻塞产生闭塞性鼻音，软腭麻痹产生开发性鼻音等均可引起语言沟通障碍。

9. 吞咽障碍　由于咽喉炎症导致的疼痛不敢进食，由于扁桃体肿大或咽喉肿瘤、异物导致机械性阻塞不能进食，鼻饲或气管插管者不便进食。

10. 自我形象紊乱　先天性畸形所致，如歪鼻、耳郭畸形；囊肿、肿物压迫所致，如

笔记栏

筛窦囊肿、上颌窦癌可致颜面部畸形,鼻息肉可出现蛙鼻;炎症性分泌物所致,如变应性鼻炎、鼻窦炎和中耳炎等;手术所致,如喉全切、上颌骨次全切等;放疗所致,如鼻咽癌放疗后颈面部出现色素和瘢痕。

11. 感知改变

(1)听觉(耳鸣) 各种类型的中耳炎、耵聍栓塞、梅尼埃病、特发性耳聋、外伤等均可导致听力下降。

(2)嗅觉 各种类型的鼻炎、鼻窦炎、鼻外伤、鼻肿瘤均可导致嗅觉下降。

12. 知识缺乏 指患者或家属缺乏耳鼻咽喉科疾病预防、保健、治疗的知识和技能。

(1)耳病 如使用氨基糖苷类抗生素易导致耳聋,鼓膜外伤后禁止游泳或耳进水,鼻、咽病变可引起中耳炎,中耳内吹入粉剂不利于中耳脓液引流,中耳炎急性期滴入硼酸酒精可加重耳部疼痛,用有色的药液滴耳不利于观察病情变化。

(2)鼻病 长期使用萘甲唑啉(鼻眼净)可导致药物性鼻炎;有过敏体质的人接近树木、野草、农作物等变应原易得变应性鼻炎;术后患者怕痛服用阿司匹林可引起或加重鼻出血;滴鼻用药方法不对,导致药液直接经下鼻道进入口腔,而不流向中鼻道或鼻咽部等重点病变部位;不正确的擤鼻易导致中耳炎。

(3)咽喉疾病 咽炎与烟酒、粉尘、有害气体及辛辣食物有关,应避免;喝酒还可使咽肌松弛和张力降低,加重阻塞性睡眠呼吸暂停低通气综合征的病情;由于对鼻咽癌不了解,有的患者切了颈淋巴结,有的患者放弃治疗。有些患者误吞异物后用饭团、馒头等强行下咽造成进一步伤害,出现并发症;缺乏正确的用嗓知识,易得喉炎。

13. 睡眠紊乱 与阻塞性睡眠呼吸暂停低通气综合征的疾病本身、咽腔狭窄、高血压、环境的改变、心理负担过重有关。

14. 焦虑 由于缺乏耳鼻咽喉相关知识,对疾病的病情、预后、手术并发症及术后的功能障碍过分担心;对住院环境的陌生、经济负担、担心影响工作或学习等均可产生焦虑。如阻塞性睡眠呼吸暂停低通气综合征、咽后脓肿、慢性咽炎、喉肿瘤、食管异物、变应性鼻炎、梅尼埃病、中耳炎及耳源性并发症等均可引起焦虑。

15. 恐惧 由于对病情不了解,担心预后不佳,多与病情危重、手术或患癌有关。如梅尼埃病、鼻出血、鼻咽癌、喉阻塞、喉癌、气管支气管异物和食管异物等病均可引起恐惧。

16. 皮肤完整性受损 与鼓膜穿孔、耳部外伤、耳源性并发症和中耳乳突手术有关。

17. 自理缺陷 无法自理,需要别人帮助。如喉切除术后短期需经鼻饲进食,迷路炎、梅尼埃病、手术后或要求绝对卧床休息的患者。

18. 家庭应对无效 与缺乏相关护理知识有关,如气管切开术后需带管回家。

19. 营养不足 手术创伤应急后,体液丢失,营养需要量增加,机体消化功能降低,如摄入不足可导致营养不足。

20. 误吸 喉癌术后喉组织缺损及全身麻醉患者喉反射功能不健全均有误吸的可能。

21. 呼吸模式改变 鼻阻塞患者需经口呼吸;喉梗阻或喉全切患者需经气管造口处呼吸。

22. 进食模式改变 喉部手术后常需要短时鼻饲进食。

笔记栏

23. 社交孤立　由打鼾干扰别人休息及性格改变所致。如阻塞性睡眠呼吸暂停低通气综合征。

第二节　耳鼻咽喉科常用检查

案例与思考

患者，男，17 岁，因反复鼻塞、流涕、头晕头痛 3 周入院。患者自述咽部干痛，痰多伴异物感，自觉听力较前下降，耳鸣。

请思考：①根据病情，患者需要做哪些部位的检查？②应该用什么方法来给患者检查？

一、耳鼻咽喉检查所需的设备及额镜使用方法

耳鼻咽喉诸器官在解剖上具有孔小洞深、不易直视的特点，临床需要使用专门的检查器械（图 10-1）和良好的照明才能进行检查。检查室宜稍暗，勿使强烈光线直接射入。需有座椅、凳子各一，另备痰盂及盛清洁器械和用后器械的盛具。

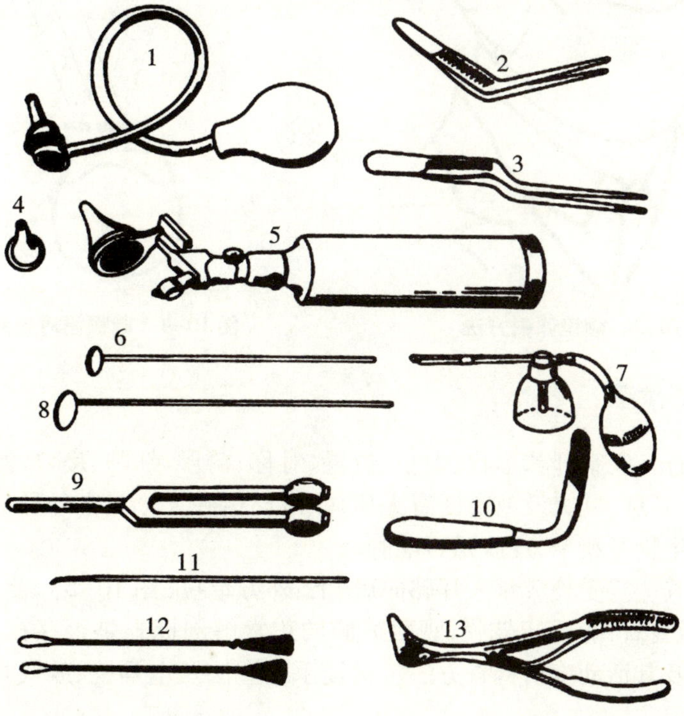

1. 鼓气耳镜；2. 膝状镊；3. 枪状镊；4. 耳镜；5. 电耳镜；6. 后鼻镜；7. 喷壶；8. 间接喉镜；9. 音叉；10. 角形压舌板；11. 耵聍钩；12. 卷棉子；13. 前鼻镜。

图 10-1　耳鼻咽喉科常用检查器械

笔记栏

额镜（图 10-2）镜面是一个能聚光的凹面反光镜，焦距为 25 cm，中央有一小孔。额镜戴于头部后，将双球状关节拉直，镜面与颌面平行，镜孔正对检查者平视时的左眼或右眼，远近适宜（图 10-3）。光源置于额镜同侧，较受检查耳部略高，并相距 15 cm 处（图 10-4），检查者面对患者 25～40 cm 为宜。

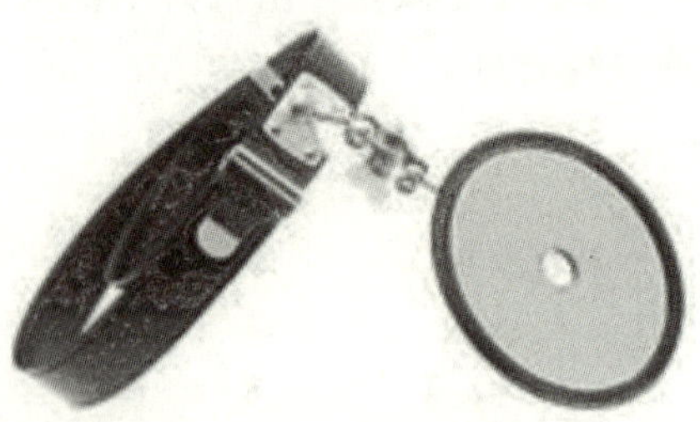

图 10-2　额镜

对光要求：先调整光源，使用光线投射到额镜上，再调整额镜镜面，将光线反射、聚焦到检查的部位。检查者的视线则通过镜孔正好看到反射的焦点光。

对光时须注意：①随时保持瞳孔、镜孔、反光焦点和检查部位成一直线。②养成“单眼视”的习惯（但另眼不闭）。③保持姿势端正，不扭颈、弯腰，转身来迁就光源光线和反射光线。

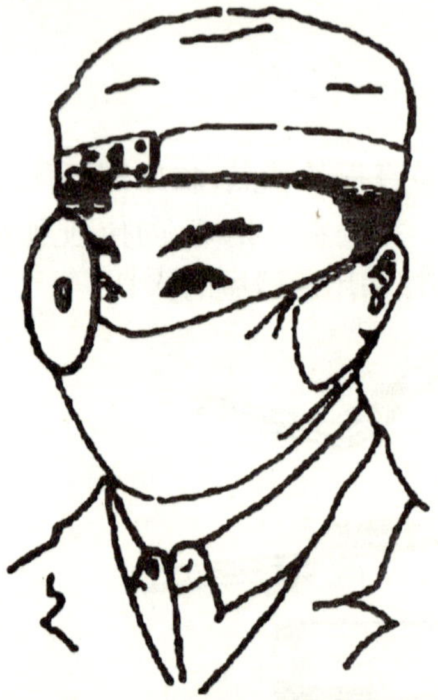

图 10-3　额镜佩戴方法

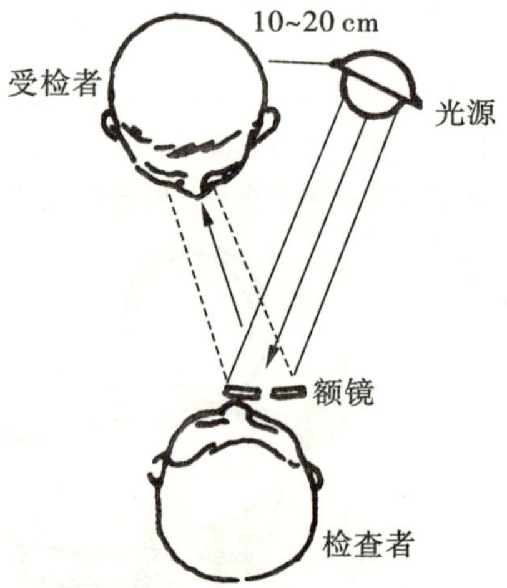

图 10-4　戴额镜对光方法

二、耳的检查

1. 外耳检查　观察耳郭形状、大小、位置、对称、畸形、红肿、瘘口、瘢痕等，检查耳郭有无牵拉痛，耳屏、乳突及鼓窦区有无压痛、淋巴结肿大。观察外耳道有无耵聍、异物、分泌物、新生物及狭窄，皮肤是否红肿。

2. 鼓膜检查　将受检成年人耳郭向后、上、外方牵拉（图 10-5），婴幼儿向后下方牵拉，使外耳道变直，能看清鼓膜，观察鼓膜的正常解剖标志是否存在，有无充血、穿孔、内陷、瘢痕及其活动度。检查方法包括徒手检查法及电耳镜、鼓气耳镜、耳内镜检查法等。

3. 咽鼓管检查　主要是查明咽鼓管的通气功能，常用方法有两种：①吞咽法，即用带橄榄头的听诊器，在受试者做吞咽动作时是否可到气流声；②吹张法，又分捏鼻鼓气法、波氏球吹张法、咽鼓管导管法等。

笔记栏

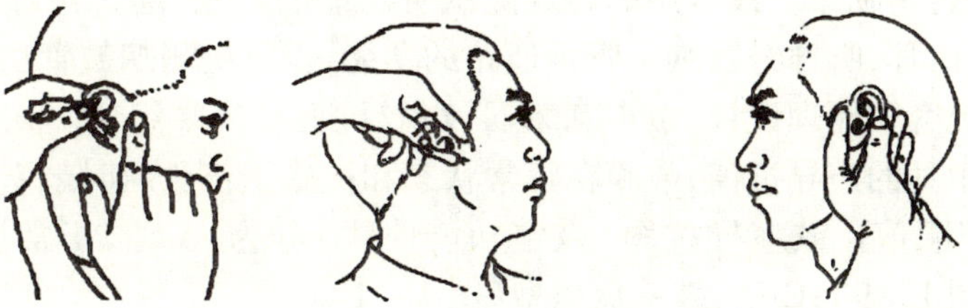

图 10-5　鼓膜检查法

4. 听力检查　分主观测听和客观测听,前者包括语音检查法、表试验、音叉试验、电测听等。后者包括声导抗测试、耳声发射及听性诱发电位检测等。

音叉试验:可判断传导性耳聋和神经性耳聋。①林纳试验(Rinne test,RT),即比较受试耳气导和骨导长短(图 10-6):将振动的音叉柄底置于受试耳后鼓窦区(骨导),当受试耳听不到声音时,立即把音叉臂置于外耳道口 1 cm 处(气导),若又能听见声音,说明气导 > 骨导,记作 RT(+),表示正常或感音神经性耳聋;反之,为传导性耳聋。②韦伯试验(Weber test,WT),即比较受试者两耳的骨导听力(图 10-7),也称骨导偏向试验,将振动的音叉柄底置于受检者颅骨中线任何一点,请受试者辨别哪侧耳的声音较响。记录时用"→"表示声音所偏向的侧别,如偏向患侧,则表示患耳为传导性耳聋;反之,为感音神经性耳聋。③施瓦巴赫试验(Schwabach test,ST),即比较受试者与正常人的骨导听力。

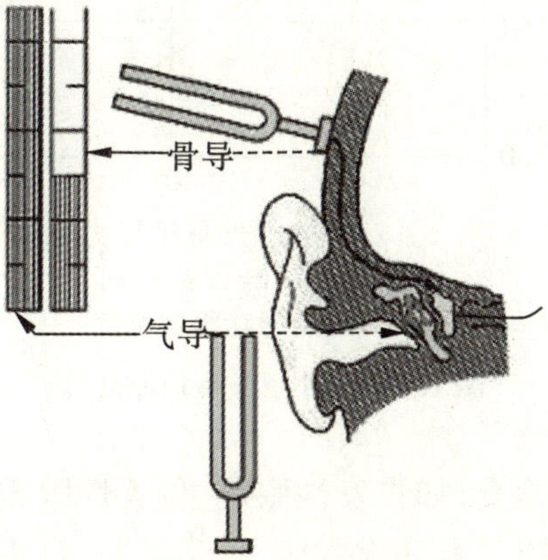

图 10-6　林纳试验

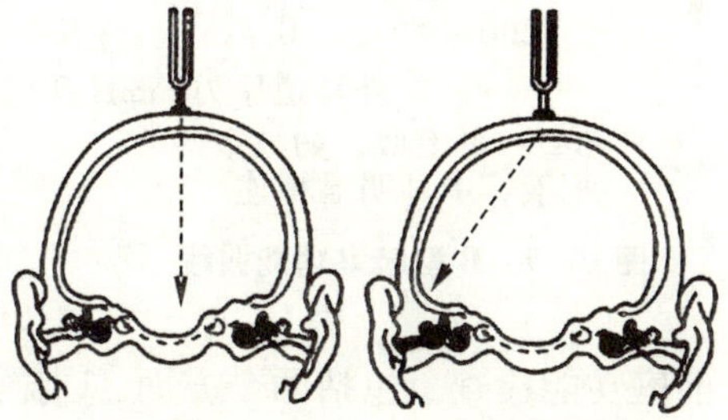

图 10-7　韦伯试验

音叉试验结果的比较见表 10-1。

表 10-1　音叉试验结果的比较

试验方法	听力正常	传导性耳聋	感音神经性耳聋	混合性耳聋
林纳试验(RT)	+	- 或 ±	+	+、- 或±
韦伯试验(WT)	正中	偏向患耳或较重耳	偏向健耳或较轻耳	不定
施瓦巴赫试验(ST)	±	+	-	-

笔记栏

声导抗测试：是临床上最常用的客观测试听功能的方法，通过声导抗仪测试评价中耳传音系统、内耳、听神经及脑干听觉通路的功能，也可检测咽鼓管功能。声导抗仪是根据声的等效容积原理设计，由声刺激器、声导抗桥和气泵组成。在外耳道压力变化过程中测量中耳的声导抗值，鼓膜在正常状态和被施予正负压时鼓室的等效容积毫升数差值，即声顺值。鼓室导抗图（鼓室功能曲线）分为：A 型，正常型（图 10-8）；B 型，平坦型（图 10-9）；C 型，鼓室负压型（图 10-10）。

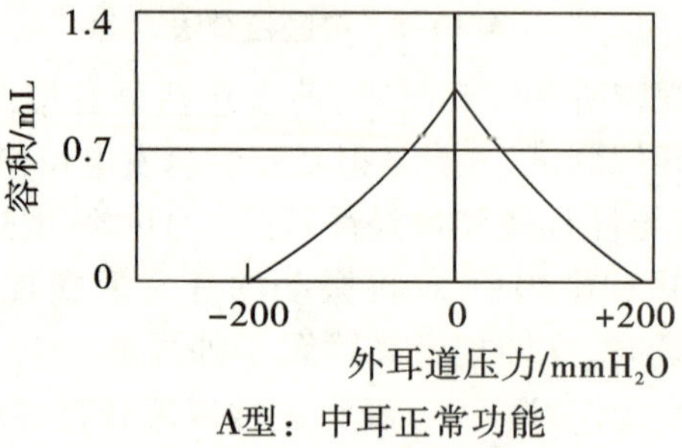

图 10-8　A 型鼓室功能曲线

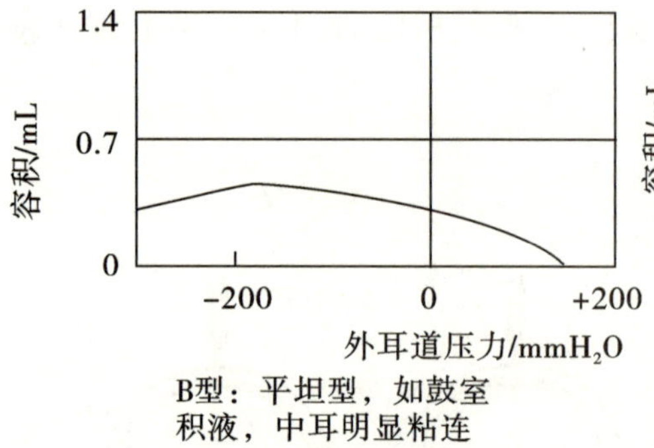

图 10-9　B 型鼓室功能曲线

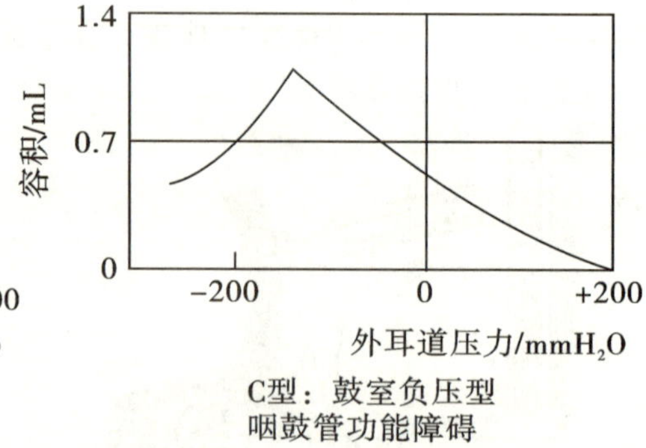

图 10-10　C 型鼓室功能曲线

5. 前庭功能检查　包括两个方面：①眼震检查，如自发性眼震、位置性眼震、冷热试验、旋转试验、眼震电图等。②平衡检查，如闭目直立检查法、过指试验、行走试验、瘘管试验、姿势描记法等。

6. 影像学检查　是耳部疾病重要的辅助检查方法，包括乳突 X 射线片、颞骨 CT 及磁共振成像（MRI）。CT 对显示骨组织细微结构有优势，而 MRI 更能显示软组织病变。

三、鼻部检查

1. 外鼻检查　观察有无外鼻畸形、皮肤变色、肿胀、损害等。经拇指检查外鼻皮肤有无触痛、增厚、变硬及鼻骨有无骨摩擦感、畸形和移位等，还要注意是否嗅到特殊的腥臭味。

2. 鼻腔检查　鼻前庭：受检查者头部稍后仰，检查者以拇指将其鼻尖抬起，再左右推动，观察鼻前庭皮肤有无肿胀、糜烂、溃疡、皲裂、疖肿、肿块、鼻毛脱落和结痂等。

前鼻镜检查法：一手执鼻镜，以拇指及示指捏住前鼻镜的关节或拇指附于关节处，示指附于受检查者鼻尖，前鼻镜之一柄贴于掌心，余三指握于另一柄上司前鼻镜的启闭(图 10-11)。另一手扶持受检者的面颊部或顶部以调整其头位。先将鼻镜的两叶合拢，与鼻底平行伸入鼻前庭，切勿超过鼻阀，以免引起疼痛或损伤鼻中隔黏膜引起出血。然后将前鼻镜的两叶轻轻上下张开，抬起鼻翼，扩大前鼻孔，按顺序检查第一位置：头稍低，观察鼻腔底部、下鼻甲、下鼻道及鼻中隔前下部。第二位置：头后仰 30°，检查鼻中隔中段、中鼻甲、中鼻道和嗅裂中后部。第三位置：头后仰 60°，查看鼻中隔上部、中鼻甲前端、鼻丘、嗅裂与中鼻道前部(10-12)。

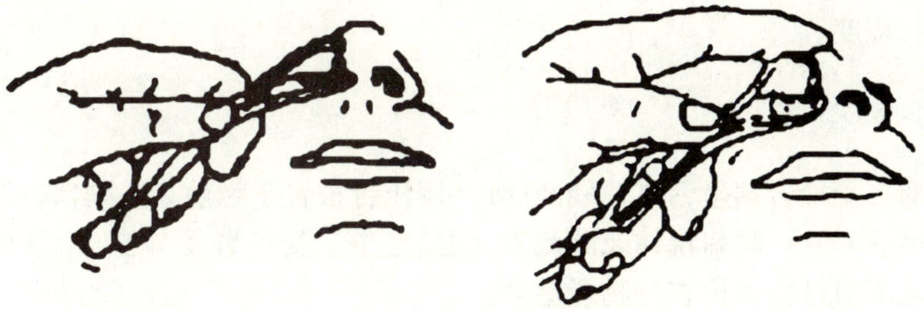

图 10-11　鼻镜的使用方法

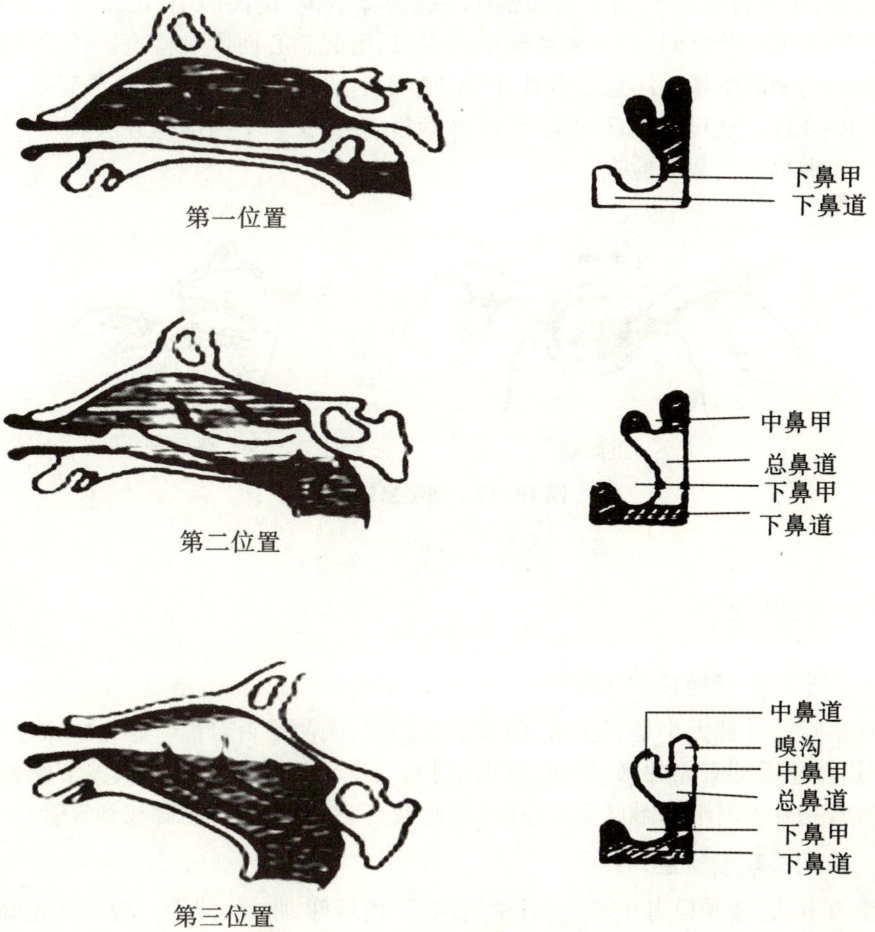

图 10-12　前鼻镜检查的 3 种位置

笔记栏

检查中注意鼻甲有无充血、水肿、肥大、干燥及萎缩等。中鼻甲有无息肉样变,鼻道中有无分泌物和积聚,并注意分泌物的性质。鼻中隔有无偏曲、息肉、肿瘤等。

3. 鼻窦检查　视诊、触诊及叩诊见“外鼻检查”。

前鼻镜检查:观察鼻道中有无脓液及所在部位,有无息肉或新生物等。

体位引流法:用于疑似鼻窦炎而检查时未见鼻道中有脓液者。先用1% ~2%麻黄碱(麻黄素)液棉片收缩鼻腔中鼻道及嗅裂处黏膜,使窦口通畅,患者取坐位,下肢分开,上身下俯,头下垂近膝,约10 min后坐起检查鼻腔,视有无脓液流入中鼻道。

4. 影像学检查　鼻窦X射线摄片、CT扫描是鼻窦疾病的主要辅助手段。尤其是CT扫描已被列为鼻及鼻窦疾病诊断和术前的首选影像学检查,能进一步明确病变的性质、范围、程度。

四、咽部检查

1. 口咽　受检者端坐,张口平静呼吸。用压舌板置于舌前2/3处,将舌压向口底,观察腭舌弓、腭咽弓、腭扁桃体及咽侧索、咽后壁等。受检者发“啊”音,观察软腭位置和运动。也可通过指诊检查肿物或茎突。

2. 鼻咽部　间接鼻咽镜检查即受检查者端坐,头微前倾,用鼻呼吸。检查者左手持压舌板,压下舌前2/3,右手持加温而不烫的鼻咽镜,镜面向上,由张口之一角送入,置于软腭与咽后壁之间,避免触及咽壁或舌根,引起恶心而影响检查。转动镜面,以便得到鼻咽的全部图像。注意后鼻孔、咽鼓管咽口、圆枕、咽隐窝、鼻咽顶后壁及腺样体等(图10-13)。还可使用鼻内镜、纤维鼻咽镜、触诊法、CT扫描等方法。

3. 喉咽部　见喉部检查。

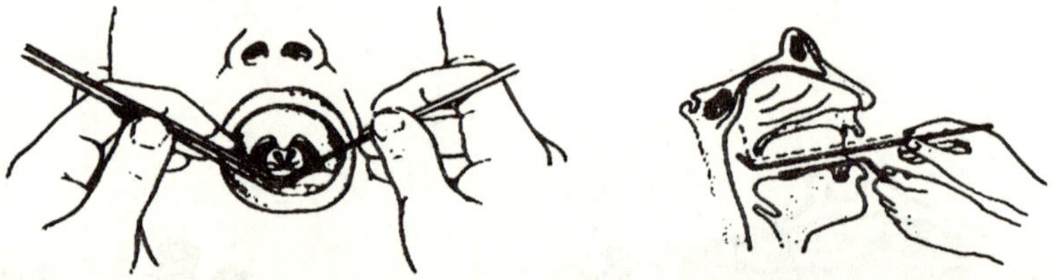

正面观　　侧面观

图10-13　间接鼻咽镜检查

五、喉部检查

喉部检查及护理配合

(一)喉的外部检查

观察喉的外部大小是否正常,位置是否居中,两侧是否对称。触诊甲状软骨、环状软骨等,注意喉部有无肿胀、触痛、淋巴结肿大、皮下气肿及正常的喉关节摩擦感。在进行气管切开术时喉的触诊尤其重要,因触及环状软骨,即可顺此找到气管。

(二)间接喉镜检查

检查方法:让受检者正坐,上身稍前倾,头稍后仰,张口、伸舌。检查者先调整额镜对光,然后用纱布包裹舌前部1/3,以左手拇指和中指捏住舌前部,把舌拉向前下方,

笔记栏

示指推开上唇抵住上列牙齿，以求固定。再用右手按执笔姿势持间接喉镜，稍加热镜面，不使起雾，但勿过烫，检查前应先在手背上试温后，再放入咽部。镜面向前下方，镜背紧贴腭垂前面，将软腭推向上方，避免接触咽后壁，以免引起恶心。转动镜面角度位置，以求对喉及喉咽做完整的检查。然后嘱受检者发"衣""衣"声音，使会厌上举，此时可看到会厌喉面、杓间区、室带、声带与其闭合情况。正常情况下，喉及喉咽两侧对称，梨状窝无积液，声带呈白条状。检查时注意喉黏膜色泽及声带活动情况（图 10-14）。

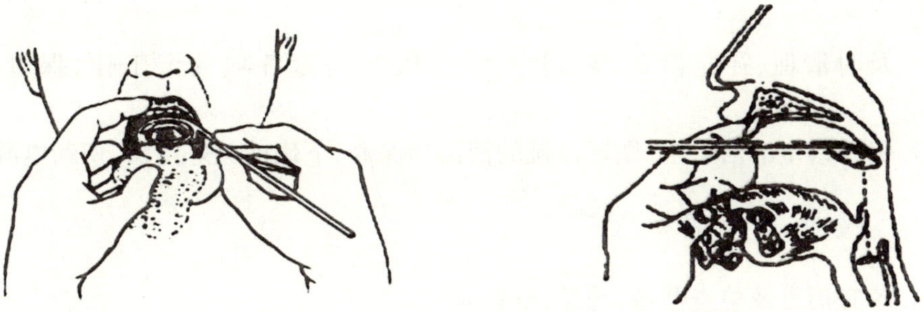

图 10-14　间接喉镜检查

（三）纤维喉镜检查

纤维喉镜检查用于间接喉镜效果不好，颈部畸形，张口困难及年老体弱者，也可行活检、息肉摘除及小异物取出。

1. 检查方法　受检者取坐位或仰卧位，鼻腔及口腔黏膜表面麻醉后，检查者经鼻腔或口腔导入喉镜，对鼻、鼻咽、口咽、喉咽、喉等部位进行检查及治疗。

2. 禁忌证　有严重全身性疾病或严重颈椎疾病。

第三节　耳鼻咽喉科护理管理

案例与思考

患者，女，56 岁，因鼻塞、流涕反复发作 3 月余入院，被诊断为慢性鼻窦炎，医嘱拟于次日晨 9:00 在局部麻醉下行鼻窦开放术。

请思考：①该患者需要做哪些术前准备？②该患者手术后该如何护理？

一、门诊诊室护理管理

1. 开诊前检查各种器械、药品、敷料和办公用品是否备齐，并按固定位置放好。

2. 安排患者按号就诊，对老弱、幼儿优先就诊；遇急危重患者安排立即诊治，并密切配合医生准备急救药品和器材，共同救治患者。做好分诊工作，根据病情特点，将患

笔记栏

者分送给有专长的医生诊治。陪送危重患者入院。

3. 在检查婴幼儿时,应协助医生固定头部。遇耳聋或失音的患者,应酌情用笔交谈,避免喧哗。

4. 指导患者完成必要的辅助检查,如听力检查;指导患者正确用药,积极开展卫生宣教和健康指导,使患者及家属了解本科常见病的发病原因、预后及预防保健方法,积极配合治疗与护理。

5. 按医嘱进行各种诊疗操作,协助医生做好术前准备、术中巡回、术后观察和护理。

6. 及时清理、补充检查器械和药品。做好门诊各项登记工作,保管好贵重仪器。

7. 保持诊室清洁卫生,做好器械的消毒和保养,下班前关好门窗,切断电源。

二、检查治疗室护理管理

1. 备齐消毒及检查器械、药品、敷料。

2. 正确执行医嘱,进行各种治疗操作或协助医生完成各项检查治疗操作。

3. 向患者说明检查治疗的目的及如何配合。

4. 检查治疗前必要的表面麻醉,并观察麻醉药的不良反应或并发症。告诉患者检查治疗后的注意事项。

5. 保持检查治疗室的清洁卫生,定期消毒。

三、隔音测听室护理管理

1. 隔音室应由专职护士与技术人员共同管理,内环境应符合国家 GB 7583—87 的要求。

2. 检查办公用品及设备是否齐全、完好,听力计和声导抗仪应定期校准,耳塞先用肥皂水清洗,再用 75% 乙醇擦拭。

3. 保持隔音室整洁,空气清新,注意防潮。

4. 向受试者解释测试的目的、过程及配合方法。婴幼儿受试者,应结合其年龄及检查目的选择合适的检测方法或遵医嘱给予镇静药。

5. 测试前应去掉受试者眼镜、头饰、耳环及助听器等,清洁外耳道,调整好耳机。

6. 受试者自然端坐,避免说话、吞咽及清鼻动作,不移动身体,保持安静。

7. 测试结束后,记录、整理检查结果,并及时送交医生。

四、内镜室护理管理

1. 妥善保管好仪器设备　建立仪器档案,制定使用、保管、保养制度,注意防尘、防潮、防霉,将亮度开关调节到最小后关闭电源,发现问题及时联系维修。

2. 做好检查前准备　向患者解释检查的目的和注意事项,给检查部位上药或喷药,确定检查器械和吸引器是否能用。

3. 正确使用仪器设备　先用生理盐水冲洗内镜,再用 75% 乙醇擦拭镜面,操作时

笔记栏

动作应轻柔、平稳、准确，不要弯折导光线。

4. 消毒与灭菌　检查后用清水冲洗所有器械，用脱脂纱布擦拭污渍，用环氧乙烷消毒灭菌，不能用热力灭菌法。

5. 安全卫生管理　检查抢救药品是否齐全，保持室内清洁、通风、防潮，进行空气消毒，做好各项登记，关好门窗，切断电源。

五、手术前护理管理

1. 心理护理　患者入院时，有担忧、恐惧、思念家庭、陌生感等各种心理反应，护士在患者进入病房时，立即与其交谈，耐心而细致地介绍医院的管理制度和生活设施，并以热忱真挚、认真负责的态度了解病情，讲清手术目的，消除患者不必要的心理负担，取得患者术前、术中、术后的合作，增强患者对手术成功的信心。

2. 皮肤准备　术前应注意全身清洁，沐浴、洗头 1 次。如耳部手术，术前 1 d 剃除术耳周围头发（距耳郭 5 ~ 7 cm），清洁耳郭、外耳道及该区周围皮肤，女患者在术日晨将术侧头发梳向健侧后固定。鼻部手术应剪除鼻毛，清洁鼻腔，男患者剃胡须。咽喉手术前 1 d 晚及术晨用漱口水漱口，清洁口腔。

3. 术前检查　术前应注意患者是否已做血常规、出血时间、凝血时间、心电图、胸片等检查，将相关的 CT、MRI 片及病历随患者一同带入手术室。

4. 术前用药　肌内注射苯巴比妥（鲁米那）可减轻患者的紧张和焦虑，肌内注射阿托品可减少耳鼻咽喉腺体的分泌，肌内注射止血药（如凝血酶）能减少术中出血。以上术前用药均有利于手术的顺利进行。

5. 全身麻醉患者术前禁饮、禁食 8 h　去手术室前排空小便，换穿手术服，取下假牙、装饰品及其他贵重物品交病房护士或家属保存。术前做抗生素皮试，按医嘱做好麻醉药物的皮试。局部麻醉患者术前可少量进食。

六、手术后护理管理

1. 术后体位　鼻、咽局部麻醉术后患者取半卧位，全身麻醉术后取去枕平卧位，头偏一侧，待 6 h 患者清醒后，取半卧位或自由卧位。耳术后取平卧位或侧卧位，患耳朝上或健侧卧位。

2. 术后饮食　鼻术后开始可进流食或半流食，逐渐过渡到普食。扁桃体术后 3 h 或全身麻醉清醒有吞咽动作且无出血者可进冷流质，次日长出白膜后进流食，3 d 后改半流食，7 ~ 10 d 内不宜进过硬、辛辣、油炸或酸性食物。喉癌术后，开始鼻饲高热量饮食，2 周后撤除鼻饲管，逐渐由流质饮食改半流食以至软食；耳术后进半流食或软食，3 ~ 5 d 后改普食。多食含足够热量、蛋白质和丰富维生素的均衡饮食。

3. 术后出血　鼻、咽术后观察鼻前部渗血及口腔内吐出物。嘱患者勿打喷嚏或咳嗽，以免鼻填塞物松动脱出导致出血；可指导患者利用张口深呼吸和舌尖顶上腭的方法抑制打喷嚏或咳嗽。必要时可局部冷敷或使用止血药物。嘱患者勿咽下口水或用力咳出，而是将口内分泌物用舌头舔到嘴边，再用纸巾擦拭。

4. 术后不适　针对患者出现不适的原因和严重程度，耐心细致地做好患者及家属的解释工作，并予对症护理。如咽干，可能是术前肌内注射阿托品引起，也可能是鼻术

笔记栏

后填塞用口呼吸所致，为避免口腔咽喉干燥，可用湿纱布覆盖口部或用棉签擦拭口唇，口唇干裂可涂液状石蜡，需要时可行雾化吸入。术区痛多为术后正常反应，应以心理疏导为主，消除患者的恐惧心理，不宜用水杨酸类药物止痛。如有呕吐、呼吸困难、出血严重，应及时和医生联系并给予适当处理。

5. 局部护理　鼻术后给予1%呋麻滴鼻液、复方薄荷滴鼻液或维生素AD滴剂滴鼻；用鼻腔冲洗剂洗鼻；用含片含服，用含漱剂漱口；并教会患者或家属掌握其使用方法，必要时行口腔护理。

6. 术后医嘱　及时执行各项术后医嘱，经常与医生交流分管患者的病情，整理手术文件，了解手术情况，按时巡视患者，密切观察病情。嘱鼓膜修补的患者术后1周内勿用力擤鼻，以免影响移植片愈合，嘱患者沐浴时应避免污水进入患耳，建议患者避免上呼吸道感染等。应严格遵医嘱按时按量服药，出院后应按规定定期来院随诊复查。

7. 建立健全各项规章管理制度，交接患者时严格执行“三查八对”，严防差错事故发生。

第四节　耳鼻咽喉科常用护理技术和操作

案例与思考

案例1：患者，男，26岁，因左耳疼痛伴耳鸣到医院就诊。作为当班护士，你知道该如何清洁患者的外耳道吗？

案例2：患者，女，32岁，鼻窦炎术后第4天。作为当班护士，你知道怎样给患者冲洗鼻腔吗？

一、外耳道清洁法

1. 目的　用于耳部检查、治疗或手术前准备。

2. 评估　评估外耳道情况，是否适宜操作；患者对外耳道清洁的目的、方法的认知水平，以及年龄、沟通能力、合作程度、心理反应等。

3. 计划　物品准备如耳镜、膝状镊、小棉签、耵聍钩及3%过氧化氢溶液；环境准备如环境整洁，有洗手设备；操作者准备如洗手。

4. 实施　整块耵聍用膝状镊或耵聍钩轻轻取出，耵聍碎屑用小棉签清除。外耳道内分泌物用蘸有3%过氧化氢溶液的小棉签清洗，然后用小干棉签拭净。

5. 注意事项　动作轻柔，不损伤外耳道皮肤和鼓膜。

6. 评价　达到外耳道清洁的目的。

笔记栏

二、耳滴药法

1. 目的 软化耵聍、清洁外耳道、取外耳道各种异物及治疗耳疾病。

2. 评估 患者是否了解滴药目的，能否配合操作。

3. 计划 准备用物（如滴耳药水、3%过氧化氢溶液、滴瓶或滴管、无菌小棉签）并携至床旁，向患者解释。洗手，检查药物质量，核对姓名、床号、药名、浓度、剂量、时间、左右耳。

4. 实施 患者侧卧患耳向上，用3%过氧化氢溶液和无菌棉签轻轻擦净外道分泌物。一手牵引耳郭，另一手持药瓶将药液轻轻沿外耳道后壁，滴入3～5滴，轻压耳屏，使药液沿耳道壁缓缓注入耳内，嘱患者保持原位5 min，用棉球堵塞外耳道。

5. 注意事项 滴耳药的温度以接近体温为宜，以免刺激迷路引起眩晕、恶心等不适反应。滴药时须将外耳道按一定方向拉直，成人向后上方牵引，小儿向后下方牵引。如双耳均需滴药，在滴完一侧后5 min再滴另一侧。软化耵聍滴药后3～4 d取出，不宜双侧同时进行。

6. 评价 达到给药目的。

三、外耳道冲洗法

1. 目的 清除外耳道内异物或耵聍，保持外耳道清洁。

2. 评估 评估外耳道及鼓膜情况，有无皮肤破损、鼓膜穿孔。

3. 计划 准备治疗盘、洗耳球或注射器、冲洗液、小棉签等。

4. 实施 患者取侧坐位，患耳朝向操作者，手托弯盘紧贴耳下颈部皮肤，操作者左手牵拉耳郭向后上方，右手持冲洗球或注射器，将冲洗液对着外耳道后上壁注入，借水回流使耵聍、异物冲出（图10-15），洗毕用小棉签擦干外耳道。

5. 注意事项 冲洗液温度应接近体温，以免刺激内耳引起眩晕。液体不对准鼓膜，用力不宜过大。液体不可对准耵聍或异物，以免将其冲至深部，不利于取出。急性中耳炎、鼓膜穿孔不宜冲洗。

6. 评价 冲洗顺利，无不良反应。

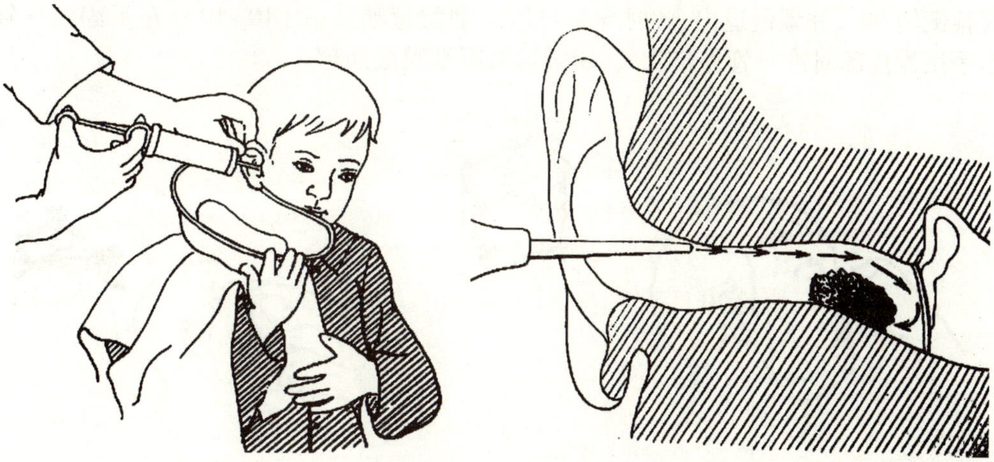

图10-15 外耳道冲洗法

笔记栏

四、耳部手术备皮法

1. 目的　使术野清洁，以利于手术进行。预防切口感染。

2. 评估　患者是否了解备皮目的，是否掌握配合要点，操作者能否正确进行操作。

3. 计划　梳子、皮筋、发夹、凡士林、剪刀、备皮包。

4. 实施　患者取坐位，男患者只需请理发师根据手术名称剃除耳郭周围的头发，耳部手术剃除5~6 cm，侧颅底手术剃去9~10 cm，前颅底手术应将头发剃光，余头发均剃短，洗净头部或沐浴全身。女患者首先与男患者一样根据手术名称剃除耳郭周围的头发，洗净头部或沐浴全身。将患者头发梳理整齐，沿患侧剃去2~3 cm处将头发分成两部分，健侧头发用皮筋或发夹固定好，将患侧头发均匀涂以凡士林，从前部头发开始，将所有患侧头发梳成贴发三股辫，最后用皮筋扎紧。将露出的短小头发用凡士林黏在辫子上或用剪刀剪掉。将健侧头发梳理整齐，长发可用皮筋与辫子一起固定。

5. 注意事项　发辫尽量编紧，防止松脱。最后应将发夹取下，切忌将金属发夹留于头部。编完发辫后，嘱患者朝向健侧卧位，以免弄乱发辫。

五、咽鼓管吹张法

1. 目的　检查咽鼓管功能和治疗咽鼓管阻塞。

2. 评估　患者是否了解治疗目的，是否掌握配合要点；无有禁忌证；操作者能否正确进行操作。

3. 计划　准备听诊器、波氏球、咽鼓管吹张导管、1%麻黄碱、1%丁卡因及棉片等物。

4. 实施　捏鼻鼓气法指受检者擤尽鼻涕后，用拇指、示指捏两鼻翼，吸气后紧闭上下唇，向鼻腔鼓气，使空气从咽鼓管进入鼓室（图10-16），将听诊器两端的橄榄头置于受检者和检查者的外耳道口倾听“扑”振动声。对于小儿可用波氏球法，嘱患儿含一口水，检查者将波氏球前端的橄榄球塞于受检者一侧前鼻孔，捏紧另一侧前鼻孔，在吞咽之际，迅速挤压皮球（图10-17），经听诊器倾听鼓膜振动声。最常用的是导管吹张法，先清除受检者的鼻腔鼻咽分泌物，鼻腔用1%麻黄碱和1%丁卡因棉片收缩、麻醉，将导管弯头朝下，沿受检侧鼻底伸入鼻咽抵达鼻咽后壁（图10-18），再将导管弯头向受检侧转90°，并缓慢退出，此时导管口滑入咽鼓管咽口（图10-19），左手固定导管，右手用橡皮球对准导管外口吹气，用听诊器听鼓膜振动声。

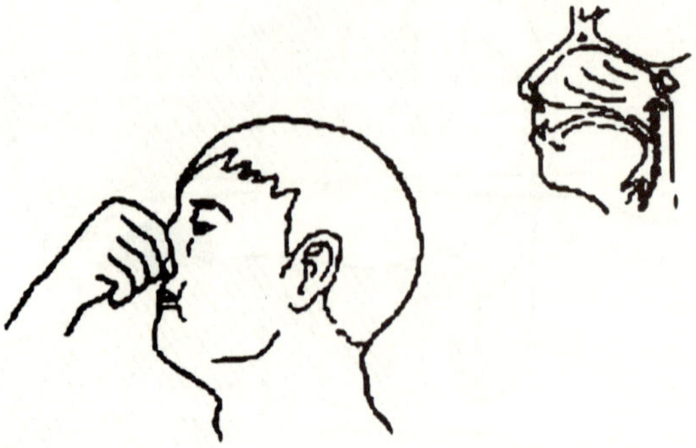

图10-16　捏鼻鼓气法

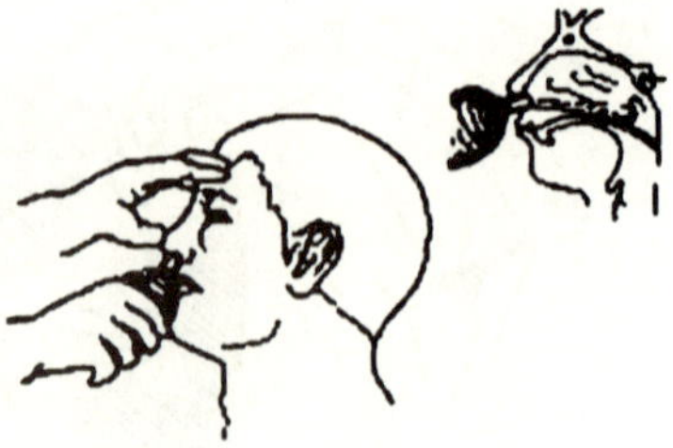

图10-17　波氏球吹张法

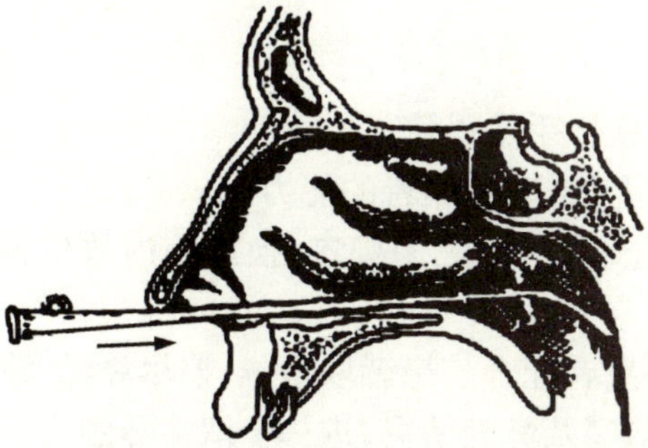

图 10-18　导管吹张法之导管头伸入鼻咽部

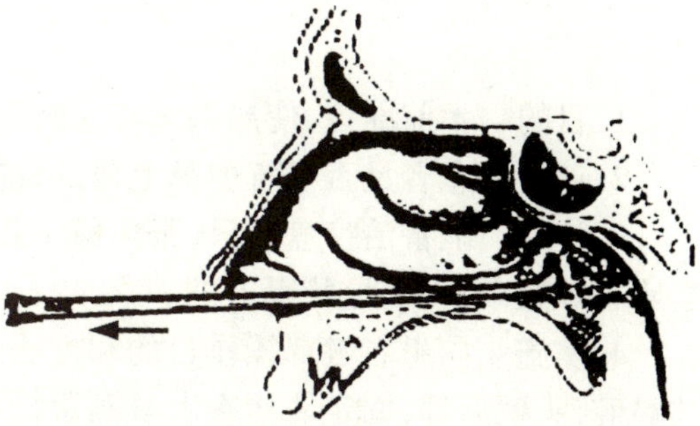

图 10-19　导管吹张法之导管头旋转回退

5. 注意事项　上呼吸道感染或鼻腔积脓不宜吹张，吹张力不可过大，动作应轻柔，严重高血压及脑动脉硬化者不宜吹张。

6. 评价　耳闷、耳堵减轻，听力改善。

六、鼓膜穿刺法

1. 目的　诊断及治疗中耳积液。

2. 评估　评估患者对治疗的认知水平，以及年龄、沟通能力、合作程度及心理反应，有无禁忌证；操作者的能力。

3. 计划　准备 1 mL 注射器、斜面短的 7 号针头、2% 丁卡因、棉签及棉球。

4. 实施　清洁、用乙醇棉签消毒耳周及外耳道皮肤，用 2% 丁卡因行鼓膜表面麻醉，用 7 号针头在鼓膜紧张部的前下象限或后下象限穿刺抽液，并回注 0.5 mL 的皮质激素（图 10-20）。

5. 注意事项　严格无菌操作，穿刺部位不能过高，刺入后要固定针头。

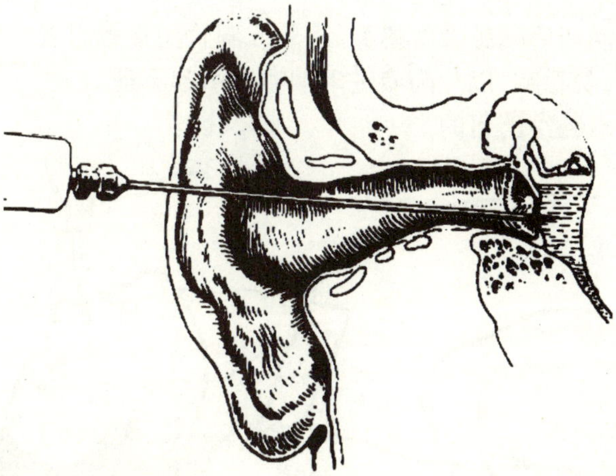

图 10-20　鼓膜穿刺法

笔记栏

七、剪鼻毛法

1. 目的　术前准备，使局部清洁、视野清楚，便于手术操作。

2. 评估　患者是否了解剪鼻毛目的，能否配合操作；操作者的能力。

3. 计划　准备治疗盘1只，眼角剪1把，凡士林软膏，无菌棉签，换药碗内放生理盐水棉球数个，无菌枪状镊1把。

4. 实施　向患者解释操作目的和方法，取得患者配合。患者取坐位，擤尽鼻涕，清洁鼻腔，头稍后仰，固定。检查者戴额镜检查鼻前庭及鼻腔情况，进一步清洁鼻腔。将金霉素油膏用棉球均匀涂在剪刀两叶。右手持剪刀，左手持纱布固定患者鼻部。剪刀弯头朝向鼻腔，剪刀贴住鼻毛根部，将鼻前庭四周鼻毛剪下。检查鼻毛有无残留，用棉签或纱布清洁落在鼻前庭的鼻毛。

5. 注意事项　剪鼻毛时动作要轻柔，勿伤及鼻黏膜，以免引起出血。患儿或不能配合者，以及剪鼻毛可能会伤及鼻内肿物者不剪鼻毛。

八、鼻滴药法

1. 目的　预防及治疗感染，收缩黏膜血管，保持鼻腔通畅和止血，润滑鼻腔，治疗鼻窦和中耳疾病。

2. 评估　患者是否了解鼻滴药目的、作用、方法，能否配合操作，是否掌握滴药的体位、滴药后应保持的时间、注意事项；操作者能否正确进行鼻滴药。

3. 计划　准备好治疗盘，内盛药液、滴瓶和滴管、无菌棉签、无功棉球、弯盘等物。

4. 实施　嘱患者轻轻擤出鼻内分泌物或协助清洁鼻腔。患者取仰卧位，肩下垫一枕头或头悬于床头，头尽量后仰，使头部与身体成直角，头低肩高。操作者左手示指轻轻推鼻尖部，使鼻孔充分暴露，右手持滴瓶或滴管，距鼻孔2～3 cm将药液滴入鼻腔，每侧3～5滴。轻按鼻翼，使药液均匀接触全鼻腔黏膜并进入鼻道。保持原位约5 min后坐起。用棉球或纸巾擦去外流的药液(图10-21)。

5. 注意事项　滴药后嘱患者勿擤鼻，滴瓶或滴管勿接触患者鼻孔，以防污染药液。滴药时体位要正确，勿吞咽，以免药液进入咽喉部引起不适。

6. 评价　达到鼻腔给药目的。

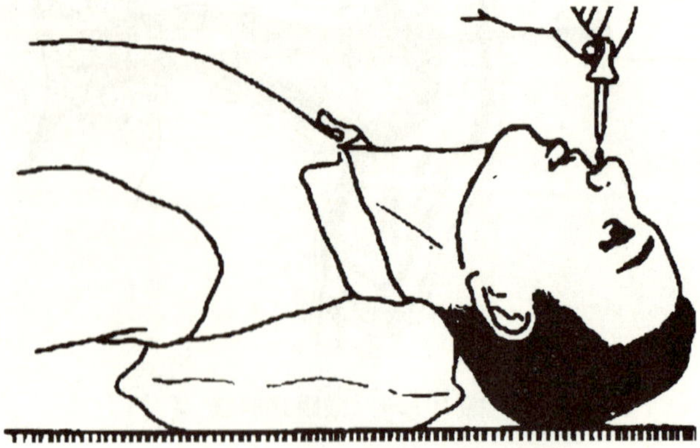

图10-21　鼻滴药法

笔记栏

九、鼻腔冲洗法

1. 目的　适用于慢性鼻炎、鼻窦炎、鼻内镜手术前后，鼻及鼻咽肿瘤放疗后鼻涕多、痂皮多的鼻腔冲洗，经历污染的环境后鼻腔冲洗保健等。

2. 评估　患者是否了解鼻腔冲洗的目的、方法、注意事项，能否配合操作，有无禁忌证，是否学会自己洗鼻。

3. 计划　瓶体、冲洗头、细管、漏斗、防尘盖、温开水。

4. 实施　检查小包装是否密封完好，如有破损，将冲洗瓶消毒后才能使用。将防尘盖取下，旋出冲洗头，将细管插入冲洗头；用漏斗将配制好的洗鼻液加入瓶体，再将冲洗头旋于瓶体上。患者站立于洗手盆前，上身前倾、低头，张口呼吸，将冲洗头塞入一侧鼻孔，用手挤捏瓶体，洗鼻液即进入鼻腔，并从两侧鼻孔和口中流出(图 10-22)。

5. 注意事项　洗鼻时不要说话或吞口水，不要用鼻子呼吸。擤鼻涕时不要捏着两侧鼻子擤鼻，否则可能将洗鼻液压入耳朵，引起耳痛、中耳炎。不要用过冷或过热的盐水洗鼻，否则可能引起头痛、流泪等不适。不要用太咸的盐水洗鼻，否则会有鼻腔刺痛、灼热感、头痛等不适。不能与他人共用洗鼻器。鼻腔有急性炎症及出血时禁止冲洗，以免炎症扩散。

6. 评价　鼻腔内冲洗干净，患者无不适感。

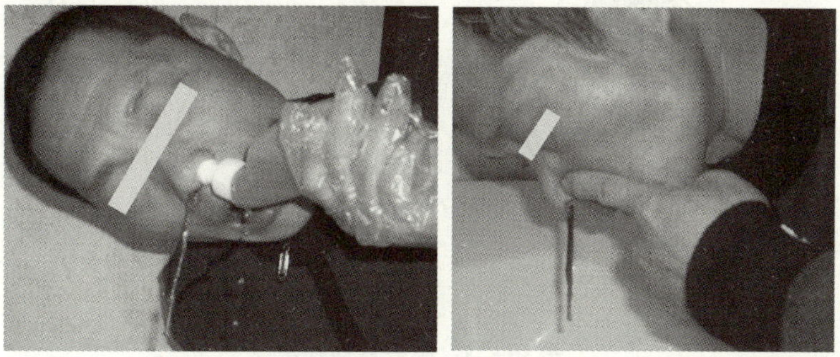

图 10-22　鼻腔冲洗法

十、鼻窦负压置换疗法

1. 目的　通过负压将滴到鼻腔的药液与鼻窦内空气置换，从而治疗鼻窦炎。

2. 评估　患者是否了解治疗的目的、注意事项，能否配合治疗。操作者是否掌握操作技能并能正确熟练地进行鼻窦置换治疗。

3. 计划　准备负压吸引器并连接地瓶、橡皮管、橄榄头、1% 麻黄碱液、抗生素药液滴管等物品。

4. 实施　患者擤鼻后取垂头仰位，两肩下垫枕，松开衣领。头部尽力后仰，头与颈呈 90°角为宜。1% 麻黄碱液滴 3 ~5 滴，使鼻腔和鼻窦黏膜收缩，1 ~2 min 后，再将抗生素药液滴入鼻腔数滴(2 ~3 mL)，淹没所有鼻窦开口。操作者一手压紧患者一侧鼻翼，另一手持连接负压吸引的橄榄头，堵塞患者的对侧鼻孔，轻轻地间断抽吸，同时嘱患者连续发“开”“开”的声音，使软腭上提，鼻腔形成负压，药液因负压吸引而进入窦

笔记栏

腔内，如此反复抽吸 6～8 次（图 10-23）。

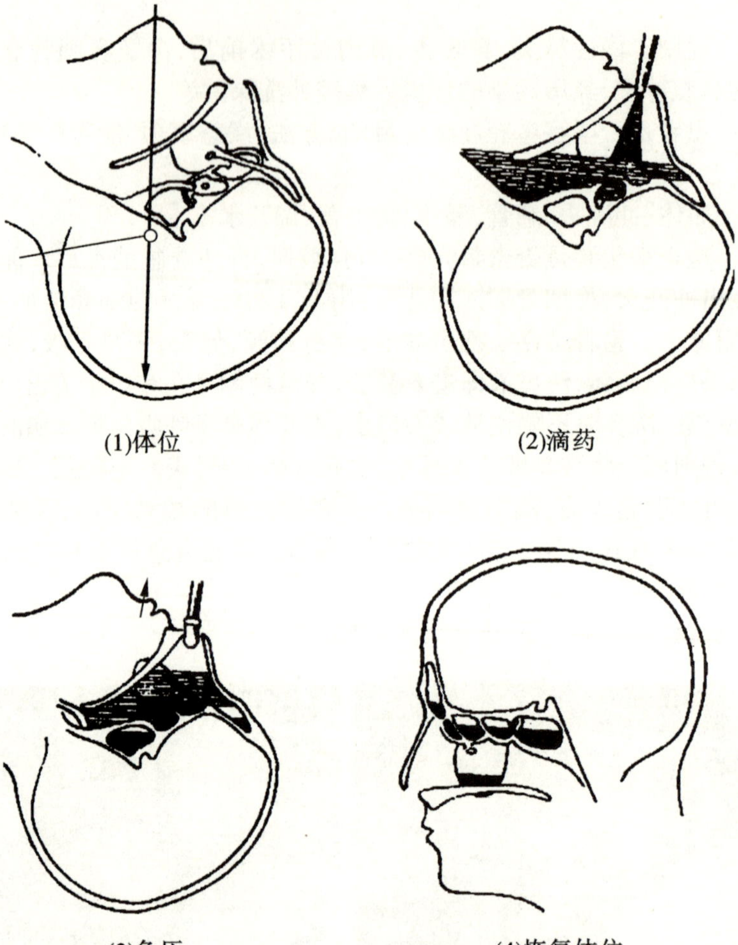

(1)体位　(2)滴药　(3)负压　(4)恢复体位

图 10-23　鼻窦置换疗法

5. 注意事项　抽吸时间不可过长，压力不宜过大，以免引起鼻出血或真空性头疼，压力一般不超过 24 kPa（180 mmHg）。急性鼻窦炎、干燥性鼻炎、萎缩性鼻炎、鼻前庭炎、鼻出血、严重的高血压患者不宜做此治疗。

6. 评价　吸净鼻腔内的分泌物，达到鼻窦充分给药的目的。

十一、上颌窦穿刺法

1. 目的　诊断性穿刺：观察上颌窦有无炎性分泌物及潴留囊肿，采集分泌物做细菌培养及细胞学检查，同时可注入碘油进行造影检查，判断窦腔内有无占位性病变。治疗性穿刺：通过穿刺的方法，冲洗出窦内的积脓、积血，然后注入消炎药。

2. 评估　评估患者对穿刺的目的、意义、注意事项及心理反应的认识水平，以及沟通能力、合作程度。操作者是否掌握操作技能并能正确进行上颌窦穿刺冲洗。

3. 计划　准备前鼻镜、棉签或卷棉子、上颌窦穿刺针、橡皮管及接头、20～50 mL

笔记栏

注射器、治疗碗(盛生理盐水)、弯盘(盛冲洗流出液)、生理盐水和治疗用药。

4. 实施　先将浸有丁卡因液的卷棉子置于患者下鼻道,紧贴其外侧壁,表面麻醉约10 min。除去卷棉子,将穿刺针对准下鼻道外侧壁,接近下鼻甲附着部,距下甲前端1～1.5 cm处,针尖斜向同侧耳郭上缘,旋转式刺入(图10-24)。当感到阻力顿消时即为穿通窦壁,有少数患者窦壁较薄,阻力感觉不明显。刺入后先抽吸,若有空气或脓液吸出,证明针已刺入窦内,嘱患者头前倾略低,做张口呼吸,记录冲出脓液的性质、量、气味。如取脓液行细菌培养,应于洗前吸取,洗毕可按需求注入抗生素药液(图10-25),拨出穿刺针,鼻腔内用棉片填塞止血。

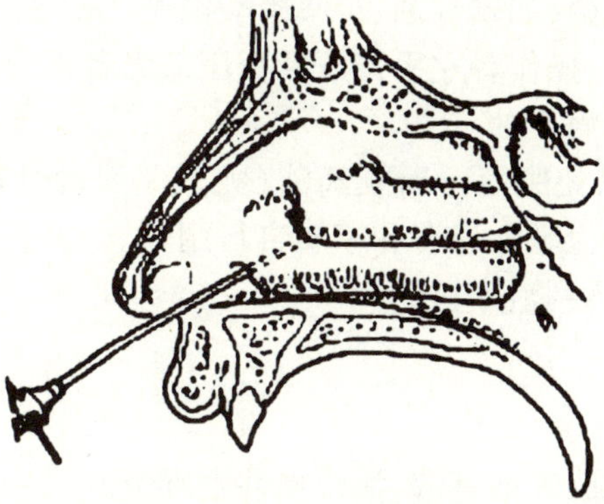

图10-24　上颌窦穿刺点

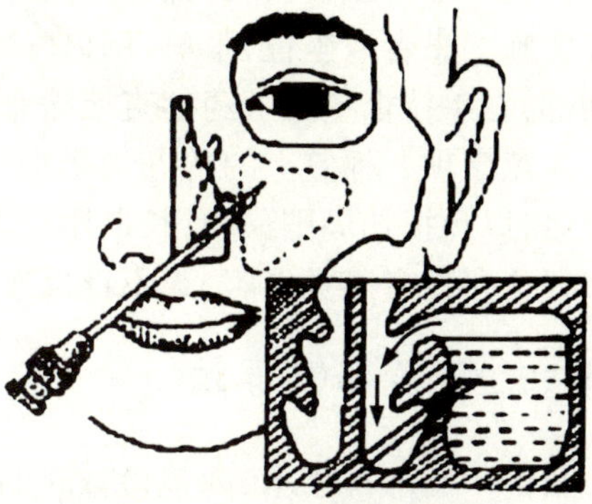

图10-25　上颌窦穿刺冲洗法

5. 注意事项　穿刺中可能发生面颊部皮下气肿或感染,是穿刺针刺入面颊部软组织所致。也可有鼻出血,穿通眼眶底及窦外侧壁等现象。空气栓塞虽极少见,但非常危险。穿刺部位及方向必须准确,手持穿刺针必须把持稳固,不能滑动。旋转进针时不应用力过猛,最好于上唇部以左或右手拇指及示指捏持穿刺针柄作为支点,以免针突然刺入窦内而损伤对侧壁黏膜。针刺入窦内后,必须用注射器先抽吸,若抽出多量血液,应将穿刺针拔出少许,明确空针在窦腔内方可冲洗。冲洗时不宜先注入空气,冲洗时不可用力过大,以免发生气栓。冲洗后仔细止血,整个操作过程中必须密切注意患者面色及表情,若有面色苍白及休克征象,应立即停止操作,及时卧床救治。

6. 评价　一次穿刺成功,达到诊断和治疗目的,了解窦腔脓液的性质。

十二、下鼻甲黏膜下注射法

1. 目的　治疗慢性肥厚性鼻炎、慢性单纯性鼻炎、变应性鼻炎、萎缩性鼻炎。

2. 评估　患者是否了解治疗的目的、注意事项,能否很好地配合治疗。操作者是否掌握操作技能并能正确熟练地进行鼻炎治疗。

3. 计划　准备2 mL注射器、7号针头、1%丁卡因、2%利多卡因、泼尼松、5%鱼肝油酸钠、维生素A等。

4. 实施　患者取坐位,操作者用丁卡因棉片麻醉注射部位。对于慢性肥厚性鼻炎,将7号针头沿下鼻甲下缘刺入约2 cm,回抽无血后注入5%鱼肝油酸钠0.2 mL,抽出针头。对于慢性单纯性鼻炎、变应性鼻炎,注入2%利多卡因和泼尼松混合液2 mL。对于萎缩性鼻炎,注入维生素A 2.5万～10万U。

笔记栏

5. 注意事项　注意无菌操作，防止继发感染；动作应轻柔、准确；宜边注药边退针。鼻腔急性炎症、妇女妊娠期与月经期不宜操作。

6. 评价　患者无不良反应，达到治疗目的。

十三、咽部涂药法

1. 目的　治疗咽部疾病。

2. 评估　患者是否了解咽部涂药的目的，患者的认知水平、沟通能力、合作程度。是否掌握涂药技能并了解注意事项。

3. 计划　准备压舌板、长棉签及治疗用药，如碘甘油、20%硝酸银等。

4. 实施　患者取坐位，张口，用口呼吸。操作者左手持压舌板压低患者舌背，充分暴露咽部，右手持棉签蘸上药液直接涂布于病变处。

5. 注意事项　棉签上的棉花应缠紧，以免脱落。所蘸药液（尤其是腐蚀性药液）不可太多，以免损伤周围黏膜，长期用药者，应教会患者和家属自行用药。

6. 评价　患者感觉舒服，无不良反应，达到治疗目的。

十四、咽喉部喷雾法

1. 目的　咽喉部手术、内镜检查时的黏膜表面麻醉，治疗慢性咽喉炎。

2. 评估　患者是否了解喷药的目的、方法，患者的认知水平、合作程度。

3. 计划　准备额镜、喷雾器及各种治疗用药。

4. 实施

（1）口咽部喷雾　患者取坐位，将舌自然平放口底，张口发“啊——”长音，对准腭垂、软腭、咽喉壁、舌根、扁桃体及咽腭弓、舌腭弓，反复喷药3～4次，每次3～4喷。治疗用药每次1～4次。

（2）喉部喷雾　口咽部喷雾2～3次后嘱患者伸舌并用纱布将舌前1/3包裹好将舌头拉出，口尽量张大并做深呼吸，将喷雾器头弯折向下对准喉部，趁患者深吸气时将药液喷入，每次3～4喷，共3～4次。

5. 注意事项　嘱患者每次喷入的药液均不能咽下，含服3～4 min后再吐。喷药前应先将咽喉部分泌物或残余药液吐出，以利新喷入的药液与黏膜接触。3岁以下幼儿禁用，5岁以下及不合作小儿一般不用或慎用。

十五、蒸汽或雾化吸入法

1. 目的　治疗急慢性咽喉炎、气管支气管炎，亦可应用于鼻、咽干燥者。

2. 评估　评估患者的呼吸情况、认知水平、配合程度，以及有无恶心、呕吐。

3. 计划　准备蒸汽吸入器、超声雾化吸入器、氧气雾化吸入器、庆大霉素、地塞米松、α-糜蛋白酶、复方安息香酊、氧气等。

4. 实施　先将吸入器内加入水，将水烧开，待喷出均匀的蒸汽时，再在药杯内加入所需药液。患者取坐位，放上消毒后的吸入嘴，嘱患者距吸入嘴5 cm张口，做深呼吸，吸入喷出的药液，时间为15～20 min。用治疗巾为患者擦净口周，将吸入嘴取下浸泡消毒。

5. 注意事项　避免蒸汽吸入器烫伤，治疗结束后关闭电源。气管切开的患者，蒸汽应从气管套管口吸入。吸完药后应休息 10 min 再外出，以免受凉或过度换气而头晕。

6. 评价　患者安全、舒适，无不良反应，机器性能好，操作顺利，达到治疗要求。

十六、气管套管的清洗及消毒法

1. 目的　保持内管清洁通畅，避免内管堵塞。

2. 评估　患者是否了解该操作的目的、方法，患者的认知水平、合作程度。患者是否了解注意事项，能否正确配合操作。

3. 计划　准备两个同型号的内管，便于交替使用。

4. 实施　先选用合适型号的试管刷刷洗内管，采用煮沸法，每 4 ~6 h 清洁煮沸消毒内管 20 ~30 min，如发生套管变形则需要及时更换。冲洗干净后放入沸水中，再煮沸10 min，方可为患者带上内管。

5. 注意事项　取下内管时间不得超过 30 min，不易取下时，可在外套管周围滴生理盐水，千万不可用暴力强行取出，否则易引起外套管脱出。刷洗时勿用暴力，以防内管变形或损坏。

6. 评价　患者安全、舒适，无不良反应，操作顺利，达到内管清洁、通畅要求。

第五节　耳鼻咽喉卫生保健

一、上呼吸道保健

上呼吸道包括鼻及咽喉，是呼吸道的门户，容易遭受病毒、细菌、环境理化因素及烟酒刺激，引起炎症、肿瘤等。因此，应加强对上呼吸道的保健。

1. 锻炼身体，增强体质，预防上呼吸道感染。
2. 注意房间通风，保持室内空气新鲜。
3. 调和饮食，戒烟酒，劳逸结合。
4. “流感”期间避免与患者接触，尽量不去人多的地方，外出戴口罩。
5. 加强劳动防护，控制有害物质排放，安装吸尘、清洗装置，戴好防护面具。
6. 长期接触粉尘或有害气体的人应定期体检，发现职业病应及时诊治或更换工作。

二、嗓音保健

1. 锻炼身体，增强体质，积极防治上呼吸道感染。
2. 歌唱家、教师应正确发音，避免喊叫、滥用嗓音。
3. 多饮开水，忌烟酒、辛辣刺激饮食。
4. 妇女月经期应注意声带休息。
5. 青年变声期应适当减少练声时间。

笔记栏

三、听力保健

1. 优生优育,开展婴幼儿早期听力筛查和听觉语言训练。
2. 预防接种,防控传染病性耳聋的发生。
3. 加强营养,促进身心健康,增加机体对致聋因素的抵抗力。
4. 积极防治鼻、咽和耳部疾病。
5. 孕妇、婴幼儿禁用耳毒性药物。
6. 降低环境噪声,改善工作生活环境。

四、耳聋的防治和康复

(一)耳聋分级

以 500 Hz、1 000 Hz 和 2 000 Hz 的平均听阈为准,听力损失 26 ~ 40 dB 为轻度聋,41 ~ 55 dB、56 ~ 70 dB、71 ~ 90 dB 和大于 91 dB 依次为中度聋、中重度聋、重度聋和极度聋。

(二)耳聋的防治

1. 预防　见听力保健。
2. 治疗　见耳部疾病的护理。

(三)耳聋的康复

1. 药物和手术治疗无效,有残余听力的患者可佩戴助听器。
2. 耳蜗病变导致的全聋患者可在经济条件许可的情况下装电子耳蜗。
3. 有残余听力的患儿应在康复仪器和助听器的帮助下,进行听力语言康复训练。

小　结

本章主要阐述了耳鼻咽喉的常见症状和体征,心理社会状况,耳鼻咽喉科常见护理诊断,耳鼻咽喉检查所需的设备及额镜使用法,耳鼻咽喉检查法,耳鼻咽喉科门诊、检查治疗室、隔音测听室、内镜室及手术前后的护理管理,耳鼻咽喉科常用的护理技术操作,上呼吸道保健,听力保健,耳聋的防治和康复等有关内容。

思考题

一、单选题

1. 最常用而简便的喉镜检查方法是(　　)

A. 纤维喉镜检查　　B. 间接喉镜检查
C. 直接喉镜检查　　D. 显微喉镜检查
E. 喉动态镜检查

2. 声导抗检查中，提示鼓室积液的鼓室压图是(　　)

A. A 型　　B. As 型
C. Ad 型　　D. B 型
E. C 型

3. 临床上最常用的客观测试听力功能的方法是(　　)

A. 表试验　　B. 声导抗测听
C. 音叉试验　　D. 纯音测听
E. 言语测听

4. 检查成人外耳道及鼓膜，耳郭牵拉的方向是(　　)

A. 向后外上方　　B. 向后下外方
C. 向前上外方　　D. 向前下外方
E. 向后内方

5. 护理诊断中感知改变包括(　　)

A. 嗅觉减退　　B. 咽异物感
C. 鼻痒　　D. 口干
E. 头痛

二、多选题

1. 关于音叉试验临床意义的描述，下列哪项有误(　　)

A. RT 气导长于骨导，可见于正常人或感音性耳聋患者
B. RT 气导短于骨导，可见于传导性耳聋患者
C. WT 偏向患侧或较重侧，可见于神经性耳聋患者
D. WT 偏向健侧，可见于传导性耳聋患者
E. ST 骨导延长，可见于神经性耳聋患者

2. 声导抗检查中，提示异常的鼓室压图是(　　)

A. A 型　　B. As 型
C. Ad 型　　D. B 型
E. C 型

3. 耳鼻喉科常见护理诊断中潜在并发症包括(　　)

A. 出血　　B. 窒息
C. 感染扩散　　D. 呼吸骤停
E. 体液不足

三、简答题

1. 耳鼻咽喉科常见的护理诊断有哪些?
2. 简述鼻腔冲洗法。
3. 简述耳鼻咽喉疾病患者常见的心理社会状况。

第十一章 耳科患者的护理

第一节 先天性耳前瘘管

案例与思考

患儿，男，15 岁，因发现左耳屏前上方疼痛、红肿 2 d 入院，被诊断为先天性耳前瘘管伴感染。体格检查：左耳屏前方有一不规则隆起，表皮破溃，可见脓液溢出。经完善相关检查、控制感染后行左耳前瘘管脓肿切开引流术。

请思考：①该患儿的护理诊断是什么？②护士应该为患儿提供哪些护理措施？

先天性耳前瘘管是最常见的先天性耳畸形。据国内统计，单侧多于双侧，发病比例约 4∶1。女性多于男性。瘘口常位于耳轮脚前，瘘管可有分支，管壁衬以复层鳞状上皮。管腔内有脱落上皮及角化物。因感染腐败可排出具臭味的分泌物。本病属外显不全的常染色体显性遗传病。

【病因病理】

先天性耳前瘘管为胚胎期形成耳郭的第一、第二腮弓的小丘样结节融合不良或第一腮沟封闭不全所致。常深入耳郭软骨或颞肌内，少数可穿越耳郭达耳后，多为双侧性，管腔盖有复层鳞状上皮，腔内含有鳞屑物。

【护理评估】

1. 健康史　了解患者是否有遗传病，是否有瘘口和反复感染史，近期是否有急性感染等情况。

2. 症状和体征　耳前瘘管大多是位于耳轮脚前上方的盲管（图 11-1），平时可无任何不适，挤压时，瘘口可有少许白色干酪样或脓样分泌物溢出。合并感染后，则红肿痛而化脓，在瘘口或其附近局部形成脓肿，表现为红、肿、热、痛，有明显的波动感（图 11-2）。脓肿会自然破溃形成脓瘘或皮肤瘢痕。

笔记栏

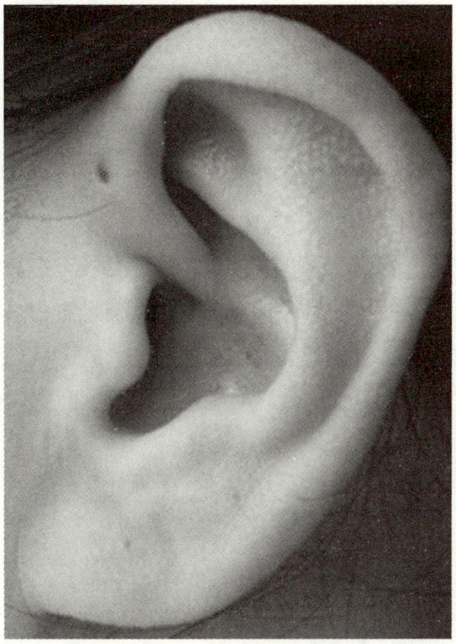

图 11-1 先天性耳前瘘管

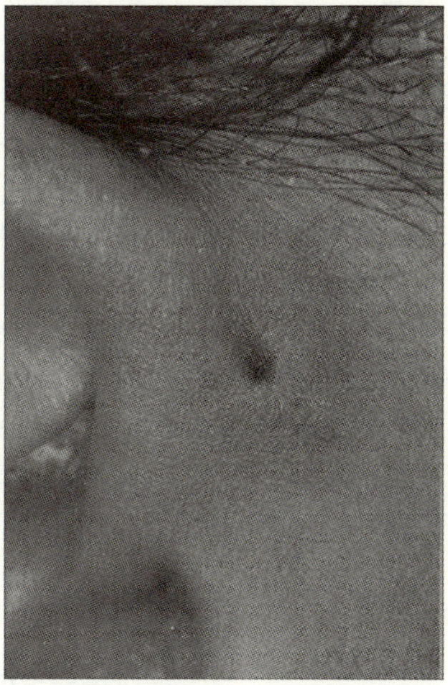

图 11-2 先天性耳前瘘管感染

3. 辅助检查 ①对反复感染者查血常规、心电图。②对脓瘘患者，做分泌物及组织培养+药敏试验、瘘管造影及耳的 CT 检查。

4. 心理社会状况 患者因对疾病不了解，常有紧张和焦虑心理。

【治疗要点】

不发作者可暂不治疗。合并感染时，全身应用抗生素治疗。形成脓肿者，应及时切开排脓，引流，每天换药 1 次，待感染控制后，做瘘管切除术。切除务必干净彻底，以免复发。

【护理诊断】

1. 有感染的危险 与细菌逆行进入瘘管有关。

2. 知识缺乏 缺乏耳前瘘管的防治常识。

3. 疼痛 与感染有关。

【护理措施】

1. 无症状时无须治疗。不挤压瘘管，保持局部清洁。

2. 继发感染时，可以遵医嘱全身应用抗生素。

3. 对已形成脓肿者，应先切开引流。向患者解释手术的必要性，做好心理护理。本病有反复发作趋向，因此，控制感染后，患者应当到条件较好的医院将瘘管彻底切除，以免复发。

4. 对于需要手术的患者，做好病情观察、术前准备和术后护理工作。

5. 术后患者宜清淡饮食，以瘦肉或鲜蛋为主，忌食鱼、虾等海鲜。

笔记栏

知识链接

怎样自查孩子耳前瘘管有无感染?

有的小宝宝出生后,耳前有一小眼,民间俗称“仓眼”,有的老年人甚至把它说成是“前仓粮”,预示着将来富贵,这纯属迷信。其实这是一种先天畸形,是胚胎在发育过程中发生障碍残留而形成的。有耳前瘘管的宝宝,平时除仅感到局部刺痒外,一般无其他症状,有时轻轻压挤小眼周围常可流出少许微有些臭味的白色分泌物。感染时,局部红肿疼痛或形成脓肿,脓肿破溃后很难愈合,或时愈时破反复发生,长出肉芽,即使形成瘢痕也仍会再次感染发炎。家长可据以上特点进行自查。

第二节 鼓膜外伤

案例与思考

患者,男,38岁,因被人打伤突感耳痛、耳鸣、听力下降,外耳道少许流血,耳鼻塞感2 h入院。耳内镜检查发现鼓膜穿孔。

请思考:护士应该为患者提供哪些护理措施?

鼓膜外伤是指遭受直接或间接外力冲击所致的损伤。

【病因病理】

鼓膜被硬物刺伤或掌击、爆炸、气压或液压间接损伤而穿孔,颞骨骨折也常累及外耳和中耳致鼓膜损伤。火花溅入、小虫飞入亦可造成骨膜损伤。

【护理评估】

1. 健康史　向患者及家属了解外伤病史、受伤原因、经过及有无突发性聋、听力减退等情况。

2. 症状和体征　突感耳痛、耳鸣、听力下降,外耳道少许流血,耳闭塞感。若伤及内耳则有眩晕、恶心、呕吐。检查见鼓膜有裂孔,多为紧张性穿孔,外耳道少许血迹,穿孔周围鼓膜充血、水肿。颞骨纵行骨折者耳流血较多,合并颅底骨折时,会有脑脊液耳漏。听力检查为传导性耳聋,少数合并内耳损伤的则为混合性耳聋。

3. 心理社会状况　患者因外伤、疼痛、耳鸣、听力减退,常有紧张和焦虑心理。

【治疗要点】

禁止滴耳,禁止洗耳,禁止用力擤鼻,预防继发感染。

笔记栏

【护理诊断】

1. 疼痛　与外伤及炎症有关。

2. 感知改变　与鼓膜穿孔、听力损失有关。

3. 有感染的危险　与鼓膜穿孔、细菌逆行进入颅内有关。

4. 知识缺乏　缺乏保护鼓膜的基本知识。

【护理措施】

1. 用消毒棉签或乙醇棉签小心清除外耳道血迹或异物，然后用消毒棉球堵塞于外耳道口，预防逆行感染，减轻耳鸣症状。

2. 遵医嘱口服抗生素预防感染。

3. 嘱患者避免污水入耳，切勿大力擤鼻，防止继发中耳炎。

4. 鼓膜穿孔一般可在3~4周自然愈合。穿孔过大不能愈合时，宜行鼓膜修补术。

5. 加强卫生宣教，禁用锐器挖耳。远离爆破现场或戴防护耳塞。

第三节　分泌性中耳炎

案例与思考

患儿，女，10岁，因耳深处疼痛、耳闭塞感、间歇性耳鸣、听力下降3 d入院。体格检查：体温37.8 ℃，脉搏100次/min，呼吸24次/min，急性痛苦面容，自觉吞咽或擤鼻时可听见耳内气过水声。耳内镜示：鼓膜浑浊、内陷，鼓室积液较多。听力检查为传导性耳聋。

请思考：①该患儿的临床诊断是什么？②护士应该为患儿提供哪些护理措施？

分泌性中耳炎是一种以鼓室负压、渗出、积液等为特点的非化脓性中耳疾病。在临床上，本病的命名较多，如非化脓性中耳炎、卡他性中耳炎、渗出性中耳炎、胶耳等。本病是致聋性疾病之一。儿童得病者，容易漏诊，因而未能及时治疗，最终导致不同程度的耳聋。

分泌性中耳炎有急性和慢性两种。

【病因病理】

1. 病因

(1)咽鼓管阻塞　①鼻及鼻咽部病变或操作引起咽鼓管机械性阻塞，如鼻咽肿瘤、后鼻孔息肉、肥厚性鼻炎、腺样体肥大、后鼻孔填塞等。②咽鼓管功能障碍，使咽鼓管不能正常开放，鼓室处于负压状态，如腭裂等。

(2)感染　鼻及鼻咽部急、慢性炎症，导致咽鼓管开口周围组织水肿，影响其功能。近年有报道在本病中耳渗出液细菌培养发现有少数为阳性，表明也可能存在较轻

笔记栏

的细菌感染。

(3)变态反应(Ⅲ型变态反应) 儿童免疫系统不健全,易患上呼吸道感染,产生中耳黏膜的变态反应,导致渗出增加。中耳积液检验发现有特异性抗体、免疫复合物等物质,证明变态反应确实存在。

2.病理 咽鼓管阻塞后,外界空气不能进入中耳腔,原有空气被吸收,渐形成负压状态,中耳腔小静脉扩张,通透性增加,液体漏出,同时,中耳黏膜腺体分泌增加,因而导致中耳腔积液。慢性患者中耳积液内含大量蛋白质,液体黏稠,故有"胶耳"之说。

【护理评估】

1.健康史 仔细询问患者有无上呼吸道感染史,有无腺样体肥大、肥厚性鼻炎、鼻咽部肿瘤、鼻咽部填塞等致咽鼓管功能障碍的疾病或操作。

2.症状和体征 患者可有低热及全身轻度不适。局部主要表现为耳深处疼痛、耳闭塞感、间歇性耳鸣和听力下降,吞咽或擤鼻有时可听到耳内气过水声。改变头位时听力可有短时的改善。患者常觉得听自己说话声音比平时响亮,而听别人说话则觉声音遥远,称自声增强现象。慢性者耳痛不明显,听力下降为主要表现。单耳发病者,往往发现时已是慢性。检查时鼓膜混浊、内陷,鼓膜正常标志改变或消失,鼓室积液较多时,鼓膜可见液平(图11-3),听力检查为传导性耳聋。为轻重不一的传导性耳聋。鼓室导抗图呈平坦型(B型)或负压型(C型)曲线。

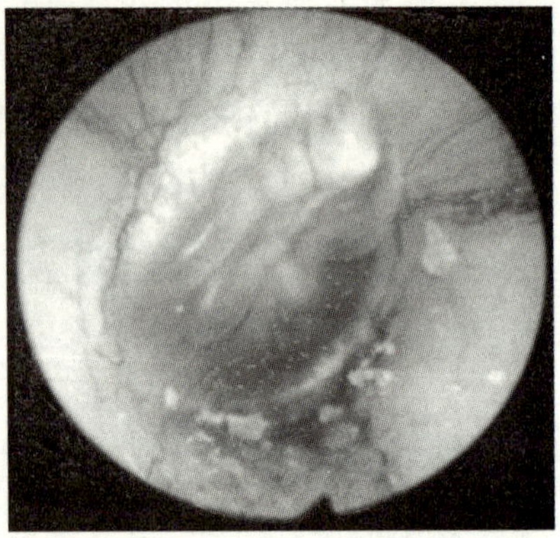

图11-3 分泌性中耳炎

3.心理社会状况 患者因对疾病不了解,担心耳聋,出现紧张和焦虑心理。

【治疗要点】

积极治疗鼻腔、鼻咽部的原发疾病,清除中耳积液,改善中耳通气引流功能。

知识链接

声导抗检测法

通过声导抗仪测试评价中耳传音系统、内耳、听神经及脑干听觉通路的功能,也可检测咽鼓管功能。声导抗仪根据声的等效容积原理设计,由声刺激器、声导抗桥和气泵组成。在外耳道压力变化过程中测量中耳的声导抗值,鼓室导抗图(鼓室功能曲线)分A型,正常型;As型,低峰型或声顺降低型;Ad型,高峰型或声顺增高型;B型,平坦型;C型,鼓室负压型。

【护理诊断】

1.感知改变 听力下降,与中耳负压及积液有关。

2.舒适改变 耳鸣、耳痛,与咽鼓管阻塞有关。

笔记栏

3. 知识缺乏　缺乏分泌性中耳炎的防治知识。

【护理措施】

1. 清除鼓室积液。经治疗鼓室积液未消退者，可遵医嘱行鼓膜穿刺、鼓膜切开、鼓室置管术，促使咽鼓管恢复功能。

2. 保持鼻腔及咽鼓管通畅。可用0.5%～1%的麻黄碱收缩咽鼓管口黏膜，使引流通畅。或用伯克钠喷雾剂喷鼻（儿童易于接受），每天2～3次即可。

3. 用咽鼓管吹张法向鼓室鼓气，使咽鼓管开放。

4. 遵医嘱给予抗生素。

5. 积极配合医生治疗鼻腔或鼻咽部疾病，如后鼻孔息肉、腺样体肥大等。

6. 已行鼓膜切开或鼓室置管的患者，遵医嘱定期术后复查，注意防止污水进入耳内。

7. 指导患者行鼓膜按摩，在康复期可用拇指有规律地按压外耳道口，通过压缩外耳道空气，推动鼓膜，每天1～2次，每次20～30下，可防止鼓膜因内陷而粘连。

8. 嘱患者加强身体锻炼，增强体质，防止上呼吸道感染。

分泌性中耳炎护理措施

第四节　急性化脓性中耳炎

案例与思考

患儿，男，2岁，主诉急性肺炎入院2周，突感耳部疼痛，有畏寒、发热、食欲缺乏，伴呕吐、腹泻、声音嘶哑2年入院。既往史：有烟酒嗜好。体格检查：体温39.1 ℃，脉搏120次/min，呼吸28次/min。耳内镜示：鼓膜弥漫性充血、肿胀、向外膨出，正常标志难以辨别，局部可见小黄点。

【请思考】①该患儿的临床诊断是什么？②护士应该为患儿提供哪些护理措施？

急性化脓性中耳炎是中耳黏膜急性化脓性炎症。年龄越小发病率越高，多发于冬春季节。常继发于上呼吸道异常。

【病因病理】

1. 病因　主要致病菌有肺炎球菌、葡萄球菌、溶血性链球菌等，还有革兰氏阴性菌。

2. 病理　细菌进入中耳腔后，炎症刺激使中耳腔黏膜充血、肿胀，腺体及杯状细胞分泌增加，纤毛脱落，液体中纤维蛋白、白细胞等增多而逐渐转变为脓性分泌物，鼓室压力增加，鼓膜受压，出现局部组织坏死，最终穿孔。

笔记栏

知识链接

化脓性中耳炎感染途径

①咽鼓管途径:这是化脓性中耳炎感染途径中最常见的,细菌经咽鼓管逆行感染。②鼓膜途径:细菌可经鼓膜损伤处直接入侵中耳。③血行途径:细菌随血流入侵中耳腔,继发感染。

【护理评估】

1. 健康史 询问患者有无急性上呼吸道感染、急性传染病病史和游泳、跳水、不适当的擤鼻等诱因。

2. 症状和体征 发热、畏寒、乏力、食欲减退。小儿可有烦躁不安、摇头抓耳等表现。耳痛明显,主要感觉耳深部刺痛、跳痛。听力下降和耳鸣。鼓膜穿孔后,耳流脓。此时,耳痛可明显减轻,听力有所改善,全身表现缓解。体查见鼓膜充血,鼓膜标志消失。鼓膜穿孔较小时,可见"灯塔征",即脓液从穿孔处呈搏动样流出,形成闪烁之亮点。乳突部轻压痛。呈传导性耳聋。血常规示白细胞、中性粒细胞增加。

3. 心理社会状况 患者因耳痛、耳部流脓而出现烦躁不安、焦虑心理,担心不能治愈。患者对该病缺乏相关知识,故治疗不积极和过早停药,使得炎症反复发作而转成慢性。

【治疗要点】

去除病因,控制感染,畅通引流。

【护理诊断】

1. 体温过高 与细菌感染相关。
2. 疼痛 耳痛,与中耳积液、压力过高有关。
3. 感知改变 听力下降,与中耳积液、鼓膜穿孔有关。
4. 舒适改变 耳鸣、流脓,与急性化脓性中耳炎有关。
5. 焦虑 与疼痛及听力下降有关。

【护理措施】

1. 注意适当休息,多饮水,进食容易消化、富含营养的软食,保持大便通畅。

2. 密切观察生命体征变化,高热者给予物理降温或遵医嘱使用退热药。

3. 注意观察耳道分泌物的量、性质、气味和伴随症状,注意耳后是否有红肿、压痛。出现恶心、呕吐、头痛剧烈、烦躁不安等症状时,应警惕并发症的产生。

4. 遵医嘱使用足量广谱抗生素控制感染,同时观察药物的疗效及不良反应。

5. 禁止使用粉剂或有色溶剂,以免其与脓液结块而影响引流或观察。并发上呼吸道感染或有鼻炎、鼻窦炎者,给予血管收缩药滴鼻,以利咽鼓管引流通畅。

6. 正确评估患者疼痛情况,对耳痛剧烈者,遵医嘱酌情使用镇静、镇痛药物。

7. 必要时配合医生行鼓膜切开术,以利排脓。

8. 健康宣教

(1)告知患者正确的擤鼻方法及哺乳的卫生知识,指导母亲采用正确的哺乳姿势。

笔记栏

(2)及时清理外耳道脓液,指导患者如何滴耳药,嘱患者坚持完成疗程并定期随访。

(3)有鼓膜穿孔或鼓室置管者,应避免参加游泳等可能导致鼓室进水的活动。禁滴酚甘油。

(4)指导患者加强身体锻炼,增强机体抵抗力,做好各种传染病的预防接种工作。

(5)积极治疗上呼吸道感染。

第五节　慢性化脓性中耳炎

案例与思考

患者,女,68岁,右耳反复流涕,伴听力下降10年。1个月前突感右耳内瘙痒,伴少量黄脓性分泌物入院。患者自感无耳鸣、头晕,无眩晕、呕吐,无视物旋转,无耳道流行性或豆腐渣样分泌物。

请思考:①该患者的临床诊断是什么?②该患者可能出现哪些并发症?

慢性化脓性中耳炎是中耳黏膜、骨膜或骨质的慢性化脓性炎症。本病具有耳反复流脓、鼓膜穿孔、听力下降的特点,严重时可引起并发症,危及生命。

【病因病理】

1. 病因　多为急性化脓性中耳炎治疗不当或反复发作迁延而成。感染细菌以革兰氏阴性杆菌常见,也可是多种细菌混合感染。近年来发现合并真菌感染的情况增多。

2. 病理　分为3型:单纯型病变主要在鼓室黏膜,无明显骨质破坏;骨疡型病变除鼓室黏膜外,常累及骨膜和骨质,以听小骨破坏最常见,也易产生肉芽组织;胆脂瘤型的胆脂瘤非真性肿瘤,是由外耳道、鼓膜坏死、脱落的鳞状上皮堆积而成的炎症团块。外层有纤维组织包裹,内含坏死上皮组织、角化物、胆固醇结晶。胆脂瘤不断增大,对周围骨质有压迫作用,且能产生肿瘤坏死因子α、多种酶等物质,使周围骨质不断被侵蚀破坏,故易导致颅外、颅内并发症。

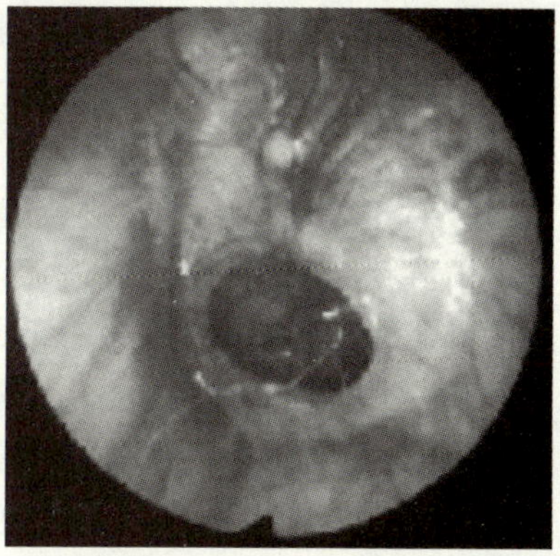

图11-4　鼓膜中央穿孔

【护理评估】

1. 健康史　仔细询问有无急性化脓性中耳炎反复发作病史;了解耳镜、听力检查及影像学检查结果,明确病变类型。

2. 症状和体征　①单纯型:最常见,耳反复流脓,呈间歇性,无臭味。鼓膜穿孔以中央性穿孔为主(图11-4),发作时鼓室黏膜充血、水肿。听力检查为轻度传导性耳聋。②骨疡型:耳持续性流脓,黏稠

笔记栏

而有臭味。鼓膜大穿孔或边缘穿孔，鼓室可见肉芽或息肉，有中、重度传导性耳聋。乳突 X 射线照片可见上鼓室或鼓窦口骨质破坏。③胆脂瘤型：耳长期流脓。鼓膜松弛部或边缘部穿孔，可见豆腐渣样物质，有恶臭味。听力损害为传导性耳聋，但晚期多为混合性耳聋。乳突 X 射线或 CT 检查可示明显的骨质缺损，称为“胆脂瘤空洞”。

3. 心理社会状况　患者因化脓性中耳炎迁延不愈，出现烦躁、易怒情绪。因长期的听力减退出现担心耳聋，影响生活质量，紧张和焦虑。

【治疗要点】

积极去除病因，有效控制感染，彻底清除病灶，充分通畅引流，力争重建听力。

知识链接

中耳乳突手术常见并发症有哪些？

①面瘫：多因手术损伤或原来面神经管破坏而术后填充碘仿纱条压迫所致。②眩晕：多因手术损伤内耳所致。③出血：一般是损伤血管或外耳道缝合不良所致。④化脓性软骨膜炎：主要因耳内切口术式或术后感染而引起。⑤听力下降：部分患者术后听力反而下降，如听骨链中断未做处理，胆脂瘤清除后不做听力重建等。

【护理诊断】

1. 感知改变　听力下降，与慢性化脓性中耳炎有关。
2. 潜在并发症　与颅内、外感染有关。
3. 舒适改变　耳流脓，与中耳炎有关。
4. 知识缺乏　对慢性中耳炎及耳源性颅内、外并发症防治常识和危害性认识不足。

【护理措施】

1. 对于单纯型及骨疡型引流通畅者，可遵医嘱根据细菌培养和药敏试验结果，滴用抗生素滴耳剂，先用3%过氧化氢清洁患耳，吸净分泌物，用抗生素滴耳液滴耳或耳浴，常用药物有 0.3% 氧氟沙星、3% 林可霉素（洁霉素）、2.5% 氯霉素甘油、复方新霉素滴耳液。

2. 对于骨疡型引流不畅或胆脂瘤型中耳炎，宜尽早施行乳突根治手术，目的在于彻底清除病变组织，预防并发症。在有条件的医院，在确保彻底清除胆脂瘤等病变组织的基础上，可在耳用显微镜下同时做听力重建手术。

3. 中耳乳突手术后，要密切观察患者有无面瘫、眩晕、步态不稳、眼球震颤、恶心、呕吐、意识障碍及剧烈头痛等症状，一旦发现及时报告医生。

4. 告知患者有鼓膜穿孔不宜游泳，在沐浴或洗头时可用干棉球堵塞外耳道口，以免诱发中耳感染。若已进水，可以用棉棒清洁，但深度不要太深。

5. 广泛宣传慢性化脓性中耳炎的危害，特别是治疗不及时或者治疗不当可引起颅内、外感染的严重并发症，使患者能重视中耳炎的早期治疗。

6. 遵医嘱口服广谱抗生素，但有耳毒性的抗生素应忌用。防止污水入耳，对鼻及咽部慢性炎症应给予积极治疗。

7. 单纯的鼓膜穿孔，在耳停止流脓 1 ~ 3 个月后，如咽鼓管通畅，穿孔较大，应行鼓膜修补术予以修复，提高听力，防止再感染。

8. 中耳炎术后 1 周拆线，7 ~ 10 d 逐渐抽出耳道内填塞物，每日换药，观察乳突腔引流情况及上皮生长情况。

第六节　耳源性并发症

耳源性颅外、颅内并发症统称为“耳源性并发症”。耳源性颅内并发症可导致后遗症，甚至危及生命，因而是耳鼻咽喉科的危重疾病之一，应引起重视。

【病因病理】

与中耳炎的类型、致病菌的毒力强、机体抵抗力下降、局部分泌物引流不畅及长期不当使用抗生素等因素有关。

知识链接

耳源性并发症感染途径

①沿破坏缺损骨壁：主要见于慢性化脓性中耳炎（胆脂瘤型）、颞骨骨折、内耳手术损伤等。②血行途径：感染侵蚀中耳内一些小血管，通过血液循环向周围蔓延。③经正常解剖通道或未闭骨缝：向颅内蔓延。

【护理评估】

1. 健康史　患者有急、慢性化脓性中耳炎及乳突炎感染扩散病史。

2. 症状和体征

（1）颅外并发症　如耳后骨膜下脓肿、颈部贝佐尔德脓肿、迷路炎、周围性面瘫、岩锥炎等。①耳后骨膜下脓肿：除中耳炎症状外，耳剧痛、高热、周身不适。检查见耳后皮肤红肿，有波动感，压痛明显，耳郭移位。穿刺可抽出脓液。穿破后则形成瘘管。②迷路炎：主要表现为眩晕，伴有眼球震颤、恶心、呕吐。有较严重的听力下降及耳鸣。局限性和浆液性迷路炎瘘管试验阳性，化脓性迷路炎因内耳已破坏，瘘管试验为阴性。

（2）颅内并发症　硬脑膜外、下脓肿，乙状窦血栓性静脉炎，脑膜炎，脑脓肿等。①硬脑膜外脓肿：主要表现为头痛，以患侧为甚，多为局限性和持续性跳痛，颅内高压时则表现为头剧痛。伴发热、呕吐。脑膜刺激征明显。脓肿较大时，有视力下降或局灶性神经定位体征。X 射线乳突照片可示鼓室盖或乳突盖骨质破坏，CT 检查可确定脓肿位置和大小。②乙状窦血栓性静脉炎：是中耳炎并发的乙状窦内血栓形成。右侧略比左侧多见。主要表现为高热（弛张热）、剧烈头痛。脉搏快，大汗，面色苍白，精神不振。患侧耳后、枕后、颈侧部疼痛。同侧颈部可触及条索状物，压痛明显。CT 扫描

笔记栏

可显示乙状窦骨板破坏。③耳源性脑膜炎：由中耳炎所并发的蛛网膜、软脑膜的急性化脓性炎症。有全身中毒症状，高热，头痛和喷射状呕吐，白细胞上升，有颅压增高征，有脑膜刺激征，有脑脊液改变。④耳源性脑脓肿：初期，突然发生寒战、高热、头痛、恶心、呕吐等，持续数天。潜伏期，轻度头痛、乏力、智力迟钝、食欲缺乏、不规则低热等，持续 10 d 至数月。显症期，中毒性症状，颅内压增高症状（头痛为脑脓肿的主要症状。呕吐为喷射状，意识障碍，视盘水肿）。局灶性症状可因位置不同出现不同的定位症状：颞叶脓肿，左侧者可有命名性失语等；小脑脓肿，可有中枢性眼震、同侧肌张力减弱、共济失调等。终末期，脑脓肿破裂引起弥漫性脑膜炎和脑室炎，形成脑疝，导致死亡。

3. 心理社会状况　耳源性并发症病情严重，患者及家属没有任何精神心理准备，担心危及生命，常有焦虑、恐惧、悲观、绝望等心理。

【治疗要点】

应用足量敏感的广谱抗生素控制感染，适当镇静、注意补液等支持治疗，保持电解质平衡，在控制炎症的基础上根据医嘱必要时行手术治疗。

【护理诊断】

1. 疼痛　头痛，由耳源性颅内并发症引起。
2. 皮肤完整性受损　与耳源性并发症和中耳乳突手术有关。
3. 自理缺陷　与眩晕、手术后或要求绝对卧床等因素有关。
4. 体温过高　由耳源性颅内并发症引起。
5. 清理呼吸道无效　由耳源性脑膜炎、脑脓肿引起的昏迷所致。
6. 焦虑　由耳源性并发症产生。

【护理措施】

1. 叮嘱患者绝对卧床休息，仔细观察头痛部位、性质及耳流脓情况；严密观察患者体温、脉搏、呼吸、血压、瞳孔大小及意识变化，病重期应间隔 1 ~ 2 h 观察一次病情，并做好记录。发现患者出现呼吸、脉搏变慢，表情淡漠或嗜睡等症状，应及时通知医生。

2. 如需施行手术，应做好围术期护理，中耳探查术按医嘱做术前常规准备，颅脑手术按脑外科护理常规进行。

3. 告知家属患者如有呕吐症状，应少食多餐。根据病情给予高热量、高蛋白及富含维生素的流质或半流质饮食；及时补液，防止水、电解质紊乱。

4. 如出现面瘫等并发症，患眼应涂抗生素软膏，防止暴露性角膜炎的出现。

5. 眩晕重者，给予抗眩晕、止呕等对症治疗。

6. 昏迷患者，按昏迷护理常规进行。

7. 疑有耳源性并发症时，忌用镇静剂、镇痛剂、阿托品类药物，以免掩盖症状，延误诊断。

笔记栏

第七节　特发性耳聋

案例与思考

患者，男，50 岁，因右耳高声鸣响，听力明显下降，眩晕、恶心、呕吐就诊。既往史：有高血压、糖尿病 10 年。体格检查：鼓膜松弛部或全鼓膜充血、内陷，光锥缩短、变形，进一步完善相关检查。

请思考：①该患者的临床诊断是什么？②该患者可能出现哪些并发症？

特发性耳聋是一种突然发生的原因不明的感音神经性耳聋，又称突发性聋、暴聋。其发病急，进展快，治疗效果直接与就诊时间有关，应视为耳科急诊。

【病因病理】

目前认为本病的发生与内耳供血障碍或病毒感染有关。

【护理评估】

1. 健康史　了解患者有无家族病史及外伤史，有无上呼吸道感染或劳累，有无忧虑、愤怒或兴奋史。

2. 症状和体征　单侧发病多见，偶有两耳同时或先后受累者。起病前常有上呼吸道感染、愤怒或兴奋史。一般耳聋前后有高调耳鸣，约半数患者有眩晕、恶心、呕吐。听力损害多较严重，曲线呈高频陡降型。前庭功能正常或减低。有自愈倾向。

3. 心理社会状况　患者因对疾病不了解而出现紧张、焦虑心理。

【治疗要点】

1. 药物治疗　①类固醇治疗；②抗凝溶栓治疗；③扩血管治疗；④促进代谢药物；⑤维生素类药物；⑥中医中药。

2. 高压氧舱治疗　提高内耳血氧分压。

知识链接

耳聋的预防

①杜绝近亲结婚，防治妊娠期疾病，减少产伤。发现婴幼儿耳聋，尽早治疗或尽早做听觉言语训练。②提高生活水平，防治传染病，锻炼身体，保证身心健康，减慢老化过程。③严格掌握应用耳毒性药物的适应证，尽可能减少用量及疗程，发现有中毒征兆者尽快停药治疗。④避免颅损伤，尽量减少与强噪声等有害物理因素及化学物质接触，不得已时应加强防护措施。

笔记栏

【护理诊断】

1. 感知改变　感觉神经性耳聋。

2. 焦虑　与听力减退有关。

【护理措施】

1. 伴有耳鸣、眩晕的患者，需向患者做好解释工作，必要时给予镇静或催眠药，嘱咐患者取不引起或不加重眩晕的头位和体位。

2. 为患者创造良好的休息环境，病房拉窗帘，避免阳光刺激，保持患者安静。

3. 在眩晕发作期间，帮助患者卧床大小便，以防坠床和跌倒，更换被褥和枕头时，必须有专人服侍患者，保持最舒适的头位。

4. 叮嘱患者低脂饮食、用药期间应卧床休息。

5. 遵医嘱使用药物如泼尼松、东菱克栓酶、尿激酶、地芬尼多(眩晕停)、氟桂利嗪(西比灵)、丹参注射液、山莨菪碱、尼莫地平、低分子右旋糖酐、维生素 B_6、维生素 B_1 等。

6. 遵医嘱给予高压氧治疗。

第八节　梅尼埃病

案例与思考

患者，女，48 岁，无明显诱因出现眩晕、恶心、呕吐 4 h 就诊，无发热、头痛及抽搐。体格检查：意识清醒，精神差，坐、站位立即感到眩晕，颈软，心、肺、腹部无异常，脑膜刺激征阴性。无眼球震颤，眼底、外耳道及鼓膜正常。

请思考：①该患者的临床诊断是什么？②该患者可能出现哪些并发症？

梅尼埃病是由膜迷路积水引起，以突发性眩晕、耳鸣、听力下降及同侧头耳闷胀为特征的内耳疾病。

知识链接

1861 年法国学者 Ménière 通过尸体解剖发现迷路疾病，即梅尼埃病，可导致眩晕、耳鸣和听力减退，但 Ménière 报道的病例实际上是死于白血病内耳出血，而非现在所称的膜迷路积水。

笔记栏

【病因病理】

病因不明。可能与下列因素有关:精神过于紧张、劳累、变态反应、内分泌失调、感染等。基本病理改变为膜迷路积水。

【护理评估】

1. 健康史　本病患者平素体健,多见于50岁以下人群。多数患者有反复发作的耳鸣、目眩和听力障碍等病史。

2. 症状和体征　突发性剧烈眩晕、耳鸣、患耳听力下降、患侧头及耳闷胀感。伴恶心、呕吐、面色苍白、出冷汗、血压下降等自主神经反射症状。闭目卧床、强迫体位。发作时意识始终清楚,对答正确。发作时眼球震颤呈水平型或水平旋转型,缓解后消失。鼓膜正常。每次发作持续数分钟至数小时不等,可自行缓解,出现间歇期,但反复发作。

3. 心理社会状况　患者因对疾病不了解,出现紧张和焦虑心理。

【治疗要点】

以对症及改善血液循环为主的综合治疗,达到缓解和减少发作的目的。

【护理诊断】

1. 感知改变　听觉减退,与耳鸣有关。

2. 有受伤的危险　与眩晕有关。

3. 恐惧　与梅尼埃病引起的眩晕、呕吐有关。

【护理措施】

1. 叮嘱患者卧床休息,并保持环境安静舒适,光线稍暗,进低盐饮食。对症状重或服用镇静剂者,床边加护栏以防坠床。病情好转后宜尽早逐渐下床活动,注意搀扶患者,防止跌倒。

2. 观察患者眩晕发作的次数和持续时间。如发现患者发作频繁、症状重、保守治疗无效,可协助医生手术治疗,根据病情选择术式,如内淋巴囊减压术、球囊造瘘术、迷路破坏术、前庭神经切断术。

3. 向患者和家属耐心解释本病的有关知识,指导患者平时保持良好心态,生活和工作有规律,劳逸适当,有充足睡眠;禁烟、酒和茶;鼓励患者加强锻炼,增强体质。

4. 遵医嘱使用药物如50%葡萄糖、地芬尼多、苯海拉明、氟桂利嗪、丹参注射液、山莨菪碱、尼莫地平、低分子右旋糖酐、维生素 B_6 等。

5. 单侧梅尼埃病顽固难愈,可试用鼓室内注射庆大霉素的方法治疗,大多数眩晕能得到控制。

笔记栏

小　结

本章的学习内容有先天性耳前瘘管、鼓膜外伤、分泌性中耳炎、急性化脓性中耳炎、慢性化脓性中耳炎、耳源性并发症、特发性耳聋、梅尼埃病。向大家介绍了各种疾病的概念和定义，病因和病理知识要学生一般了解，每节课的重点是疾病的治疗要点和护理措施。

练习题

一、单选题

1. 患者，女，19 岁。左耳疼痛 5 d，检查见左耳轮脚有瘘口，周围皮肤红肿，挤压可见脓液自瘘口溢出。应首先考虑的诊断是(　　)

   A. 耳前瘘　　B. 耳后瘘

   C. 耳疖　　D. 耳疮

   E. 脓耳

2. 急性化脓性中耳炎最常见的感染途径是(　　)

   A. 外耳道途径　　B. 咽鼓管途径

   C. 血行感染　　D. 以上都不是

3. 鼓膜外伤的治疗原则是(　　)

   A. 向外耳道内滴抗生素　　B. 外耳道冲洗

   C. 保持外耳道干燥，预防中耳感染　　D. 应用激素

4. 下列何种中耳炎最容易引起颅内并发症(　　)

   A. 分泌性中耳炎　　B. 骨疡型中耳炎

   C. 胆脂瘤型中耳炎　　D. 单纯型中耳炎

   E. 急性化脓性中耳炎

5. 下列关于鼓膜外伤的描述，不正确的是(　　)

   A. 外伤的原因可以是直接外伤，也可以是气压损伤

   B. 医生不慎操作可损伤鼓膜

   C. 鼓膜穿孔后，应局部滴抗生素药液，以预防感染

   D. 大多数患者鼓膜穿孔可在 1 个月内愈合

6. 持续性耳流脓、青臭，脓液中含豆腐渣样物质，鼓膜边缘性穿孔，而且有骨质破坏者，属于何种慢性中耳炎(　　)

   A. 单纯型　　B. 骨疡型

   C. 胆脂瘤型　　D. 分泌性

   E. 混合型

二、案例分析题

患儿，男，5 岁。主诉：耳痛伴发热 2 d。现病史：2 d 前患儿出现发热，体温 39.6 ℃，伴咽痛、食欲缺乏及右耳疼痛。社区门诊给予退热药后，患儿体温可降至正常，今日出现耳痛加重、夜间哭闹。体格检查：患儿急性病面容、面色苍白、口唇干燥，体温 38.6 ℃，脉搏 130 次/min，血压正常；右耳鼓膜弥漫性充血，“灯塔征”阳性。血常规：白细胞计数为 14×10^9/L，中性粒细胞百分比为 82%。据此，请你：①做出护理诊断；②给出护理措施；③指导患者正确耳部用药。

第十二章　鼻科患者的护理

第一节　慢性鼻炎

案例与思考

患者，女，36 岁，因反复鼻塞、流涕伴闭塞性鼻音 1 年多入院，被诊断为慢性肥厚性鼻炎。体格检查：鼻黏膜慢性充血，鼻中隔明显偏曲，双侧下鼻甲肥大明显，予以 1% 呋麻滴鼻液收缩黏膜欠佳，双侧鼻腔狭窄，内见少量黏性分泌物。

请思考：①该患者的临床诊断是什么？②护士应该为患者提供哪些护理措施？

慢性鼻炎为鼻腔黏膜或黏膜下组织的慢性炎症，是一种常见病。通常包括慢性单纯性鼻炎和慢性肥厚性鼻炎，干燥性鼻炎和干酪性鼻炎。前两者病因相同，后者多在前者的基础上发展而来。以鼻腔黏膜肿胀、分泌物增多、病程持续数月以上，且无明确的致病微生物感染为特征。

【病因病理】

1. 病因

(1)局部因素　多因急性鼻炎反复发作或治疗不彻底，演变为慢性鼻炎；鼻腔及鼻窦慢性疾病的影响，促使慢性鼻炎发生；鼻腔用药不当或用药过久，可引起药物性鼻炎；鼻内应用丁卡因等局部麻醉药，可损害鼻黏膜功能；邻近感染性病灶，如慢性扁桃体炎等。

(2)职业及环境因素　长期或反复吸入粉尘(如水泥、煤尘、面粉等)或有害化学气体(如二氧化硫、一氧化碳、甲醛等)，生活或生产环境中温度和湿度的急剧变化(如天气突变、炼钢、冷冻作业)，以及通风不良等，均可导致本病。

(3)全身因素　慢性鼻炎常为一些全身慢性疾病的局部表现，如贫血、结核、糖尿病及心、肝、肾疾病可引起鼻黏膜血管长期淤血或反射性充血；营养不良，如维生素 A、

笔记栏

维生素C缺乏可致鼻黏膜血管舒缩功能障碍或黏膜肥厚、腺体萎缩；内分泌疾病，如甲状腺功能减退可引起鼻黏膜黏液性水肿，在月经前期、妊娠期和青春期，鼻黏膜常有生理性充血、肿胀，少数可引起鼻黏膜肥厚。

（4）其他因素　烟酒嗜好，长期过度疲劳，可使鼻黏膜血管正常的舒缩功能发生障碍；免疫功能障碍、变态反应等。

2. 病理

（1）慢性单纯性鼻炎　鼻黏膜充血，下鼻甲肿胀明显，细胞浸润，分泌物增加，表面光滑、柔软、有弹性。

（2）慢性肥厚性鼻炎　鼻黏膜、黏膜下层，甚至骨膜和骨增生肥厚，以下鼻甲明显，黏膜表面不平，呈结节状或桑葚样。

【护理评估】

1. 健康史　询问患者有无受凉、疲劳、机体抵抗力下降等情况出现，是否长期使用滴鼻药，职业及环境因素如何，有无烟酒嗜好。

2. 症状和体征

（1）慢性单纯性鼻炎　①间歇性、交替性鼻塞，即寒冷、夜间休息时明显，夏季、白天、运动时减轻或消失；平卧时鼻塞较重，侧卧时居上侧通气较好，下侧较重，变换侧卧方位时，两侧鼻塞随之交替。②鼻涕增多：一般为半透明的黏液涕，继发感染时可有脓涕。③可伴有鼻根部不适、胀痛、头痛、咽干、咽痛等症状。④鼻腔黏膜暗红色充血，下鼻甲肿胀，表面光滑，柔软而富有弹性，用探针轻压可凹陷，移开后立即复原。对麻黄碱反应灵敏，黏膜收缩明显，下鼻甲缩小（图12-1）。

（2）慢性肥厚性鼻炎　①单侧或双侧持续性鼻塞，较重，无交替性。②鼻涕多但不易擤出，为黏液性或黏脓性。③常有闭塞性鼻音、嗅觉减退、耳鸣和耳闭塞感，并伴有咽干、咽痛、头晕、失眠、精神萎靡等。④下鼻甲肥大、黏膜肥厚，表面不平呈结节状或桑葚样，触诊有硬实感，不易出现凹陷，或虽有凹陷也不易复原。对麻黄碱反应不敏感，黏膜不收缩或轻微收缩，下鼻甲大小无明显改变（图12-2）。

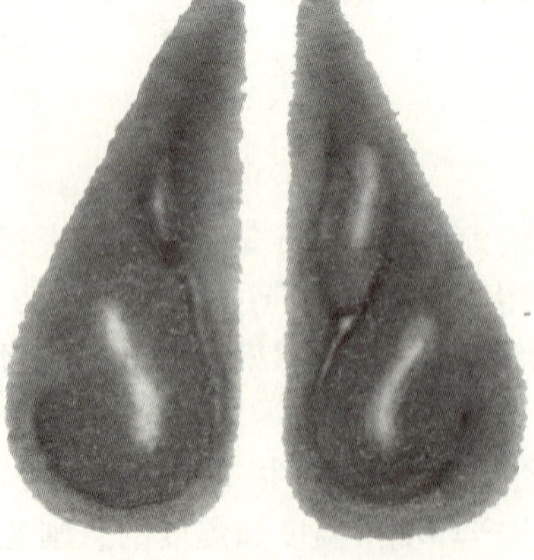

图12-1　慢性单纯性鼻炎

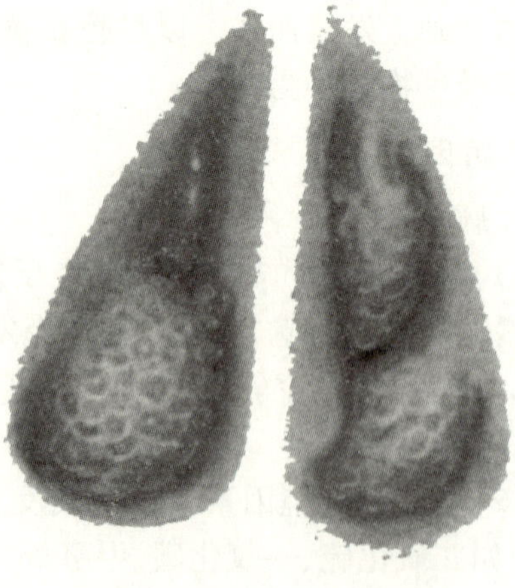

图12-2　慢性肥厚性鼻炎

3. 心理社会状况　因长期慢性病困扰，且鼻塞、流涕影响正常的工作、学习、生活

笔记栏

及社交，患者易出现焦虑、烦躁心理，护士应评估患者的心理状态，加强其对疾病的认识和期望。

【治疗要点】

1. 慢性单纯性鼻炎　根除病因，消除鼻黏膜肿胀，恢复鼻腔正常通气功能。

2. 慢性肥厚性鼻炎

(1)保守治疗　下鼻甲硬化剂注射、激光、冷冻或微波、射频等治疗。

(2)手术治疗　下鼻甲黏膜肥厚者，做下鼻甲黏膜部分切除术，下鼻甲骨性肥大者，做下鼻甲黏膜-骨膜下切除术。

【护理诊断】

1. 舒适改变　鼻塞、流涕、耳鸣、头痛，与鼻腔黏膜充血水肿、分泌物增多有关。

2. 感知改变　嗅觉减退，与慢性鼻炎鼻腔黏膜肿胀、分泌物增多有关。

3. 潜在并发症　如鼻窦炎、中耳炎、咽炎。

4. 知识缺乏　缺乏慢性鼻炎防治知识。

知识链接

如何诊断鼻中隔偏曲？

正常的鼻中隔很少完全居中和平直，只有当鼻中隔向一侧或两侧偏曲或局部有突起并引起鼻腔功能障碍或产生症状时，方可以诊断。

【护理措施】

1. 对减充血剂敏感者，指导其正确的滴鼻法，选用合适的滴鼻剂，同时注意预防药物性鼻炎。如用0.5%（儿童）或1%麻黄碱液滴鼻，每天3次，滴1周。

2. 对减充血剂不敏感者，可选用下鼻甲硬化剂注射法、激光疗法、冷冻疗法等。对拟行下鼻甲部分切除治疗者，配合医生做好围术期护理。

3. 指导患者重视慢性鼻炎的治疗及掌握正确的擤鼻法，防止发生中耳炎。

4. 加强劳动保护，控制有害物质的排放，减轻污染；加强防护措施，如安装吸尘、清洗设备等，在有粉尘的环境中工作时应戴口罩及面具等。应注意降温或保暖。

5. 从事粉尘或有害化学气体作业的人员应定期体检，发现疾病及时治疗；戒除吸烟、酗酒等不良嗜好。

6. 指导患者学会鼻腔冲洗的正确方法。

7. 密切观察病情，及时发现并发症如鼻窦炎、术后鼻出血，及时治疗。

8. 对于长期治疗效果不佳者，协助分析病因，给予安慰，及时更改治疗方法。

笔记栏

第二节　变应性鼻炎

案例与思考

患者，男，28岁，每日晨起后感鼻塞、流涕，打数十个喷嚏，鼻部发痒，初春季节尤为严重，严重影响生活和工作。体格检查：鼻黏膜苍白、水肿，鼻腔有水样分泌物。

请思考：①该患者的临床诊断是什么？②护士应该为患者提供哪些护理措施？

变应性鼻炎是发生于鼻黏膜的变态反应性疾病，分常年性变应性鼻炎和季节性变应性鼻炎即花粉症，鼻痒、打喷嚏、鼻分泌亢进、鼻黏膜肿胀为主要特点。

【病因病理】

变应性鼻炎的发病与遗传及环境密切相关。变应原是诱发本病的直接原因，主要为吸入物，其次是食物。季节性变应性鼻炎主要由植物花粉引起。常年性变应性鼻炎主要由屋尘、螨、真菌、羽毛、动物皮屑等引起。发病机制属Ⅰ型变态反应。

基本病理为毛细血管扩张、通透性增高，鼻黏膜水肿、腺体分泌旺盛和嗜酸性粒细胞浸润等。黏膜极度水肿可发展为息肉样变、鼻息肉（图12-3）。

【护理评估】

1. 健康史　询问患者有无遗传病史，是否接触特定环境因素发病，有无烟酒嗜好。

2. 症状和体征　突发性鼻痒，花粉症者可伴有眼和咽痒；每天有数次阵发性喷嚏发作（图12-4），多于3个，甚至数十个；大量清水样鼻涕；鼻塞，季节性者较重；部分患者尚有嗅觉减退。鼻黏膜水肿，苍白或浅蓝色，鼻腔有水样或黏液样分泌物。病史长、症状反复发作者可见中鼻甲息肉样变或下鼻甲肥大。

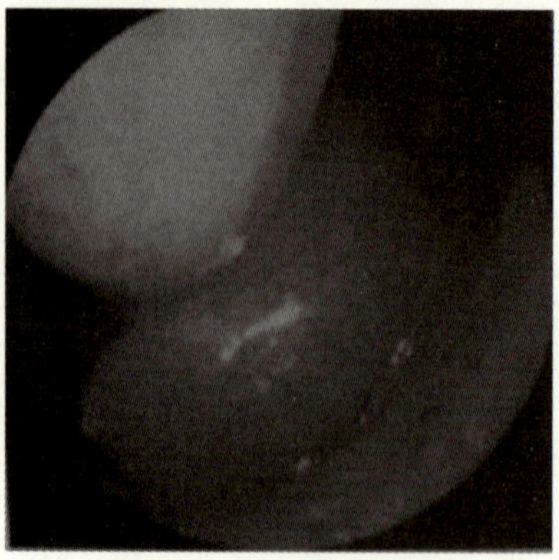

图12-3　鼻息肉

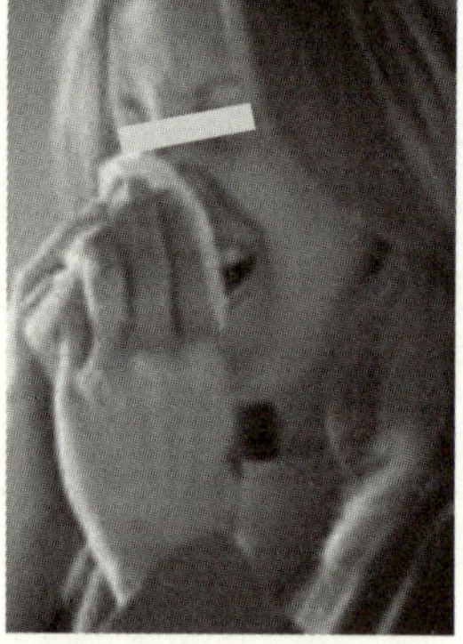

图12-4　变应性鼻炎表现

笔记栏

3. 辅助检查　鼻分泌物涂片检查有较多嗜酸性粒细胞，皮肤试验和鼻黏膜激发试验阳性，血清或分泌物特异性 IgE 抗体检测阳性等。

4. 心理社会状况　反复发作，治疗欠佳，患者可产生焦虑情绪。

【治疗要点】

避免接触变应原，可以使用抗组胺药、糖皮质激素、抗胆碱药、肥大细胞膜稳定剂等药物治疗，有条件可行特异性免疫疗法，必要时行手术治疗。

知识链接

变应性鼻炎的并发症

①变应性鼻窦炎；②支气管哮喘；③分泌性中耳炎。

【护理诊断】

1. 舒适改变　鼻痒、喷嚏、流涕。

2. 感知改变　嗅觉减退，与变应性鼻炎鼻腔黏膜肿胀、分泌物增多有关。

3. 知识缺乏　缺乏变应性鼻炎的防治知识

4. 潜在并发症　如变应性鼻窦炎、支气管哮喘、分泌性中耳炎。

【护理措施】

1. 避免接触变应原，了解、确定变应原，嘱患者应尽量避免与之接触。

2. 身边常备纸巾，打喷嚏时注意用纸巾遮鼻，掌握正确的擤鼻方法。

3. 注意观察鼻腔分泌物的性质、量。

4. 指导患者遵医嘱用药。①糖皮质激素：使用时应注意适应证及药物的不良反应。②抗组胺药：马来酸氯苯那敏片（扑尔敏）有明显嗜睡作用，从事驾驶、精密机械操作等人员不宜服用；氯雷他定片（息斯敏）可引起心脏并发症，应用时不可过量。③肥大细胞膜稳定剂：4% 色甘酸钠滴鼻剂及鼻喷剂，适用于轻症患者。④减充血剂：1% 麻黄碱（儿童为 0.5%）鼻内局部应用治疗鼻塞，不宜长期使用。⑤抗胆碱药：0.03% 异丙托溴铵鼻喷剂，可明显减少鼻水样分泌物。⑥其他治疗：如脱敏、激光、微波、射频、等离子等治疗。

5. 健康宣教

（1）正确指导患者适当休息和睡眠、科学的起居与饮食，使其熟悉环境、饮食与疾病的有关知识。

（2）花粉播散季节，患者外出时应戴口罩，尽可能不接近树木、野草和农作物。

（3）注意生活环境，避免长期处于污染空气中。

（4）采用免疫治疗时，应注意必须连续、长期进行，方能显效。

笔记栏

第三节 鼻窦炎

案例与思考

患者，女，55 岁，因反复鼻塞、流涕，流黏脓鼻涕，头面部闷胀 1 年多，嗅觉减退 1 个月入院。体格检查：鼻黏膜充血，双下鼻甲肥大。双侧中鼻道内见大量脓性分泌物。鼻窦 CT 检查示：双上颌窦、筛窦及额窦炎。完善相关检查后，在局部麻醉+表面麻醉下经鼻内镜行鼻窦开放术。

请思考：①该患者术前需要做哪些准备？②该患者术后存在哪些护理问题？该如何护理？

鼻窦炎是鼻窦黏膜的化脓性炎症。因鼻窦炎均合并有鼻炎，两者发生机制和病理生理过程相同，且相辅相成，故近年来已将鼻炎和鼻窦炎统称为“鼻-鼻窦炎”。鼻窦炎为鼻科常见疾病，慢性者居多。一般症状在 12 周以内的为急性鼻窦炎，超过 12 周为慢性鼻窦炎。

【病因病理】

鼻窦的解剖特点：①窦口小、鼻道狭窄而曲折，易阻塞。②鼻腔黏膜与鼻窦黏膜相延续，鼻腔炎症时必累及鼻窦黏膜。③各窦口彼此毗邻，炎症时相互累及。④各窦自身特点及窦口位置的特殊性。窦口及邻近鼻道的引流和通气障碍是鼻窦炎发生的最主要机制。

病理改变：卡他期，窦内黏膜早期贫血，继之血管扩张，渗透性增强，分泌亢进，分泌物为黄色或无色。化脓期，黏膜水肿和血管扩张加重，分泌物变为黏液脓性。慢性卡他性鼻窦炎，黏膜上皮增厚，杯状细胞增生。慢性化脓性鼻窦炎：上皮层区域性缺损及肉芽组织形成，固有层有浆细胞和肥大细胞浸润，甚至有肉芽肿形成。

【护理评估】

1. 健康史　询问有无影响鼻道引流和通气障碍的因素存在。了解头痛的部位和性质，了解鼻塞、流涕、嗅觉障碍的程度。了解患者及家属对鼻窦炎的认知程度。

2. 症状和体征

(1)急性鼻窦炎　畏寒发热、食欲减退、便秘、周身不适等。小儿表现为呕吐、腹泻、咳嗽等消化道和呼吸道症状。持续性鼻塞，鼻腔内大量难以排尽的脓性或黏脓性涕。厌氧菌或大肠埃希菌感染者脓液恶臭。前组鼻窦炎患者头痛多在额部和颌面部，局部压痛。后组鼻窦炎患者头痛多在颅底和枕部。

(2)慢性鼻窦炎　有精神不振、易倦、头痛头晕、记忆力减退、注意力不集中等表现。流黏液性或脓性鼻涕为主要症状之一。牙源性上颌窦炎常有腐臭味。由于鼻黏膜肿胀、中鼻甲黏膜鼻肉样变、息肉形成等导致鼻塞。头痛为钝痛和闷痛。经鼻内用减充血剂等治疗后头痛缓解。咳嗽、低头位或用力时头痛加重。吸烟、饮酒和情绪激

笔记栏

动时头痛亦加重。可出现嗅觉减退或消失。部分患者出现视力减退或失明。中鼻道积脓(图 12-5)、鼻黏膜充血肿胀、息肉样变。鼻窦 CT 扫描可示鼻窦黏膜增厚情况和鼻窦病变范围等。上颌窦穿刺可协助诊断。

3. 心理社会状况　早期,由于知识缺乏、经济困难易延误诊治。转为慢性鼻窦炎或保守治疗效果差时,需要手术治疗的患者常有紧张或恐惧心理。

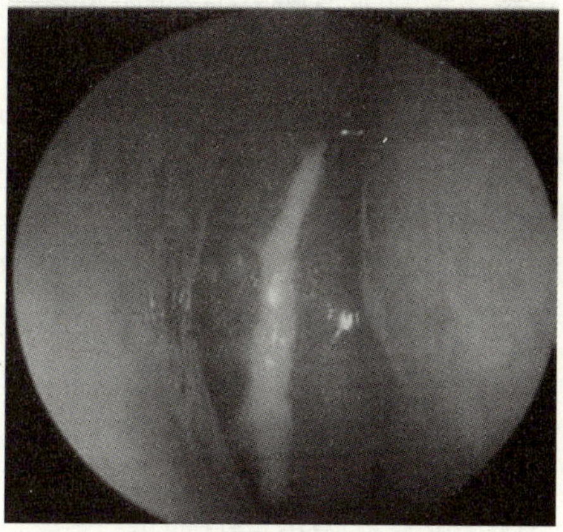

图 12-5　中鼻道积脓

知识链接

不同鼻窦的急性化脓性鼻窦炎的疼痛特点

急性上颌窦炎:①同侧额部、颌面部或上列磨牙痛;②晨轻午后重。

急性筛窦炎:①局限于内眦或鼻根部,可放射到头顶;②前组筛窦炎可似急性额窦炎,后组筛窦炎与急性蝶窦炎相似。

急性额窦炎:①前额部;②晨起头痛加重,午后减轻,晚间消失,次日重复。

急性蝶窦炎:①颅底或眼球深部钝痛,可放射到头顶和耳后,可引起枕部痛;②晨轻午后重。

【治疗要点】

根据病因,解除鼻腔鼻窦引流和通气障碍,应用抗生素控制感染和预防并发症。行鼻腔冲洗、上颌窦穿刺冲洗、负压置换疗法、局部理疗等以促进炎症消退和改善症状。行内镜鼻窦手术可通过小范围或局限性手术解除广泛的鼻窦病变,使窦口保持永久通畅引流和通气。

【护理诊断】

1. 舒适改变　鼻塞、流涕、头痛。

2. 感知改变　嗅觉减退,与鼻窦黏膜炎症、肿胀及窦口阻塞有关。

3. 潜在并发症　如鼻出血、眶蜂窝织炎、球后视神经炎、脑脊液鼻漏。

笔记栏

4. 知识缺乏　缺乏鼻窦炎术后的护理知识。

【护理措施】

1. 指导患者正确使用减充血剂，掌握正常滴鼻的方法，用1%的麻黄碱和糖皮质激素滴鼻，以收缩鼻黏膜，开放窦口，改善通气和引流，但避免长期使用，以免导致鼻黏膜鳞状上皮化生，出现药物性鼻炎。

2. 对于早期鼻窦炎，患者不愿意或没必要手术时，应指导用药治疗，抗生素药物如红霉素、头孢菌素，中成药如霍胆丸、千柏鼻炎片、鼻窦炎口服液等。

鼻窦炎患者护理措施

3. 配合医生正确进行负压置换疗法操作或上颌窦穿刺治疗，促进炎症控制，达到治疗目的。

4. 针刺和局部理疗有改善局部血液循环、促进炎症吸收和改善通气之功效。

5. 术后观察鼻腔分泌物的性质、量，注意有无出血，如发现患者将血咽下，应阻止患者咽下，嘱患者将口中的分泌物轻轻用舌头舔出，用纸或毛巾擦去。如果血液咽入胃内，一是不便于观察出血量，二是血液刺激胃黏膜，导致胃痛和大量呕血，引起患者恐慌。

6. 术后渗血较多者，应行头部冷敷或冰敷，按医嘱常规使用止血药。

7. 术后鼻腔填塞物于24～48 h分次或同时抽出，注意观察填塞物有无松动及脱落，嘱患者勿自行拔出。医生取堵塞物2 h内卧床休息，减少活动，防止出血。

8. 术后因鼻腔填塞患者用口呼吸或用术前针阿托品可致口咽干燥，可用湿棉签润唇或多次少量饮水。

9. 术后加强口腔护理，选择适当的漱口液漱口，进食前后及睡前进行口腔清洁。

10. 术后饮食护理，避免过烫、过硬及辛辣刺激性食物损伤黏膜，导致或加重出血。

11. 术后取鼻腔填塞物后第2天，指导患者进性鼻腔冲洗，学会自行使用鼻腔冲洗器。

12. 术后取半坐卧体位，可减少鼻出血并有利于口中的分泌物吐出。

13. 向患者及家属宣传鼻窦炎的有关治疗和预防知识，使患者及家属出院后能较好地进行自我护理。

第四节　鼻出血

案例与思考

患者，男，58岁，因鼻部持续流血20 min入院，被诊断为鼻出血(左侧)。体格检查：体温37 ℃，脉搏120次/min，呼吸24次/min，血压80/55 mmHg，呈急性病容，意识清醒，可见鲜血自左鼻流出，出血量多，不能自行止血，既往有高血压、糖尿病。鼻内镜检查示：左侧鼻-鼻咽静脉丛出血。

请思考：①该患者目前需要做哪些紧急处理？②该患者的护理诊断有哪些？

笔记栏

鼻出血是临床常见症状之一，可单纯由鼻腔、鼻窦疾病引起，也可由某些全身疾病所致，但以前者多见。多为单侧，反复出血可导致贫血，出血部位多在鼻中隔前下方利特尔区。

【病因】

1. 局部因素　①外伤：有机械性外伤如挖鼻、鼻窦外伤等，还有手术、插管损伤鼻黏膜局部血管等。②肿瘤：各种良性和恶性肿瘤均可出现鼻出血。③炎症：各种鼻炎及鼻腔特殊感染。④鼻中隔偏曲：由于局部突起，黏膜薄，张力大而易出血。⑤异物：鼻腔水蛭异物常导致鼻腔出血。

2. 全身因素　①心血管疾病：高血压、动脉硬化等。②急性发热性传染病：流感、出血热、麻疹、伤寒、肝炎等。③血液病：血友病、白血病、血小板减少性紫癜等。④营养障碍：缺乏维生素 C、维生素 K、维生素 P 等。⑤肝肾慢性疾病：肝损伤致凝血功能障碍、尿毒症致小血管异常。⑥风湿热。⑦各种中毒。⑧遗传性毛细血管扩张症。⑨内分泌疾病。⑩气压突变等。

【护理评估】

1. 健康史　询问患者是否有过类似病史，应了解患者是否有高血压、动脉硬化、血液病、外伤、鼻炎等病史。

2. 症状和体征　单侧或双侧鼻出血，间接性出血或持续性出血。轻者仅鼻涕带血或倒吸血涕，重者可达数百毫升以上。儿童、青少年出血部位多在利特尔区，中老年鼻出血多在鼻腔后端的鼻咽吴氏静脉丛或鼻中隔后部的小动脉，出血量相对较大，不易止血。

3. 辅助检查　①窥鼻器检查可了解鼻、鼻腔及鼻窦情况和出血部位。②X 射线摄片和 CT 可排除鼻腔、鼻窦肿瘤引起的出血。③血液系统检查、全血细胞计数和出凝血酶原时间测定等，可排除血液系统疾病导致的出血。

4. 心理社会状况　反复鼻腔大出血患者常有紧张或恐惧心理。当病情发展到危及生命时，则十分恐惧。

【治疗要点】

①药物或心理上镇静治疗，止血药物，病因治疗；②指压止血法；③冷敷鼻部、前额及后颈；④硝酸银及铬酸珠烧灼、高频电刀、微波或钇铝石榴石（YAG）激光烧灼；⑤鼻腔可吸收性物质填塞；⑥鼻腔纱条填塞（图 12-6）（是常用的有效止血方法）；⑦鼻腔止血海绵填塞；⑧后鼻孔填塞（图 12-7）；⑨鼻腔气囊或水囊压迫止血；⑩血管结扎；⑪血管栓塞（用于严重出血者）；⑫鼻中隔划痕术、黏膜下剥离术、偏曲纠正术等。

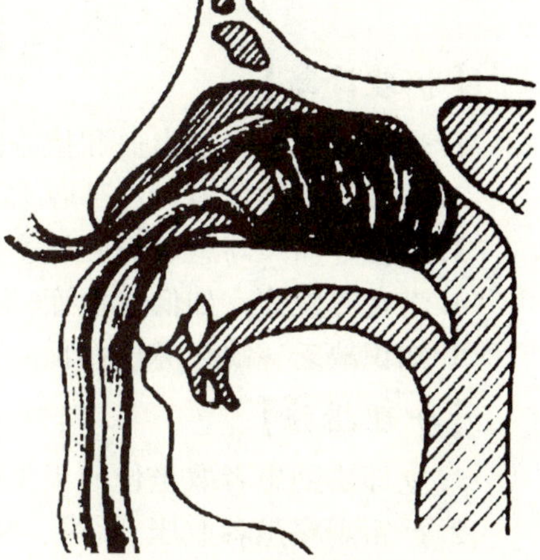

图 12-6　鼻腔填塞法

笔记栏

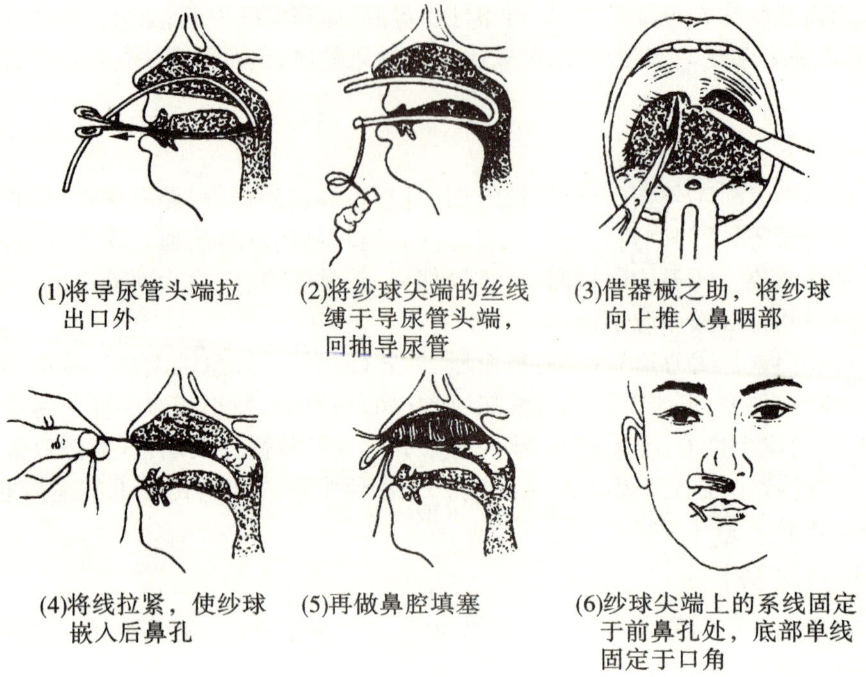

图 12–7　后鼻孔填塞法

知识链接

根据鼻腔血液供应的特点，不同部位的出血结扎的动脉有何不同？

中鼻甲下缘水平面以下出血者，可考虑结扎或栓塞同侧上颌动脉或颈外动脉。中鼻甲下缘平面以上出血者，则可考虑结扎筛前动脉。鼻中隔前部出血者，可结扎上唇动脉。

【护理诊断】

1. 恐惧与害怕　与出血和担心疾病预后有关。
2. 体液不足的危险　与鼻腔大量出血有关。
3. 急性疼痛　与患者鼻腔填塞纱条有关。
4. 潜在并发症　如低氧血症、失血性休克等。
5. 知识缺乏　缺乏鼻出血预防、保健、治疗等方面的知识。

【护理措施】

1. 立即协助患者取坐位或半坐卧位，询问患者是哪侧鼻腔出血或首先出血。
2. 严密观察患者血压、脉搏、呼吸、意识及出血情况，评估出血量。
3. 仔细检查患者鼻腔，根据出血部位、量及患者的年龄选择适宜的止血方法。
4. 出血量大、疑有休克者，应取休克卧位，密切监测生命体征变化。快速建立静脉通路。遵医嘱予以镇静、止血、快速补液、交叉配血、吸氧等对症支持处理，并协助医生

笔记栏

做好鼻腔填塞术。

5. 创造安静、舒适、清洁的环境,避免噪声刺激,病室应避光通风,温度适宜。

6. 外伤所致鼻出血应注意保持呼吸道通畅,及时解除呼吸道梗阻,必要时吸氧。

7. 耐心安慰患者,消除其恐惧心理,使其情绪安定,能沉着镇静地配合治疗,防止情绪波动而加重出血。同时做好家属的解释工作。及时更换污染的衣服、被褥,避免对患者产生不良刺激。

8. 治疗与用药护理

(1)对于出血量较少、需要进行简易止血的患者,教会其或家属正确的止血方法。

(2)对于需要烧灼止血的患者,应告知其大概的程序及可能带来的不适,以取得患者的配合。

(3)遵医嘱使用抗生素,做好口腔护理,防止感染。

(4)做好前后鼻孔填塞患者的护理。①填塞前向患者简单说明填塞的必要性,以及操作过程中可能出现的疼痛等不适,以取得患者的配合。②填塞过程中密切配合医生,同时安慰鼓励患者。③严密监测患者的生命体征,观察有无休克表现。一旦出现休克征象,应立即通知医生并配合医生处理。对于年老体弱者,加强对血氧饱和度的观察,观察患者有无嗜睡、反应迟钝等缺氧症状,必要时予以氧气吸入。④填塞后嘱患者尽量卧床休息,取半卧位,减少活动;做好生活护理;定时向鼻腔滴入维生素 AD 滴剂以润滑纱条。⑤叮嘱患者勿将后鼻孔的血液咽下,防止刺激胃黏膜而引起恶心、呕吐,且不利于估计出血量。⑥鼓励并协助患者进食温凉的流质或半流质饮食,可少量多餐,增加液体摄入。⑦做好口腔护理,嘱患者每次进食前后用漱口液漱口。⑧保持大便通畅,防止用力屏气;避免外力碰撞鼻部;避免打喷嚏、咳嗽、用力擤鼻、弯腰低头,防止纱条松动而引发再次出血。⑨继续观察鼻腔有无活动性出血,并准备好床旁插灯、吸引器、鼻止血包,以备患者再次出血时紧急处理。⑩注意观察后鼻孔纱球丝线的固定是否牢固,有无断裂、松动,发现上述情况时应及时处理,防止后鼻孔纱球脱落而引起窒息。告知患者前后鼻孔填塞的时间,使患者有心理准备,增加耐受不适的能力。

鼻出血患者的护理

(5)对于需要行血管栓塞术或结扎术者,护士应向其解释手术的必要性,并快速做好术前准备工作。

(6)对于必须经鼻内镜下止血的患者,患者应特别注意观察患者术后有无再次出血,其他按鼻科手术前后护理常规进行护理。

9. 健康宣教

(1)嘱患者保持良好的心理状态,避免紧张、激动的情绪,以预防鼻出血的再次发生。

(2)避免挤压碰撞鼻部,改掉挖鼻、用力擤鼻等不良习惯。指导其正确的滴鼻方法。

(3)出院后 4 ~ 6 周内避免重体力劳动或运动。打喷嚏时张开嘴以减少鼻腔压力。避免使用含水杨酸钠的药物。

(4)鼻腔黏膜干燥时适当增加液体摄入,或滴入维生素 AD 滴剂以润滑鼻腔。

(5)注意合理的饮食搭配,选择富含维生素、铁、蛋白质、纤维素的食物,忌食辛辣刺激性食物,戒除烟酒,保持大便通畅。

(6)教会患者少量鼻出血的紧急处理方法,如手指捏紧两侧鼻翼 9 ~ 15 min,同时

笔记栏

用冷水袋或湿毛巾敷前额和后颈，身体放松，口腔里有血液时应吐出，勿咽下；出血量多且不能止住时，应及时到医院就诊。

小　结

本章主要介绍了慢性鼻炎、变应性鼻炎、鼻窦炎术后的护理及鼻出血患者的护理知识。慢性鼻炎包括慢性单纯性鼻炎和慢性肥厚性鼻炎，主要症状有脓涕、鼻塞、头痛、嗅觉减退。而鼻窦炎的诊断主要靠中鼻道以上有脓性分泌物或鼻窦 CT 扫描，治疗靠内镜鼻窦手术。鼻出血是鼻科学中最常见的临床症状之一，多由鼻腔、鼻窦疾病引起，少数由全身疾病引起；多数为单侧鼻腔出血，少数为双侧鼻腔出血；多数为间歇性少量出血，少数为持续性大量出血；多数为利特尔区出血，少数为后鼻孔出血。

练习题

一、单选题

1. 青少年鼻出血易发生的部位是(　　)
   A. 鼻前庭　　B. 利特尔区
   C. 鼻-鼻咽静脉丛　　D. 鼻中隔
2. 鼻疖未成熟时，切忌挤压，以防发生何种严重并发症(　　)
   A. 海绵窦血栓性静脉炎　　B. 上唇蜂窝织炎
   C. 反复发作　　D. 鼻窦炎
3. 鼻塞呈持续性，下鼻甲肥厚，1%麻黄碱收缩不明显，分泌物稠厚，属于哪种鼻炎(　　)
   A. 慢性单纯性鼻炎　　B. 萎缩性鼻炎
   C. 慢性肥厚性鼻炎　　D. 变应性鼻炎

二、多选题

1. 导致慢性鼻炎的病因包括(　　)
   A. 鼻腔及鼻窦慢性疾病　　B. 鼻腔用药不当
   C. 长期或反复吸入粉尘　　D. 贫血、结核、糖尿病等慢性病
2. 鼻出血患者的止血常用措施不包括(　　)
   A. 指压法　　B. 填塞法
   C. 烧灼法　　D. 电凝法
3. 下列哪项符合变应性鼻炎的症状和体征(　　)
   A. 突发性鼻痒　　B. 部分患者嗅觉减退
   C. 下鼻甲肥大　　D. 鼻黏膜水肿、苍白或浅蓝色

三、简答题

1. 简述慢性单纯性鼻炎与慢性肥厚性鼻炎的异同点。
2. 简述鼻出血的临床表现、护理措施及健康指导。

四、案例分析题

患者，男，47 岁，因鼻塞、流脓鼻涕 3 年入院。9 年前患者无明显诱因出现双鼻腔鼻塞伴少量分泌物流出，无嗅觉障碍、头痛、发热及耳鸣。近 3 年来鼻塞逐渐加重，浓涕较多。曾经在当地医院治

笔记栏

疗，疗效欠佳。体格检查：体温 36.8 ℃，脉搏 72 次/min，呼吸 17 次/min，血压 120/75 mmHg，意识清醒，呈慢性病容，发育正常，营养中等，查体合作，鼻内镜检查可见双鼻腔黏膜慢性充血，中下鼻甲肥大，双鼻道可见剥皮荔枝状新生物，中鼻道、嗅沟有脓性分泌物。鼻窦 CT 检查示：双鼻息肉及双鼻窦慢性炎症。完善各项术前准备后行双侧鼻息肉摘除术+鼻窦开放术。术后上述症状逐渐消失，意识清醒后 7 d 患者痊愈出院。

请回答：①如何对该患者进行护理？②患者出院时护士应给予哪些健康指导？

第十三章 咽科患者的护理

第一节 慢性咽炎

案例与思考

患者，男，17岁，因咽部异物感、痒感、灼热感、干燥感，晨起时频繁咳嗽伴恶心6 d入院。体格检查：体温36.8 ℃，脉搏89次/min，呼吸20次/min，咽黏膜弥漫性充血、血管扩张，咽后壁有散在的淋巴滤泡，常有少量黏稠分泌物附着在黏膜表面，进一步完善相关检查。

请思考：①该患者的护理诊断是什么？②护士应该为患者提供哪些护理措施？

慢性咽炎系咽黏膜、黏膜下及淋巴组织的慢性弥漫性炎症。常与上呼吸道慢性炎症同时存在，多发生于成人，病程较长，症状顽固，不易治愈。

【病因病理】

1. 局部因素

(1)急性咽炎或扁桃体炎反复发作，或未经彻底治疗转为慢性。

(2)邻近器官炎性分泌物刺激咽部，如鼻炎、鼻窦炎、牙周炎及鼻咽部慢性炎症等。

(3)环境的影响，如烟酒、有害气体、粉尘的刺激及经常食辛辣食物的刺激。

(4)职业因素，如歌手、教师等。

2. 全身因素 各种慢性病，如贫血、消化吸收功能障碍、内分泌功能失调、心血管疾病、呼吸道的慢性炎症、营养不良及免疫功能低下等均可诱发本病。

【护理评估】

1. 健康史 询问患者有无急性咽炎、各种鼻病及呼吸道慢性炎症病史，患者职业、居住条件和生活习惯。了解患者有无全身慢性病。

笔记栏

2.症状和体征　为咽部不适感，可有咽干、灼热、微痛、异物感等。晨起明显。总觉咽部有痰，刺激性咳嗽，仅有少量黏稠分泌物咳出。严重的萎缩性咽炎有时咳出带臭味的痂皮。检查见咽黏膜血管弥漫性扩张充血，呈暗红色。①慢性单纯性咽炎：黏膜充血肿胀，咽后壁可见散在的淋巴滤泡，表面常附有少量黏稠分泌物。②慢性肥厚性咽炎：咽黏膜下广泛结缔组织及淋巴组织增生，可见黏膜及腭弓充血肥厚，腭垂肿大，两侧咽侧索呈条索状充血增厚。咽后壁淋巴滤泡显著增大，融合成块。③萎缩性咽炎：咽黏膜萎缩变薄，干燥苍白，咽后壁常附有带臭味的薄痂。

3.心理社会状况　治疗欠佳的慢性病如慢性咽炎患者可产生焦虑或恐癌情绪，常表现为失眠、多疑、求医心切并到处诊治。

【治疗要点】

积极治疗各种鼻部、鼻咽部、口腔疾病及全身的慢性病，戒掉烟酒等不良嗜好，消除外界各种致病的刺激因素。对于不同类型的慢性咽炎采用不同的治疗方法。

【护理诊断】

1.疼痛　咽痛，与慢性炎症有关。

2.知识缺乏　缺乏咽部炎症防治常识。

3.舒适改变　咽部不适感，与慢性炎症有关。

4.焦虑　与咽部不适感且久治不愈有关。

【护理措施】

1.用药指导

(1)全身用药　适当选用抗生素和抗病毒药物治疗。

(2)局部用药　选用复方硼砂溶液等含漱，各种润喉片含服。

(3)中医中药代茶饮　如金银花、麦冬、胖大海等。

(4)维生素类药物　如维生素A、B族维生素、维生素C、维生素E，服用可促进黏膜上皮生长。

2.对于慢性肥厚性咽炎患者，可配合医生对增生肥大的淋巴滤泡采用激光、电凝、冷冻、微波治疗，或用药物烧灼，如10%硝酸银、50%三氯醋酸。广泛增生者，应分次进行。

3.对于慢性萎缩性咽炎患者，用2%碘甘油涂抹咽后壁，促进局部血液循环，刺激腺体分泌，也可用庆大霉素雾化吸入。口服维生素C、维生素E、维生素A、维生素B_2等，促进黏膜上皮生长。

4.用超短波、药物离子导入、红外线等物理疗法。

5.锻炼身体，增强机体的抵御能力，改善全身血液循环，解除咽部淤血和减轻炎症。

6.保持良好的心态，积极治疗全身及邻近局部慢性病，戒烟限酒。改变不良的饮食习惯，少食辛辣、油煎等刺激性食物。

7.改善生活和工作环境，保持室内空气清新，避免接触有害气体。

8.向患者介绍疾病的发生、发展和转归，消除紧张、焦虑心理。

笔记栏

第二节 扁桃体炎

案例与思考

患者，女，26岁，咽痛反复发作3年伴关节酸痛1周入院。患者主诉咽痛期间口腔有异味，而且伴刺激性咳嗽。体格检查：体温36.7 ℃，脉搏88次/min，呼吸19次/min，血压106/66 mmHg，呈慢性病容，双侧扁桃体Ⅱ度肿大，双颌下淋巴结可触及，双膝关节叩击痛，进一步完善相关检查。

请思考：①该患者的临床诊断是什么？②护士应该为患者提供哪些护理措施？

一、急性扁桃体炎

急性扁桃体炎是指腭扁桃体的急性非特异性炎症，可伴有咽黏膜和邻近淋巴组织的急性炎症，是咽部的常见病之一。

【病因病理】

1. 病因　本病的主要致病菌为乙型溶血性链球菌，其次为非溶血性链球菌、葡萄球菌、肺炎双球菌和腺病毒等。细菌与病毒混合感染者亦不少见。正常情况下，人的咽部存在着某些病原体，当机体免疫力下降时，病原体大量繁殖造成感染。

2. 病理　①急性卡他性扁桃体炎；②急性化脓性扁桃体炎。

【护理评估】

1. 健康史　询问患者既往病史，了解其工作和生活环境、饮食习惯，是否有慢性上呼吸道炎症病史。

2. 症状和体征　可有畏寒、高热、头痛、四肢酸痛、食欲不振等。幼儿可因高热而惊厥抽搐或昏睡。咽痛，剧烈时向耳部放射，吞咽时加重。幼儿常因疼痛而拒食或拒乳，严重时出现呼吸困难。患者呈急性病容，咽黏膜及腭弓弥漫性充血肿胀，腭扁桃体肿大。隐窝口有黄白色脓性分泌物，常融合成片，局限于扁桃体表面，拭去后无出血（图13-1）。若为扁桃体实质化脓，在扁桃体表面黏膜下可见黄白色小脓肿。下颌角淋巴结肿大、压痛。

3. 心理社会状况　由于患者咽痛、发热、吞咽困难、对住院环境的陌生、经济负担、担心影响工作或学习等均可产生焦虑情绪。如形成扁桃体周围脓肿要切开，会出现恐惧心理。

【治疗要点】

①一般疗法；②抗感染治疗；③局部治疗；④中医中药。

笔记栏

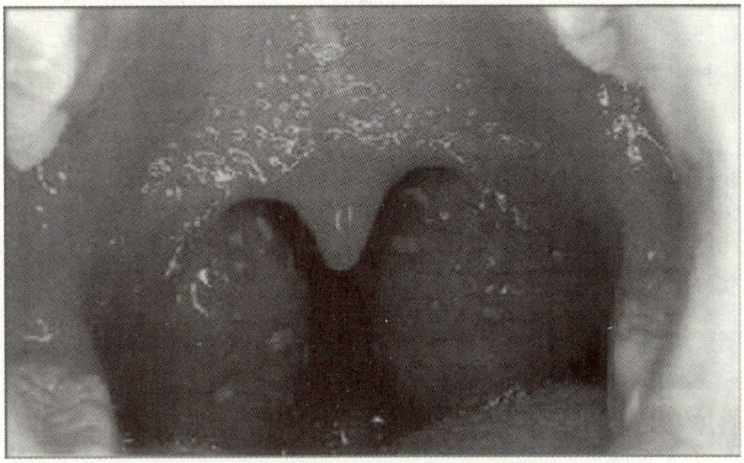

图 13-1 化脓性扁桃体炎

知识链接

急性扁桃体炎的并发症

1. 局部并发症 扁桃体周围脓肿最多见，也可引起急性颈淋巴结炎、急性中耳炎、急性鼻炎、鼻窦炎、急性喉炎、咽旁脓肿等。

2. 全身并发症 严重的急性化脓性扁桃体炎可引起急性风湿热、急性关节炎、急性肾炎、心肌炎、亚急性心内膜炎、急性骨髓炎、败血症等。

【护理诊断】

1. 疼痛 咽痛，与扁桃体急性炎症有关。
2. 体温过高 与扁桃体炎症有关。
3. 潜在并发症 如扁桃体周围脓肿等。
4. 吞咽障碍 与扁桃体炎症有关。
5. 恐惧 与扁桃体周围脓肿切开引流有关。
6. 焦虑 与扁桃体炎症有关。

【护理措施】

1. 按医嘱正确用药，观察病情变化及有无药物过敏反应。

(1) 全身用药 抗菌消炎，青霉素为首选，配合应用磺胺及抗病毒类药物，重症者加用糖皮质激素，如地塞米松等。咽痛剧烈或高热时给予解热镇痛剂。若治疗 3 d 病情无好转或过敏，考虑改用其他抗生素治疗。

(2) 局部用药 用复方硼砂溶液、复方氯己定溶液或 1∶5 000 呋喃西林溶液等含漱，含服喉片，冰硼散或锡类散涂于咽部，抗生素溶液咽部喷雾等。

(3) 中医中药 常用滋补肺肾、生津利咽、疏风清热、消肿解毒的银翘柑橘汤治疗。

急性扁桃体炎患者的护理

笔记栏

2. 密切观察病情。监测体温变化，体温过高者应采取物理降温，如乙醇、温水擦浴。如患者高热持续不退，一侧剧烈咽痛、语言含糊、张口受限、软腭及腭舌弓红肿膨隆、腭垂偏向对侧时，应考虑并发扁桃体周围脓肿的可能，应立即报告医生进行切开引流术。

3. 对需行扁桃体切除手术的患者进行围术期护理（参照扁桃体切除术的护理）。

4. 注意休息，进流质饮食，多饮水，加强营养，疏通大便。

5. 反复发作尤其是已有并发症者，待急性炎症消退后行扁桃体切除术。

6. 防止上呼吸道感染，加强体育锻炼，提高机体抵抗力。

二、慢性扁桃体炎

慢性扁桃体炎是常见的咽部疾病，多见于儿童及青少年。

【病因病理】

1. 病因　多由急性扁桃体炎反复发作或治疗不彻底迁延为慢性炎症。扁桃体隐窝口引流不畅，细菌及其毒素长期与扁桃体接触，发生变态反应，引起慢性感染。邻近器官病变，如慢性鼻炎、鼻窦炎或某些急性传染病，如猩红热、流感等可并发本病。链球菌、葡萄球菌为本病的主要致病菌。

2. 病理　本病病理改变分增生型、隐窝型、纤维型 3 种类型。

【护理评估】

1. 健康史　询问患者既往有无急性扁桃体炎及慢性上呼吸道炎症病史。了解其工作和生活环境、饮食习惯及一般身体状态。

2. 症状和体征　自觉症状不明显，有时咽部不适、异物感、干痒、微痛、刺激性干咳。可有口臭。也可有消化不良、头痛、乏力、低热等全身症状。儿童扁桃体过度肥大，可出现呼吸不畅、睡时有鼾声、吞咽困难、言语不清。扁桃体及腭舌弓慢性充血，呈暗红色，隐窝口有黄白色干酪样点状分泌物，用压舌板挤压腭舌弓，分泌物自隐窝口排出。扁桃体不同程度肿大，若发生在成人，扁桃体常因萎缩而变小，表面可见瘢痕，凹凸不平，与周围组织粘连。下颌角淋巴结有肿大。

3. 心理社会状况　由于患者对住院环境的陌生、经济负担、担心影响工作或学习等均可产生焦虑情绪。如需手术治疗或产生并发症，会出现恐惧情绪。

知识链接

扁桃体的分度

临床上为了便于描述，根据扁桃体的大小将其分为 3 度：Ⅰ度，扁桃体不超出腭咽弓；Ⅱ度，扁桃体超出腭咽弓；Ⅲ度，双侧扁桃体靠近中线，几乎相接触。

【治疗要点】

慢性扁桃体炎可保守治疗或手术治疗。

笔记栏

【护理诊断】

1. 舒适改变　咽部不适、异物感、干痒、微痛、刺激性干咳。

2. 恐惧　与扁桃体切除术有关。

3. 潜在并发症　如风湿热、风湿性关节炎、肾炎、风湿性心脏病等。

【护理措施】

1. 遵照医嘱使用抗菌药物，配合脱敏疗法或免疫疗法。例如，应用具有脱敏作用的细菌疫苗或注射胎盘球蛋白、转移因子等各种增强机体免疫力的药物。

2. 激光或微波治疗的慢性扁桃体炎患者，杀灭隐窝内的细菌，封闭隐窝，消除潜在的感染源，缩小扁桃体，保留其生理功能。

3. 手术治疗（详见扁桃体术后切除的护理）。

4. 加强体育锻炼，增强体质，防止上呼吸道感染。

5. 注意清洁卫生，积极防治鼻、咽部及邻近器官疾病。

6. 扁桃体隐窝冲洗法，可冲出扁桃体隐窝内的部分脓菌。

第三节　扁桃体术后的护理

案例与思考

患者，女，20 岁，反复咽痛、咽部异物感 2 年余入院。体格检查：咽部稍充血，双侧扁桃体约Ⅲ度肿大，表面见大量脓性分泌物，挤压可见脓栓溢出。入院后完善相关检查，在全身麻醉下行扁桃体切除术，术后 2 h 患者出现血压下降、脉搏细速、出冷汗，频繁做吞咽动作。

请思考：①该患者术后发生了什么并发症？②护士应该为患者提供哪些护理措施？

手术治疗是慢性扁桃体炎的主要治疗措施。但扁桃体作为免疫器官，对机体起着重要的保护作用，尤其儿童时期，轻率地切除扁桃体，有造成局部免疫功能下降的可能。因此，临床上应严格掌握扁桃体手术的适应证，只有炎症发展为不可逆性病变时方可手术治疗。

【护理评估】

1. 评估因何种原因手术　①慢性扁桃体炎反复急性发作或有扁桃体周围脓肿病史；②扁桃体过度肥大，影响呼吸、吞咽、发声功能；③慢性扁桃体炎已成为某些全身疾病的感染“病灶”或与邻近器官的病变有联系；④白喉带菌者，保守治疗无效时；⑤扁桃体的良性肿瘤，扁桃体连同肿瘤一并切除，恶性肿瘤的早期可手术但应慎重。

2. 评估有无手术禁忌证　①扁桃体急性炎症时不宜手术，待炎症消退 2 ~ 3 周后再行切除。②造血系统疾病、凝血功能障碍者，如再生障碍性贫血、血小板减少性紫癜

笔记栏

等，一般不做手术。如果必须手术时，要在充分准备、周密安排下，精心操作，并采取综合治疗。③严重的全身性疾病，如活动性肺结核、严重的高血压、精神病、心肾功能衰竭等。④急性传染病流行期不宜手术。⑤女性月经期、妊娠期不宜手术。⑥亲属中免疫球蛋白缺乏及白细胞计数明显减少者。

【治疗要点】

手术方法有剥离法和挤切法两种。

【护理诊断】

1. 疼痛　咽痛，与手术有关。

2. 有感染的危险　与手术创伤及口腔卫生有关。

3. 潜在并发症　术后出血。

【护理措施】

1. 嘱患者术前 3 d 开始用含漱剂漱口，术前进食不宜过饱，不吃易呕吐的食物如米粉、面条等。遵医嘱做抗生素皮试，用抗生素预防感染。

2. 督促患者做好术前检查如心电图、胸片、血常规、小便常规、血小板及出凝血时间。

3. 术前半小时遵照医嘱注射阿托品和苯巴比妥，以减少唾液分泌和镇静。

4. 术后告知患者及家属局部麻醉者取半坐位，以减轻头部充血和术区出血，同时也有利于口中分泌物的吐出。全身麻醉者未清醒前取侧卧位或仰卧位头偏向一侧，以利于吐出口中的血液。

5. 嘱患者少说话，随时将口中分泌物吐出，观察有无出血。唾液中混有少量血丝并逐渐减少，可不必介意，如不断有鲜血吐出或全身麻醉者出现频繁的吞咽动作，应立即检查创面，及时止血。颈部冷敷可帮助止血及减轻疼痛。

6. 术后创口疼痛较明显时，可适当给予镇静、镇痛药，但不能使用水杨酸类药物如阿司匹林镇痛，因其可以加重伤口出血。也可针刺合谷穴镇痛。

7. 鼓励患者早进饮食，局部麻醉者术后 4 h 或全身麻醉清醒后有吞咽动作且无出血者，方可进冷流质饮食，次日伤口长出白膜后改为半流质饮食，3 d 后进软食。10 d 内避免进食过热、过硬、刺激性强的饮食。

8. 术后 1 ~2 d 有轻度发热，次日创面出现一层白膜，为正常反应。白膜对创面有保护作用，5 ~7 d 白膜开始脱落，10 d 左右消失，创面逐渐愈合。

9. 术后当日不漱口，以免引起出血。次日扁桃体窝有白膜生长时，可用复方硼砂溶液漱口。鼓励患者张口伸舌，讲话，以减少瘢痕粘连。

10. 术后遵医嘱常规使用抗生素，止血药使用 1 ~3 d，有助于伤口止血。

笔记栏

第四节　腺样体肥大

案例与思考

患儿，男，8 岁，因反复咽痛、发热伴咳嗽、黏痰 4 d 入院。体格检查：体温 39.6 ℃，脉搏 122 次/min，呼吸 28 次/min，呈急性病容。鼻咽镜检查示：腺样体肿大，有分泌物潴留，鼻腔、口咽有急性炎症表现，咽后壁有分泌物附着，进一步完善相关检查。

请思考：①该患儿的临床诊断是什么？②护士应该为患儿提供哪些护理措施？

腺样体肥大多见于 3～5 岁的儿童。可为生理性肥大，亦可由某种原因导致病理性增大。腺样体由于增生肥大而出现临床症状时，称为腺样体肥大。

【病因病理】

邻近器官及腺样体本身慢性炎症反复刺激，是腺样体发生病理性增大的主要原因。慢性扁桃体炎合并腺样体肥大较常见。

【护理评估】

1. 健康状况　询问病史。了解患者工作、生活环境和饮食习惯。

2. 症状和体征　出现鼻塞、闭塞性鼻音，睡觉时有鼾声；耳鸣、耳闷、听力减退、阵咳；营养发育不良、贫血、记忆力差、夜惊、磨牙、遗尿、腺样体面容等症状。鼻咽镜下见鼻咽顶壁有红色块状隆起，表面有纵行裂隙，似去皮的半个橘子，触之柔软，不易出血（图 13-2）。鼻咽 CT 检查有助于诊断。

3. 心理社会状况　患者因对疾病不了解，恐惧手术治疗，故出现紧张和焦虑情绪。

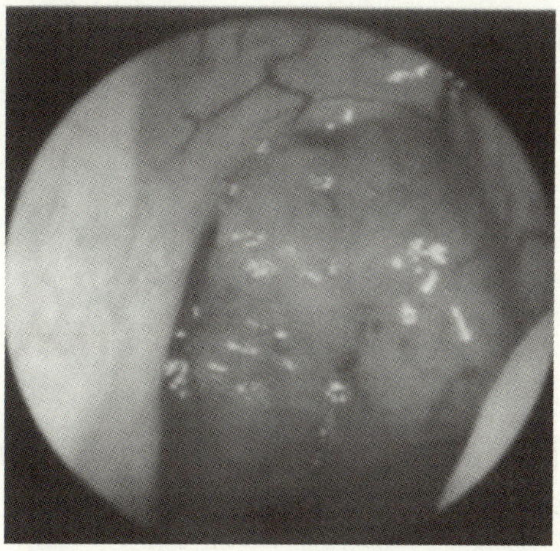

图 13-2　腺样体肥大

笔记栏

知识链接

腺样体面容

腺样体肥大的典型患者张口呼吸，致使面骨发育障碍，硬腭高而窄，上颌骨变长，上颌切牙突出，牙列不齐，唇厚，下颌下垂，面容呆板，缺乏表情，临床称之为"腺样体面容"。

【治疗要点】

1. 一般治疗　遵照医嘱抗炎对症治疗为主。随着年龄的增长，病情将随着腺样体萎缩而缓解，乃至症状完全消失。

2. 手术治疗　经保守治疗无效，尤其是影响相应组织器官功能、造成发育障碍时，尽早施行腺样体切除术，必要时，连同扁桃体一并切除。

【护理诊断】

1. 气体交换障碍　与后鼻孔阻塞有关。

2. 知识缺乏　缺乏对本病基本知识的了解。

【护理措施】

1. 腺样体肥大主要以手术治疗为主，术前、术后护理措施同扁桃体手术。

2. 一般治疗的患者可用0.5%麻黄碱滴鼻缓解鼻塞。

3. 对于营养状态极差的患者应加强营养，提高机体免疫力。

第五节　鼻咽癌

案例与思考

患者，男，45岁，因回缩性涕中带血1年余入院。体格检查：左侧鼻咽部隆起，咽隐窝消失。鼻咽部CT检查示：左侧鼻咽部隆起，咽隐窝消失，左侧咽旁间隙消失。拟诊鼻咽癌。完善相关检查后，行鼻咽部肿物取活检术。术后病理检查结果确诊鼻咽癌。

请思考：①该患者的护理诊断是什么？②护士应该为患者提供哪些护理措施？

鼻咽癌是常见的恶性肿瘤之一。在华南沿海地区，鼻咽癌的发病很高。多发生于鼻咽顶前壁及咽隐窝，多在40~50岁发病，男性多于女性。

笔记栏

【病因病理】

1. 病因

（1）遗传因素 鼻咽癌的发病具有一定的种族倾向性及家族聚集现象。

（2）病毒因素 主要为EB病毒。经检测鼻咽癌患者的血清中有EB病毒抗体，其抗体滴度随病情发展而上升。说明EB病毒与鼻咽癌的发生密切相关。

（3）环境因素 许多化学物质，如多环烃类、亚硝胺类及微量元素镍等，可能与鼻咽癌的发病有一定关系。

2. 病理 原发癌包括结节型、溃疡型、菜花型及黏膜下型。结节型最多见，其次是菜花型、溃疡型、黏膜下型。分为高分化、低分化、未分化鳞癌或腺癌，低分化鳞癌最多见。

【护理评估】

1. 健康史 仔细询问患者有无家族病史及EB病毒感染史。了解患者工作和生活的环境及饮食情况。

2. 症状和体征 鼻咽部位置隐蔽，早期表现不典型（图13-3）。①鼻部：鼻涕带血为早期症状之一，常在回吸鼻涕时带血丝。肿瘤不断增大堵塞后鼻孔，引起鼻塞，开始为单侧，逐渐发展为双侧。②耳部：可压迫咽鼓管咽口，引起耳鸣、耳闭塞感及听力下降，进一步造成鼓室积液。③脑神经：肿瘤破坏颅底破裂孔，侵犯第Ⅴ、Ⅵ脑神经，出现头痛、眼球外展受限。累及第Ⅱ、Ⅲ、Ⅳ脑神经，表现为视物模糊、复视、眼球固定，甚至失明。转移的淋巴结压迫Ⅸ、Ⅹ、Ⅻ脑神经引起软腭麻痹、吞咽困难、声音嘶哑、伸舌偏斜等症状。④颈淋巴结肿大：颈淋巴结转移较早，以颈深部上群淋巴结为主，呈进行性增大。表现为一侧颈上方无痛性包块，质硬、不光滑、不活动，开始为单侧，晚期发展为双侧。⑤鼻咽镜检查：鼻咽顶前壁或咽隐窝早期黏膜血管怒张，继之黏膜粗糙，出现结节状隆起，质脆易出血，晚期溃烂。晚期鼻咽癌可转移至肺、肝、脑、骨等处而出现相应症状。

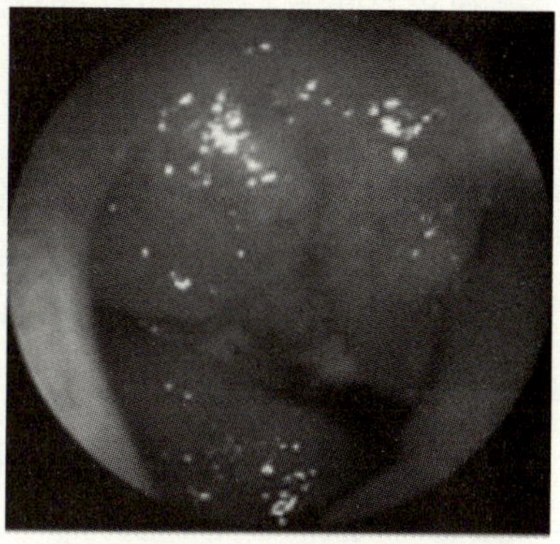

图13-3 鼻咽癌

3. 辅助检查 EB病毒血清学检查及细胞涂片，颅底X射线、CT和MRT检查，病理活检。

4. 心理社会状况 疾病早期，由于知识缺乏、经济困难易延误诊治。疾病晚期，当出现远处转移病灶，病情发展到危及生命时，患者会出现极度恐惧和焦虑心理。

【治疗要点】

1. 放疗 为目前首选的方法。据报道放疗后5年生存率可达50%以上。

2. 激光气化 适用于早期局限性鼻咽癌、放疗后残留及放疗或术后复发者。

3. 手术治疗 放疗后3个月局部尚有残存病灶、颈部仍有残留转移灶及局部复发者。

4. 中医中药及免疫疗法 作为放疗期间的辅助治疗，提高放疗的敏感性。

笔记栏

【护理诊断】

1. 有出血的危险　与癌肿侵犯血管有关。

2. 疼痛　头痛，与肿瘤侵犯脑神经和脑组织有关。

3. 恐惧　与肿瘤、放疗及预后等有关。

4. 知识缺乏　缺乏有关鼻咽癌早期症状的认知及防治知识。

【护理措施】

1. 鼻腔大量出血者应给予止血剂或施行鼻腔填塞、血管结扎等措施。失血严重者做好血型鉴定工作，做好输血准备。

2. 头痛严重者遵医嘱及时给予镇痛剂或镇静剂，以减轻患者痛苦。

3. 行诊断性检查及放疗前，应说明目的和注意事项。放疗过程中，注意骨髓抑制、消化道反应、皮肤反应、唾液腺萎缩、放疗性肺炎等并发症。应定期检查血常规，加强口腔卫生，应用中药调理等。

4. 观察放疗或化疗的不良反应并及时对症处理，帮助患者尽可能完成正规疗程。

5. 指导患者如就医时出现颈部肿块、剧烈头痛、回吸涕带血、耳鸣、耳聋等症状之一者，应及早到医院就诊。

6. 对于已确诊的病例，向患者说明鼻咽癌对放疗较为敏感、疗效亦较好，应及时接受治疗并定期复查，同时详细告知复查时间。增加其战胜疾病的信心。

7. 指导有家族遗传史的患者及早定期进行有关鼻咽癌的筛查。

8. 养成良好的饮食习惯，少吃含亚硝胺类较高的食物，减少化学物质的接触。

第六节　阻塞型睡眠呼吸暂停低通气综合征

案例与思考

患者，男，45岁，因睡眠时出现打鼾及呼吸暂停10年余入院，被诊断为阻塞性睡眠呼吸暂停低通气综合征。体格检查：呈慢性病容，双侧扁桃体肿大，间接喉镜检查鼻咽部看不清，双下鼻甲肥大，鼻中隔向左偏曲。多导睡眠图示：呼吸暂停>40次/h。进一步完善各项术前准备。

请思考：①该患者的护理诊断是什么？②护士应该为患者提供哪些护理措施？

阻塞性睡眠呼吸暂停低通气综合征（obstructive sleep apnea-hypopnea syndrome, OSAHS）一般指在7 h的夜间睡眠中，经口或鼻的呼吸气流中断30次以上，每次气流停止流通时间成人在10 s以上，儿童在20 s以上，或呼吸暂停指数即每小时呼吸暂停的平均次数大于5。

【病因病理】

1. 病因　①鼻甲肥大、鼻中隔偏曲、鼻息肉、鼻腔或鼻咽肿瘤、腺样体或扁桃体肥大、腭垂过长、咽肌麻痹、舌体肥大等都可造成喉以上的呼吸道狭窄阻塞。②过于肥胖者舌体肥厚，软腭和腭垂及咽后壁有过多的脂肪沉积，而换气不足。③内分泌紊乱肢端肥大症者可致舌体增大，甲状腺功能低下时常发生黏液性水肿，老年人组织松弛。

2. 病理　发作时，不能有足量的气体供肺泡气体交换，使血氧饱和度下降，动脉血氧分压下降，二氧化碳分压升高，pH 值下降，引起呼吸性酸中毒。另外，缺氧引起小血管收缩，动脉压增高，增加心脏负担，导致心律失常；造成脑组织及神经系统损害。

【护理评估】

1. 健康史　询问患者的身体状况、饮食习惯，有无内分泌紊乱病史及家族遗传病史。

2. 症状和体征　主要表现为鼾声与憋气。有高调鼾声，如雷，影响他人睡眠。打鼾同时伴呼吸暂停或低通气。憋气与睡眠时的体位有关。睡眠效果不好，总感觉睡眠不足，晨起头痛、倦怠、精神不振、嗜睡，注意力不集中、记忆力下降、工作效率低，性格改变。长期频繁发作导致血压升高、心律失常，严重者心肺功能衰竭。

3. 辅助检查　鼻镜、鼻咽镜、X 射线、CT、MRI 检查及应用多导睡眠图连续监测。

4. 心理社会状况　鼾声与憋气最终可引起社交困难，学习、工作和生活受到影响，心理受创伤，甚至可出现性格异常。需要手术治疗的患者常有紧张或恐惧心理。

【治疗要点】

保守治疗或手术治疗。除采取相应的鼻、咽部手术外，舌缩短术、腭垂腭咽成形术或腭咽成形术是治疗 OSAHS 常用的手术方法（图 13-4）。治疗无效时，可行气管切开术。

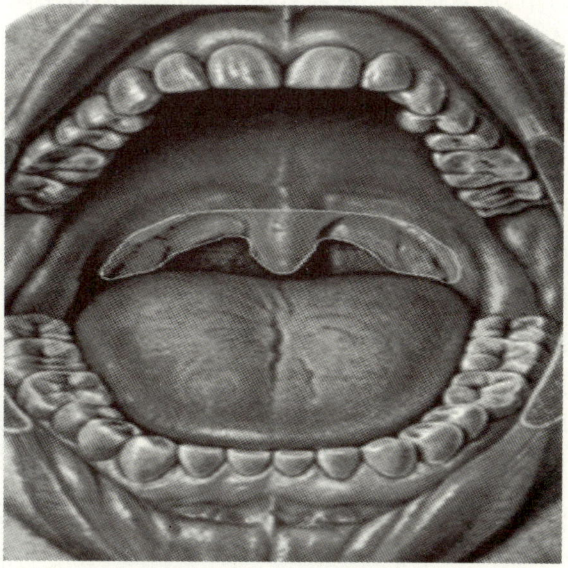

图 13-4　OSAHS 手术

笔记栏

知识链接

激光手术治疗 OSAHS 是近年来临床上相继采用新方法。常用 CO_2 激光刀沿软腭及腭垂的边缘做弧形切除(图 13-4),使软腭和腭垂缩短,同时愈合后由于瘢痕可使软腭游离缘较坚硬而减少振动,改善通气,从而减轻或消除症状。激光手术的优点是时间短、出血少、术后反应轻、无并发症,但不能同时切除扁桃体。

【护理诊断】

1. 气体交换障碍　与上呼吸道狭窄及阻塞有关。
2. 睡眠紊乱　与疾病本身和环境因素的改变、心理负担过重有关。
3. 知识缺乏　缺乏对本病基本知识的了解。
4. 潜在并发症　如缺血型脑卒中、心肌梗死、猝死等,与心律失常、心肌缺氧有关。
5. 社交孤立　打鼾干扰别人休息及性格改变所致。

【护理措施】

1. 密切观察呼吸,必要时低流量吸氧。夜间持续低流量给氧,纠正严重低氧血症和高碳酸血症,减轻患者缺氧症状,有条件的医院采用多导睡眠图监测。

2. 建议患者采取侧卧位或半坐卧位,减轻软腭及舌根后坠时阻塞气道。亦可在睡前用舌保护器置于口中,使舌保持轻度前置位,增加喉腔前后距离,从而减轻上呼吸道阻塞症状。

3. 低枕侧卧睡眠减轻颈部扭曲及舌后坠可控制发作,如临床上采用睡球法将皮球装入布袋后缝在睡衣背部,布袋两端的系带结在前胸,患者熟睡后不能向后翻身而保持侧卧睡眠。

4. OSAHS 患者 70% 属肥胖体态,治疗中减肥至关重要,通过调整、控制饮食,加强运动,配合中药、针刺穴位等方法,减少咽部脂肪沉积,降低咽部阻力,增加肺容量。

5. 睡前、晨起时测量血压,术前尽量控制血压在正常范围。密切观察呼吸困难的症状和体征,必要时持续心电监护,同时备好抢救设备。对有手术指征的患者,积极完善术前准备,尽快进行手术治疗。

6. 建议患者术后 4 周内切勿进食干硬、大块及辛、辣、酸等刺激性食物,并注意口腔卫生,进食后漱口。术后床旁常规配吸引器,及时清除口咽部的分泌物。

7. 建议不要从事驾驶、高空作业等有潜在危险的工作,以免发生意外。

8. 为患者做好心理护理,介绍 OSAHS 的相关知识,消除患者对手术的紧张和恐惧情绪,使其保持良好心理状态,积极配合治疗。

9. 在睡眠时用密闭的鼻(面)罩将正压空气输入气道的持续性正压通气疗法,可调节补充由阻塞所致的气量不足,改善夜间氧合作用。

10. 加强 OSAHS 的卫生宣教,让人们对其病因、病理有所了解,认识到 OSAHS 是一种潜在的威胁生命的疾病。

笔记栏

11. 乙醇可使肌肉松弛、肌张力下降，控制饮酒尤其是夜间饮酒，也是预防 OSAHS 发生的一种措施。

小　结

本章的学习内容有慢性咽炎、扁桃体炎、扁桃体术后的护理、腺样体肥大、鼻咽癌、阻塞型睡眠呼吸暂停低通气综合征。每节的重点是疾病的治疗要点和护理措施。在本章的编写上侧重对每种疾病的全面讲述，使学生在学习的过程中以全面素质为基础，重点、难点突出，为学生的实习、就业铺平了道路。

练习题

一、单选题

1. 急性扁桃体炎常见的并发症是(　　)

A. 口底蜂窝织炎　　B. 咽后脓肿

C. 扁桃体周围脓肿　　D. 食管周围脓肿

2. 小儿扁桃体手术选用麻醉以哪种方式为好(　　)

A. 全身麻醉插管，保持呼吸道通畅　　B. 1%利多卡因表面麻醉

C. 局部浸润麻醉　　D. 手术治疗

3. 下列哪项是恰当的慢性咽炎治疗方法(　　)

A. 去除病因　　B. 静脉滴注广谱抗生素

C. 局部药物治疗　　D. 手术治疗

4. 鼻咽癌的首选治疗方法是(　　)

A. 手术　　B. 介入治疗

C. 激素　　D. 放疗

5. 鼻咽癌的症状除有回吸涕带血外，还有(　　)

A. 单侧口咽鼓管阻塞　　B. 颈上深触及质硬肿块

C. 外展神经麻痹　　D. 以上均有

6. 下列哪项疾病无咽部异物感(　　)

A. 慢性单纯性鼻炎　　B. 慢性咽炎

C. 扁桃体肥大　　D. 咽部肿瘤

二、案例分析题

患者，男，40 岁。主诉：咽部疼痛 3 d，加重 1 d。现病史：自诉 3 d 前因受凉后出现咽部疼痛不适，吞咽时明显，自服抗生素(药名不详)后无明显好转；今晨咽部疼痛明显加重。体格检查：体温 37.8 ℃，咽部充血，双侧扁桃体充血，Ⅱ度肿大，无分泌物，其他物理检查未见异常。血常规：白细胞计数 8.3×10^9/L，中性粒细胞百分比 75%，淋巴细胞百分比 20%。据此，请你：①做出护理诊断；②拟定护理措施；③为患者制订健康教育计划。

第十四章　喉科患者的护理

第一节　喉部炎症

案例与思考

患者，女，68 岁，因发热、咽喉部剧烈疼痛 2 d 入院。体格检查：体温 39.0 ℃，脉搏 92 次/min，呼吸 22 次/min，血压 110/68 mmHg，意识清醒，呈急性病容，畏寒乏力，吞咽困难，不能进食，语言含糊不清，咽部急性充血，双侧扁桃体约Ⅰ度肿大，会厌充血、肿胀明显，抬举欠佳。

请思考：①该患者的临床诊断是什么？②该患者存在哪些护理问题？③护士应该为患者提供哪些护理措施？

一、急性会厌炎

急性会厌炎又称急性声门上喉炎，起病突然，发展迅速，为耳鼻咽喉科常见的急症之一，易造成上呼吸道阻塞及窒息。

【病因病理】

感染为本病最常见原因，致病菌有乙型流感嗜血杆菌、葡萄球菌等，也可与病毒混合感染。变态反应、外伤、吸入有害气体等均可引起急性会厌炎。急性会厌炎的发病机制主要是会厌舌面黏膜高度充血水肿，会厌肿胀似球状，易堵塞呼吸道引起喉阻塞。病理分急性卡他型、急性水肿型、急性溃疡型 3 种类型。

【护理评估】

1. 健康史　了解患者有无上呼吸道感染，有无邻近器官感染，有无过度疲劳、吸入有害气体、外伤、接触变应原或使用过敏药物等。评估发病的时间，起病的缓急，有无呼吸困难、声音嘶哑等，治疗经过及效果。

2. 症状和体征　多数患者起病急，有畏寒、乏力、发热等，体温多在 38 ~ 39 ℃，精

笔记栏

神萎靡。患者咽喉痛剧烈，吞咽时加重，严重时唾液也难以咽下，流涎，语音含糊不清。会厌肿胀可引起不同程度的呼吸困难，严重者短时间内可窒息危及生命。急性会厌炎引起的呼吸困难可突然加重，因此，应告知患者及家属不可轻视。患者呈急性面容，严重者伴喉阻塞体征。CT扫描示会厌部等声门上结构肿胀，喉咽腔阴影缩小。间接喉镜检查可见会厌充血水肿（图14-1），严重时呈球形，红肿黏膜表面可见黄白色脓点。

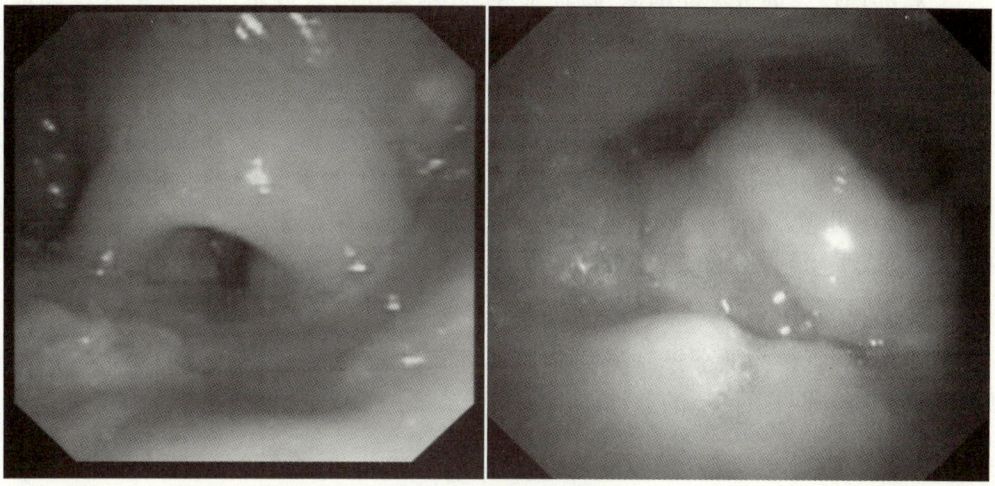

图14-1　急性会厌炎

3. 心理社会状况　因起病急骤，咽喉部疼痛剧烈，患者和家属就诊时非常焦急和担心，护士应注意评估患者和家属的心理和情绪状况。无呼吸困难的患者，往往容易掉以轻心，认为该病只是一般的咽喉炎，不愿住院观察治疗，因此护士要注意评估患者对疾病的认识程度、文化层次，使其对疾病能够有正确的理解和认识。

【治疗要点】

一经确诊，立刻住院治疗。以抗感染及保持呼吸道通畅为治疗原则。使用足量的抗生素和糖皮质激素，如头孢菌素类抗生素、地塞米松等。

【护理诊断】

1. 吞咽障碍　与会厌高度充血肿胀及剧烈咽喉疼痛有关。

2. 疼痛　与会厌炎症引起充血肿胀有关。

3. 体温过高　与会厌感染引起炎症反应有关。

4. 潜在并发症　有窒息的危险，与会厌高度肿胀阻塞呼吸道有关。

5. 知识缺乏　缺乏对本病的认识、了解和重视。

【护理措施】

1. 减轻疼痛　向患者解释疼痛的原因及药物的疗效，使患者树立信心，嘱其卧床休息，进食流质或半流质易消化饮食，忌辛辣刺激食物，食物温度以温凉为宜，减轻对会厌的刺激。保持口腔清洁，进食后用含漱液漱口，少讲话，轻咳嗽。

2. 注意观察患者体温变化　必要时采用物理降温或根据医嘱药物降温。

3. 预防窒息　遵医嘱及时给予足量的抗生素和激素类药物，并观察用药后的效

笔记栏

果。密切观察患者的呼吸，注意有无呼吸困难、吸气性软组织凹陷、喉喘鸣等喉阻塞症状。必要时吸氧，随时做好气管切开术前准备，以防发生窒息。对于会厌脓肿切开者，护士应注意检查引流情况。对于气管切开者，按气管切开术后护理。

4. 向患者说明本病的特点及危害　使其理解并积极配合治疗护理措施，不可随意离开病房。避免与变应原接触，生活要有规律，不过度疲劳，戒烟酒。

5. 局部理疗　促进炎症消退，减轻水肿，可用雾化吸入或蒸汽吸入治疗。邻近器官的疾病应积极治疗。

二、小儿急性喉炎

小儿急性喉炎是指小儿以声门区及声门下区为主的喉黏膜的急性炎症，好发于6个月至3岁儿童。因小儿喉部解剖特点，急性炎症时声门下区疏松的黏膜组织发生肿胀，易造成喉阻塞，引起呼吸困难，可危及生命。

【病因病理】

营养不良、抵抗力低下极易诱发本病，多继发于上呼吸道感染，如鼻炎、鼻窦炎、扁桃体炎，以及经呼吸道传播的急性传染病。

【护理评估】

1. 健康史　评估患儿营养发育状况，了解患儿有无急性鼻炎、咽炎等上呼吸道感染病史。

2. 症状和体征　起病急，进展快，主要症状有声音嘶哑、喉痛、咳嗽多痰、吸气性喉喘鸣及吸气性呼吸困难，夜间加重，可伴有发热等全身症状。典型的病例有犬吠样咳嗽或阵发性“空”“空”声咳嗽，如不及时抢救可出现呼吸循环衰竭死亡。

3. 辅助检查　喉黏膜及声带充血肿胀，声带表面常有分泌物，声门闭合不全。

4. 心理社会状况　当患儿起病急、病情凶险时，家长十分紧张和焦虑，患儿在陌生环境就诊也存在明显的恐惧。

【治疗要点】

本病可危及患儿生命，一经确诊应积极采取措施解除呼吸困难。

及早使用抗生素和糖皮质激素，遵医嘱适当使用镇静剂、吸氧，维持水和电解质平衡，注意观察有无心力衰竭发生。经积极保守治疗无效者，应及时行气管切开术。

【护理诊断】

1. 疼痛　与咽喉炎有关。

2. 体温过高　与急性喉炎有关。

3. 潜在并发症　有窒息的危险，与喉部病变有关。

4. 语言沟通障碍　声音嘶哑或失音，与喉炎有关。

【护理措施】

1. 休息与饮食　发热者应卧床休息，高热时给予物理降温，以防发生高热惊厥。噤声或少讲话，忌食辛辣刺激性食物。婴幼儿应母乳喂养，并防婴幼儿哭闹加重病情，必要时吸氧。准备行气管切开者应禁饮食。

2. 用药护理　遵医嘱给予抗生素和糖皮质激素等治疗，但应注意用药剂量及用药

笔记栏

时间，并注意观察疗效及不良反应。做好雾化吸入的护理，减轻喉头水肿。

3.病情观察　注意观察急性炎症患者有无呼吸困难，经治疗后是否减轻，对喉阻塞者应严密观察病情变化，以防窒息。对重度喉阻塞经药物治疗无好转时，应及时行气管切开术。

三、慢性喉炎

慢性喉炎是指喉部的慢性非特异性炎症，临床上可分为慢性单纯性喉炎、肥厚性喉炎和萎缩性喉炎，为耳鼻咽喉科的常见疾病之一。

【病因病理】

1.职业因素　长期用声的职业，如教师、演员等。不正确的发音，促使发病。

2.环境因素　空气污染，吸烟，长期在粉尘环境中工作。

3.局部疾病　急性喉炎反复发作，邻近器官慢性炎症。

4.全身性疾病　如糖尿病、肝硬化等使机体抵抗力下降并影响喉部。

【护理评估】

1.健康史　患者有特殊的职业因素，生活环境不洁及不良生活习惯，如嗜烟酒等。

2.症状和体征　声音嘶哑、多痰、讲话费力，喉部微痛及异物感，过度用声后声音嘶哑加重，休息后声音嘶哑可缓解。喉部呈慢性充血，声带浅红色，边缘变钝，声带和室带增生、肥厚；萎缩性喉炎则表现为黏膜变薄、表面有结痂附着等。

3.心理社会状况　因轻重不一的声音嘶哑、多痰、讲话费力而影响工作或形象产生焦虑心理。

【护理诊断】

1.焦虑　与担心嗓音无法恢复正常有关。

2.知识缺乏　缺乏自我保健知识。

3.语言沟通障碍　与慢性喉炎引起的声音嘶哑有关。

4.疼痛　喉痛，与喉部炎症有关。

【护理措施】

1.去除病因，如纠正发音习惯，避免长时间用嗓或高声喊叫，注意生活环境卫生，改变不良嗜好，控制邻近器官炎性病变。

2.间断雾化吸入，常选用庆大霉素 4 万 U 加地塞米松 5 mg 进行雾化，每日 1 ~ 2 次。

3.中医中药治疗可选用多种药物，如黄芪响声丸、清音丸、银黄含化片等。

4.平日忌食辛辣刺激食物，戒烟酒。

5.如保守治疗无效，有声带息肉或小结者，可行手术治疗。

笔记栏

第二节 喉阻塞

案例与思考

患者，男，38 岁，2 h 前被人用拳头击伤喉部，自觉局部疼痛、声音嘶哑、喉痛明显、不能吞咽，伴吸气性呼吸困难、喘鸣。体格检查：颈前正中皮肤淤血，未见皮下气肿，有四凹征。

请思考：作为护士，下一步你该怎么做？

喉阻塞又称喉梗阻，是因喉部或相邻组织的病变，使喉腔狭窄或阻塞引起吸气性呼吸困难，是由多种原因引起的一组症状。

【病因病理】

1. 喉部外伤　喉切割伤、喉部挫伤、喉烧灼伤等。
2. 喉部炎症　如急性会厌炎、小儿急性喉炎、咽后脓肿、口底蜂窝织炎等。
3. 喉水肿　药物过敏性反应、喉血管神经性水肿、气管插管后损伤等。
4. 喉异物　患者进食时误咽食物或进食习惯不好引起误呛等。
5. 肿瘤　喉癌、喉乳头状瘤、喉咽肿瘤等都可阻塞气道引起喉阻塞。
6. 发育畸形　如先天性喉蹼、喉软骨畸形等。
7. 声带瘫痪　各种原因造成喉返神经双侧不完全性麻痹，引起声带瘫痪。

【护理评估】

【请回答】
为什么喉阻塞所致的呼吸困难是吸气性的？

1. 健康史　了解近期的健康状况，有无过度疲劳、上呼吸道感染病史，有无外伤、吸入异物、喉部肿瘤史，有无药物过敏、接触过敏源史。还要评估呼吸困难发生的时间、程度。

2. 症状和体征　①吸气性呼吸困难：是喉阻塞的主要症状（图 14-2）。表现为患者吸气运动增强，时间延长，吸气深而慢，但通气量并不增加。②吸气性喉喘鸣：为吸气时气流不能顺利通过狭窄的声门裂而形成气流反击声带发出的声音。③吸气性软组织凹陷：因患者吸气困难，所以胸腹部辅助呼吸肌均加强运动，扩张胸部，但肺不能相应膨胀，故胸腔内负压增高，使胸壁及周围软组织凹陷，包括胸骨上窝、锁骨上窝、剑突下及肋间隙，临床上称为“四凹征”（图 14-3）。④声音嘶哑：若病变位于声带，则出现声音嘶哑，甚至失音。⑤发绀：患者常因吸气性呼吸困难而导致缺氧，表现为面色、口唇、指（趾）甲青紫，端坐呼吸，烦躁不安，不能入睡。

3. 喉阻塞引起呼吸困难的临床分度

（1）Ⅰ度　安静时无呼吸困难、喉喘鸣及胸廓软组织凹陷。活动或哭闹时有轻度吸气性呼吸困难，稍有吸气性喉喘鸣及胸廓周围软组织凹陷。

（2）Ⅱ度　安静时有轻度吸气性呼吸困难、吸气期性喉喘鸣和吸气性胸廓周围软组织凹陷，活动时加重，但不影响睡眠和进食，无烦躁不安等缺氧症状，脉搏在正常范围。

笔记栏

（3）Ⅲ度　安静时有明显的吸气性呼吸困难，喉喘鸣声较响，吸气性胸廓周围软组织凹陷显著，并出现缺氧症状，如烦躁不安、不易入睡、不愿进食、脉搏加快等。

（4）Ⅳ度　呼吸极度困难，患者坐卧不安、手足乱动、出冷汗、面色苍白或发绀、定向力丧失、心律失常、脉搏细速、昏迷、大小便失禁等。若不及时抢救，可因窒息引起呼吸心跳停止而死亡。

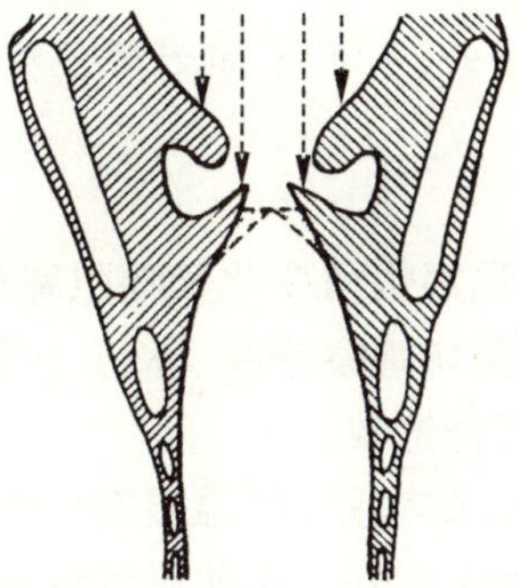

图 14-2　吸气性呼吸困难

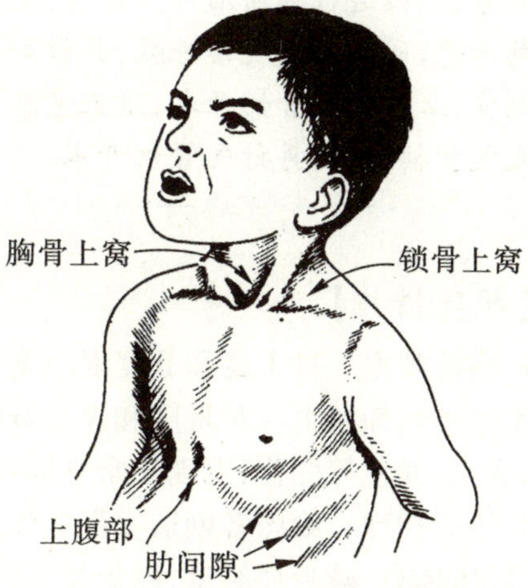

图 14-3　吸气性软组织凹陷

4. 心理社会状况　喉阻塞患者常急诊就医，患者和家属都会因患者呼吸困难危及生命而感到非常恐惧，希望立即解决呼吸困难，但对气管切开手术缺乏认识。要评估患者的年龄、性别、情绪状态、对本病的认识程度等，还要评估家属的心理状况，以提供全面有效的护理措施。

【治疗要点】

迅速解除呼吸困难，防止窒息。根据病因及呼吸困难的程度，积极采取药物治疗及手术治疗。

【护理诊断】

1. 有窒息的危险　与喉阻塞或手术后套管阻塞或脱管有关。
2. 恐惧　与患者呼吸困难，害怕窒息死亡及气管切开有关。
3. 语言沟通障碍　与声音嘶哑、喉痛有关。
4. 知识缺乏　缺乏气管切开术后自我护理和喉阻塞预防知识。
5. 有感染的危险　与气管切开术后切口易被污染，机体抵抗力低有关。
6. 潜在并发症　如低氧血症、术后出血、皮下气肿、气胸等。
7. 呼吸模式改变　与喉阻塞后需气管切开手术用气管呼吸有关。

【请思考】

如何指导喉梗阻患者避免呼吸困难加重？

笔记栏

知识链接

喉阻塞的治疗原则

迅速解除呼吸困难，防止窒息。Ⅰ度和Ⅱ度：使用足量抗生素和糖皮质激素，积极进行病因治疗。Ⅲ度：若由炎症引起，喉阻塞时间较短，可先行药物治疗，同时密切观察呼吸，并做好气管切开准备。Ⅳ度：要争分夺秒，因地制宜，立即行气管切开术，防止窒息死亡。紧急情况下，可先行环甲膜切开术或气管插管术，再行气管切开术。

喉阻塞护理措施

【护理措施】

1. 病情观察　对Ⅰ度和Ⅱ度喉阻塞患者应密切观察病情变化和喉阻塞程度，如病情加重及时通知医生。对Ⅲ度和Ⅳ度喉阻塞患者应密切观察呼吸、脉搏、血氧饱和度、血压、意识、面色等变化，发现异常立即报告医生并配合抢救。

2. 生活护理　给患者创造安静的休息环境，室内保持适宜的温湿度。患者采取半卧位，卧床休息，减少耗氧量，以免加重呼吸困难或发生意外。小儿患者尽量减少任何外界刺激，避免因哭吵而加重呼吸困难。给予流质或半流质富营养易消化饮食，婴幼儿母乳喂养。准备行气管切开术者应禁食。

3. 治疗护理　严格遵医嘱用药，并注意观察患者用药后的效果；如为异物、喉部肿瘤、喉外伤或双侧声带瘫痪引起，及时做好术前准备。必要时给予雾化吸入，低流量吸氧。对Ⅱ度和Ⅲ度喉阻塞患者，准备气管切开包、适宜型号的气管套管、床旁插灯和吸引器等，置于床旁，同时密切观察呼吸状况。行气管切开患者按气管切开护理。

4. 心理护理　向患者解释呼吸困难产生的原因、治疗方法和疗效，使其尽量放松，避免不良刺激，以免进一步加重呼吸困难和缺氧症状。对喉阻塞较严重者，护士应守护在患者床边，随时观察病情变化，同时安慰患者，减轻患者紧张和恐惧。

第三节　气管切开术后的护理

案例与思考

患者，女，40 岁，因喉外伤致吸气性呼吸困难 2 h 入院。体格检查：呼吸 36 次/min，脉搏 136 次/min，面色苍白、口唇发绀、呼吸急促、烦躁不安、“四凹征”明显。入院后立即行气管切开术。

请思考：该患者术后该如何护理？

气管切开术是一种切开颈段气管前壁并插入气管套管，使患者直接经套管呼吸和排痰的急救手术。气管切开一般在3～4气管环处切开，避免切开第1环，以免损伤环状软骨，导致喉狭窄，亦不能低于第5环，防止发生大出血。

【适应证】

1. 喉阻塞　各种原因引起的Ⅲ、Ⅳ度喉阻塞。

2. 某些手术的前置手术　有些头颈部手术，为防止血液流入下呼吸道，保持下呼吸道通畅，行预防性气管切开术。

3. 下呼吸道阻塞　如神经瘫痪、颅脑病变、昏迷、胸部外伤等。

4. 需要全身麻醉的手术，而又不能经鼻腔或口腔做气管内插管者。

【护理诊断】

1. 潜在并发症　窒息和出血，与原发病、术中压迫、切口太低有关。

2. 有感染的危险　与手术或原发炎症有关。

3. 语言沟通障碍　与术后气流不经声门有关。

4. 焦虑　与担心手术预后、恐惧手术有关。

5. 家庭应对无效　与缺乏相关护理知识有关，如气管切开术后需带管回家。

6. 呼吸模式改变　与气管切开手术用气管呼吸有关。

【护理措施】

（一）术前护理

1. 严密观察患者呼吸困难及喉阻塞的程度，床旁备好氧气、吸引器、吸痰管、床头灯、气管切开包、适当型号的气管套管（图14-4，表14-1）、抢救用品等。

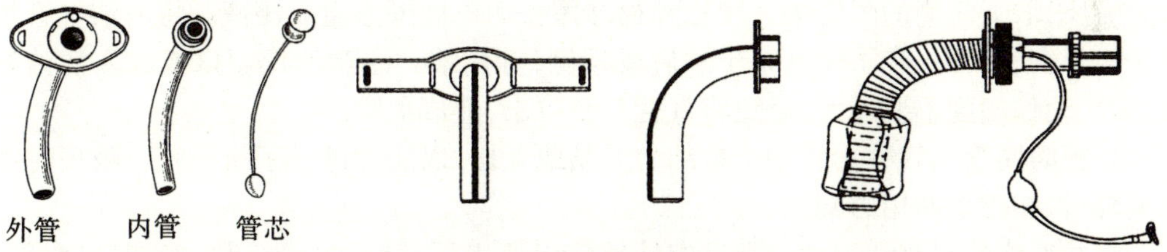

图14-4　各型气管套管

表14-1　金属气管套管型号选用表

适用年龄	内径/mm	长度/mm
1～5个月	4.0	40
1岁	4.5	45
2岁	5.5	55
3～5岁	6.0	60
6～12岁	7.0	65
13～18岁	8.0	70
成年女性	9.0	75
成年男性	10.0	80

笔记栏

2. 向患者说明手术的目的和必要性，术中可能出现的不适感及如何配合，术后康复过程中需要注意的事项，解除患者和家属的紧张和恐惧心理。

3. 术前如病情许可应检查化验常规是否备齐，如血常规、尿常规、出凝血时间，必要时做心电图、X 射线胸片等检查。喉阻塞患者如需做必要的特殊检查，如 X 射线胸片、CT 时，应有医护人员陪同。告知患者不可随意离开病房，以防发生意外。

4. 术前禁食、吸氧、用药，保证各种输液管道畅通，以便紧急之用。

5. 如病情紧急，立即送入手术室进行气管切开。

（二）术后护理

1. 保持呼吸道通畅　这是术后护理的关键。①将气管套管的内芯放在床旁柜抽屉内随手可取之处，以备急用。保证气管内套管通畅，成人一般每 4 ~6 h 清洗套管内管 1 次，清洗消毒后立即放回，以防外套管被分泌物阻塞。术后 1 周内不宜调换外管，以免因气管前软组织尚未形成窦道，使插管困难造成意外。②维持下呼吸道通畅，分泌物黏稠者可用雾化吸入或蒸汽吸入，一般使用生理盐水、抗生素及糜蛋白酶。③室内保持适宜的温度和湿度，温度宜在 20 ~25 ℃，湿度宜在 60% ~70%。保持气道湿化，如 0.45% 氯化钠注射液，避免痰痂形成，阻塞气道。④鼓励患者有效地咳嗽、咳痰。术后第 1 天鼓励患者起床活动。

2. 防止切口感染　①保持颈部切口清洁，每日清洁消毒切口，更换套管垫。注意无菌操作，减少切口及肺部感染的机会。②进食营养丰富的半流质饮食，增加蛋白质、维生素的摄入，增强机体抵抗力，鼓励患者多饮水，补充体内水分。③遵医嘱使用抗生素，密切观察体温变化、切口渗出、敷料渗透情况，气管内分泌物的量及性质，如出现发热、分泌物增多、性质异常，应及时报告医生。④更换气管垫法：患者取坐位或卧位，必要时吸痰，取下污染的气管垫。用乙醇棉球擦去切口周围渗血及痰液。将清洁气管垫置于气管套管翼下，带子交叉系于颈后或颈侧，打死结。注意消毒切口或放入清洁气管垫时，动作幅度不要过大，以免将气管套管拉出，造成危险。

3. 预防脱管　气管套管带子打结勿太紧或太松，以能伸进一手指为宜。吸痰时动作要轻，告知患者勿用力剧咳。

4. 并发症的观察和护理　常见的并发症包括皮下气肿、纵隔气肿、气胸、出血等。术后应注意观察患者的呼吸、血压、脉搏及缺氧症状有无明显改善，如缺氧症状不见改善反趋恶化，应警惕是否有纵隔气肿或气胸发生，并立即报告医生。观察皮下气肿的消退情况，正常情况下皮下气肿 1 周左右可自然吸收。

5. 拔管及护理　喉阻塞及下呼吸道阻塞症状解除，呼吸恢复正常，可考虑拔管。拔管前先要堵管 24 ~48 h，活动及睡眠时呼吸平稳，方可拔管，如堵管过程中患者出现呼吸困难，应立即拔除塞子。拔管后不需要缝合，用蝶形胶布拉紧创缘数天即可。拔管后的 1 ~2 d 内应严密观察呼吸，叮嘱患者不要随意离开病房，并在其床旁准备好气管切开用品，以便患者再次发生呼吸困难时紧急使用。

6. 健康教育　①对住院期间未能拔管而需带管出院的患者，应教会患者或家属消毒内套管、更换气管垫的方法。有条件者房间内准备加湿器，外出时注意遮盖套管口，防止异物吸入，定期门诊随访。②喉阻塞由多种原因引起，通过各种途径向公众大力宣传喉阻塞的原因、后果及如何预防喉阻塞，包括增强免疫力，防止上呼吸道感染；养成良好的进食习惯，吃饭时不大声谈笑；家长应注意不要给小儿吃豆类、花生、瓜子等

笔记栏

食物，防止异物吸入；有药物过敏史者应避免与变应原接触；喉外伤患者应及早到医院诊治等。

第四节　喉　癌

案例与思考

患者，男，56 岁，因声音嘶哑 2 年入院。既往有烟酒嗜好。体格检查：左侧声带前中 1/3 交界处可见菜花状新生物；左声带固定，声门关闭不全。喉部 CT 检查示：左侧声带占位性病变。入院后完善相关检查，于纤维喉镜下行肿物取活检术。病理检查结果确诊为喉癌。

请思考：①该患者存在哪些护理问题？②术后护士应该为患者提供哪些护理措施？

喉癌是头颈常见的恶性肿瘤。男性多于女性，高发年龄为 40～60 岁。

【病因病理】

1. 病因　常为多因素综合作用。①长期的吸烟和饮酒，空气污染，生产性粉尘或废气。②病毒感染，血清睾酮水平高于正常，雌激素降低，微量元素缺乏。③癌前病变，如喉白斑、喉角化症等。④其他，长期接触镭、铀、氡等放射性同位素可引起恶性肿瘤。

2. 病理　原发性喉恶性肿瘤中鳞状细胞癌约占 98% 且分化较好。浸润性癌占喉癌的 90% 以上。分为：①溃疡型；②结节型；③菜花型；④包块型。也可分成：①声门上型；②声门型；③声门下型。

【护理评估】

1. 健康史　评估患者的健康状况，有无长期烟酒嗜好和工作、生活环境及家族史等。有无慢性喉炎、喉白斑、喉角化症、喉乳头状瘤等。

2. 症状和体征　①声音嘶哑：是声带癌最早出现的症状，是声门下癌晚期出现的症状。②咽喉部异物感和疼痛：是声门上癌早期症状；疼痛放射到耳内，为晚期症状。③咳嗽和痰中带血：发生于癌肿破溃之后，是常出现的症状。④呼吸困难：是较晚期的症状，说明癌已发展到堵塞喉腔。⑤颈淋巴结转移：可转移到同侧颈深中部淋巴结，晚期可能转移到对侧。

3. 辅助检查　间接喉镜、直接喉镜、纤维喉镜检查，喉部 CT 扫描及 MRI 检查，活检。

4. 心理社会状况　喉癌的确诊给患者和家属带来极大的精神打击，手术治疗又会使患者丧失发音功能及颈部遗留永久性造口，使患者形象受损，生活质量降低。因此患者易产生焦虑、恐惧、悲观、绝望心理。

笔记栏

【治疗要点】

首选手术治疗。根据病变的部位及癌肿扩散情况选择放疗、化疗和免疫治疗。早期局限于声带的Ⅰ、Ⅱ期鳞癌,治疗效果好。如果癌肿超出声带,或声门上癌,主要采取手术与放疗综合疗法。如颈部已有淋巴结转移,应行颈淋巴结清扫术。

知识链接

喉全切除术主要适应证

①不能行任何喉部分切除术者;②放疗失败或喉部分切除术后肿瘤复发者;③T_4 喉癌已累及并穿通喉软骨者;④声门区癌向声门下扩展超过 1.5 cm 者;⑤喉癌放疗后有放射性骨髓炎或喉部分切除术后喉功能不良难以纠正者。

【护理诊断】

1. 焦虑　与被诊断为癌症,对疾病治疗及预后缺乏信心有关。
2. 语言沟通障碍　与肿瘤侵犯声带及喉癌手术有关。
3. 舒适改变　与术后疼痛、呼吸不畅有关。
4. 潜在并发症　如窒息,与肿瘤过大、感染、出血有关。
5. 自我形象紊乱　与喉切除引起的颈部瘘口、瘢痕或放疗后皮肤颜色改变有关。
6. 知识缺乏　缺乏气管套管的自我护理知识。
7. 自理缺陷　与喉切除术后短期需经鼻饲进食有关。
8. 清理呼吸道无效　与痰液黏稠、咳嗽无力和气管套管护理不当有关。
9. 有误吸的可能　与喉癌术后喉组织缺损有关。
10. 营养不足　与喉癌术后需鼻饲饮食摄入不足有关。

【护理措施】

1. 术前护理

(1)心理护理　评估患者对所患疾病及术后失音的心理承受能力,进行针对性的护理。全喉切除术前应做好患者和家属的思想工作,解释清楚手术治疗的必要性,也可请术后复查患者现身说法,说明术后可以练习发音或用人工喉来解决术后语言交流的问题。以消除患者对手术的顾虑,增强喉癌患者对抗疾病的信心。

(2)术前指导　①备皮、剃须,范围为上起下唇水平,下至第 3 肋骨,左右至肩部皮肤。②嘱喉形成术后的患者 1 周内不可做吞咽动作,以促进切口愈合,并要求患者术前备好纸和笔或画片,用手势来表达需要。③术前 3 d 开始给予含漱液漱口,鼻腔及口腔有炎症的及时治疗,以防术后感染。④做好患者及家属的安慰、解释工作,关心、体贴患者,满足其合理需求,使患者以良好的心理状态迎接手术。⑤出现局部突然肿胀、呼吸极度困难、脉搏增快等症状时,应考虑癌肿坏死出血压迫气管,需及时通知医生,并立即做好救治准备。⑥术前 8 h 禁饮食。⑦遵医嘱置入鼻饲管、导尿管。

2. 术后护理

（1）疼痛的护理：患者清醒后，即取半卧位，床头抬高 30°～45°，有利于术后患者呼吸和减轻水肿，头颈部轻度前倾，以减轻皮肤切口缝合的张力和减轻部分喉体悬吊在舌根上的张力以利呼吸和引流，必要时遵医嘱使用镇痛药或镇痛泵。

（2）术后严禁由口进食进水，切勿将唾液咽下，术后第 3 天起用漱口液含漱，注意伤口渗液、渗血情况，观察体温变化。嘱患者保持大便通畅，避免体力劳动，预防上呼吸道感染，勿受凉。

（3）观察出血倾向，颈部放置冰块，预防切口出血。

（4）术后早期活动：3 d 内可在床上做肢体主动活动，如握拳放松，屈腿伸腿；术后第 4 天，患者取坐位，鼓励其进行有效咳嗽，进行雾化吸入时，嘱患者做深吸气，使药液到达远端支气管。

（5）应注意保持引流通畅，防止皮瓣坏死；定时观察并记录引流液性状和量，发现异常及时通知医生处理。

（6）切口护理：观察切口有无出血、渗血、敷料脱落及局部有无红、肿、热、痛等现象，若有，应及时更换敷料。

（7）按气管切开护理：执行无菌操作技术，防止伤口污染，保持呼吸道通畅，随时吸出气管内分泌物，必要时雾化吸入，滴 1% 碳酸氢钠 1～2 滴于气管套管，起化痰作用，防止痰痂堵塞套管而引起窒息。预防脱管：手术当天不宜过多变换体位，当翻身和改变体位时，头颈及上身应同时转动，避免套管脱出，并及时调整套管的松紧度，以容纳一手指为宜。气管套管每日清洗 4 次。

（8）鼻饲蛋白质、维生素、纤维素流食 7～10 d，每天 4～5 次，每次 200～300 mL，灌注前后注入温开水 20 mL，以维持充足的水分和营养，做好鼻饲护理，防止胃管堵塞或脱出。开始进食时，嘱患者细嚼慢咽，部分喉切除者应先进食黏稠半流质食物，防止食物误入气管造成呛咳。

（9）发声训练：声门重建术的患者，术后在护士的指导下进行发声训练，先以手指堵住气管套管口，即可发音，先发简单的元音字母如“a”“o”“e”等，逐步纠正发音时漏气现象，再训练生活用语，反复练习，逐渐适应发音模式和语言沟通的突然变化。

（10）术后放、化疗者，按常规进行护理。

（11）颈淋巴结清扫术后，引流连接负压吸引时，保持引流通畅，促进伤口愈合。

3. 健康教育

（1）帮助患者树立战胜疾病的信心，嘱患者术后定期随访，预防复发。术后 3～6 个月需进行肝功能、肾功能、头部 CT、X 射线胸片等检查，了解有无癌细胞转移。

（2）教会患者或家属气管套管清洗、消毒、更换的方法。嘱其出门时需要戴防护口罩，盆浴时水不可超过气管套管，沐浴时注意勿使水流入气管套管，尽量不去人群密集的地方，防止上呼吸道感染，有呼吸困难等情况及时随诊。

（3）若病情允许，术后半个月可进行放疗和化疗。

（4）注意休养环境空气清新，生活、情绪稳定，避免劳累，戒烟酒，养成良好的卫生习惯，并适当参加体育锻炼。在伤口愈合后，参加食管发音班。

笔记栏

知识链接

喉切除术后的功能重建及语言康复

有3种办法帮助喉全切患者重建语言功能：①食管发音法；②人工喉；③Blom-Singer发音管。

小　结

本章主要介绍了急性会厌炎、小儿急性喉炎、慢性喉炎、喉阻塞、喉癌等喉部疾病。其病因比较复杂，以喉部疼痛、咳嗽吐痰、声音嘶哑、呼吸困难为特征，特别是喉部急性炎症。小儿急性喉炎、急性喉阻塞是耳鼻咽喉科的危重急诊，因喉阻塞导致机体缺血、缺氧和二氧化碳潴留，从而出现吸气性呼吸困难、发绀等临床体征，重者导致心、脑、肺、肾等重要脏器功能衰竭而危及患者生命。遵医嘱适时使用抗生素、糖皮质激素，以减轻和消除喉黏膜肿胀是治疗的关键措施，同时适当使用镇静剂、吸氧，维持水、电解质平衡，注意观察有无心力衰竭发生。严密观察病情变化，有无呼吸困难等，经积极保守治疗无效者，应及时行气管切开术。诊断明确，治疗措施及时到位是喉部疾病有效的治疗保证。护理重点首先是保证呼吸道的通畅，其次是防止出血、感染，在日常生活中加强疾病知识宣教也很重要。

练习题

一、单选题

1. 小儿急性喉炎的典型表现是（　　）
   A. 声音嘶哑　　B. 哮喘
   C. 阵发性犬吠样咳嗽　　D. 混合性呼吸困难
   E. 以上都不是
2. 喉梗阻的呼吸困难的表现是（　　）
   A. 吸气期较呼气期延长　　B. 呼气期较吸气期延长
   C. 吸气期及呼气期均延长　　D. 不伴有吸气性软组织凹陷
   E. 以上都不是
3. 慢性喉炎治疗中最有效的方法是（　　）
   A. 声带休息　　B. 抗生素治疗
   C. 中药治疗　　D. 局部雾化吸入
   E. 理疗

二、多选题

1. 急性会厌炎的主要症状有（　　）
   A. 发热　　B. 声音嘶哑

笔记栏

C. 喉痛　　D. 咳嗽

E. 呼吸困难

2. 下面哪些是喉癌前病变(　　)

A. 慢性单纯性喉炎　　B. 成人型慢性肥厚性喉炎

C. 喉白斑病　　D. 喉角化症

E. 成人型喉乳头状瘤

3. 下列有关喉阻塞的描述中,正确的是(　　)

A. 引起喉阻塞的常见原因有炎症、肿瘤

B. 一侧声带麻痹是引起喉阻塞的原因之一

C. 喉阻塞表现为吸气性呼吸困难

D. 气管切开是解除喉阻塞的常用手术方法

E. 由炎症引起的轻度喉阻塞,可以用足量的抗生素和糖皮质激素治疗

三、简答题

1. 简述气管切开术后常见的并发症。

2. 试述呼吸困难的临床分度。

四、案例分析题

患者,男,62 岁,因进行性声音嘶哑 1 年余入院。1 年前患者出现声音嘶哑,经反复多次抗感染治疗无好转。近 1 个月来感觉声音嘶哑进一步加重,几乎发不出声音,并伴呼吸费力、吞咽困难、喉痛,近几日咳嗽时可见血性痰液。体格检查:体温 37.8 ℃,脉搏 92 次/min,呼吸 22 次/min,血压 110/68 mmHg,意识清醒,呈急性病容,消瘦体质,间接喉镜检查见会厌喉面根部有直径约 0.3 cm 的淡粉色肿块,表面光滑,无破溃,右声带固定于近中线位,颈部可扪及肿大的淋巴结,MRI 检查示喉部有一肿块。患者恐惧、坐立不安、失眠。完善相关检查后拟行全喉切除术+颈淋巴结清扫术。

请回答:①如何对患者进行心理护理?②简述术前、术后的护理措施。

第十五章 气管、支气管及食管异物患者的护理

第一节 气管、支气管异物

案例与思考

患儿，女，1岁8个月，因进食花生后出现阵发性咳嗽、短暂性憋气和面色青紫，后稍缓解，但仍有憋气的表现。家长将其送至医院就诊。体格检查：体温36.5 ℃，脉搏110次/min，呼吸22次/min，意识清醒，呈急性病容，查体不合作，听诊右肺呼吸音粗，伴有湿啰音。胸部X射线检查示右侧肺气肿，右侧支气管高密度影。

请思考：①该患儿可能的医疗诊断是什么？②该患儿有哪些护理问题？③护士应该为患儿提供哪些护理措施？

气管、支气管异物为耳鼻咽喉科常见急症之一，严重者可导致患者窒息甚至死亡，多发生于5岁以下儿童。异物包括内源性异物和外源性异物。内源性异物是指呼吸道内的干痂、假膜或坏死组织等，可阻塞呼吸道。外源性异物是指经口鼻吸入而致病的外界物质，常见的有植物性、动物性、矿物性、化学物质等。临床上以外源性异物多见，其中又以花生、西瓜子、豆类等最为常见。

【病因】

1. 儿童进食或口中含物玩耍时，因哭、笑、受惊、打闹将异物吸入呼吸道。
2. 成人不良的工作习惯，如口内放图钉、鞋钉等，不慎时可进入呼吸道。
3. 昏迷、熟睡、全身麻醉患者，老年人，可将呕吐物、血块、义齿吸入呼吸道。
4. 咽喉部手术施行黏膜麻醉，导致局部感觉不正常，可将棉球、扁桃体等吸入呼吸道。
5. 特殊人群的主观行为，如精神病患者、企图自杀者。

笔记栏

【护理评估】

1. 健康史　了解患者在发病前有无明确的异物吸入史或异物接触史。询问发病的过程、时间，以及异物种类、大小、形状等。

2. 临床表现

(1)气管异物　异物进入呼吸道，立即发生剧烈呛咳，患者面红耳赤、憋气、呼吸不畅。随后，异物若贴于气道壁时，症状暂时缓解；异物若轻而光滑（如西瓜子），则随呼吸气流在气管内上下活动，当异物向上撞击声门下区时，可于气管前听到异物冲击声或能用手于喉部扪及异物冲击感；若异物较大，阻塞气管或隆凸，可致窒息。气管内异物，听诊时两肺呼吸音相仿，但因气道狭窄，呼吸时可产生哮鸣音。

(2)支气管异物　以右侧者多见。早期症状与气管异物相似，异物进入支气管后，因活动减少，咳嗽症状减轻，若异物存留时间长，尤其是植物异物，可引起支气管炎症，出现发热、咳嗽、嗽痰等症状。如异物较大或两侧支气管内均有异物，呼吸困难多较重。检查时患者肺部听诊呼吸音减弱或消失，若异物不完全阻塞支气管而呈活瓣性，可引起肺气肿体征；若异物完全阻塞支气管，则引起相应部位肺不张体征。

3. 辅助检查　对于透光性异物，根据其阻塞程度不同而产生肺气肿或肺不张，胸部 X 射线检查亦有不同的发现。

(1)阻塞性肺气肿　胸部 X 射线透视显示，患侧肺部透亮度增加，膈下降，活动度较差，有时可见纵隔摆动现象。

(2)阻塞性肺不张　胸部 X 射线透视显示，病变处肺组织密度增高，膈上抬，心脏及纵隔移向患侧，且呼吸时位置保持不变。

对于不透光性异物，胸部 X 射线透视或摄片后可确定异物形状、大小及所在部位。

4. 心理社会状况　由于知识缺乏，不重视对气管、支气管异物的预防。一旦出现气管、支气管异物，又担心异物取不出危及生命，产生恐惧情绪。

【治疗要点】

及时在气管、支气管镜下取出异物，防止窒息及发生其他并发症。

【护理诊断】

1. 有窒息的危险　与较大异物阻塞气管、支气管，引起呼吸困难有关。

2. 有感染的危险　与异物刺激气管、支气管黏膜，或阻塞其远端肺叶继发感染有关。

3. 恐惧　与担心异物取不出来而危及生命有关。

4. 舒适改变　与异物刺激呼吸道黏膜或感染引起咳嗽有关。

5. 潜在并发症　如肺气肿、肺不张、气胸、纵隔气肿、皮下气肿、肺化脓症、脓胸、胸壁瘘等。

6. 知识缺乏　缺乏对气管、支气管异物的预防知识。

【护理措施】

1. 嘱患者卧床，安静，密切观察呼吸情况，避免患儿哭闹不安，准备好吸氧、负压吸引器、气管切开包等抢救物品，以备急需之用。

2. 气管、支气管异物常继发感染，遵医嘱使用抗生素及糖皮质激素类药物，超声雾

笔记栏

化，以及其他相应治疗等。

3. 完善各种术前准备，如内镜准备、术前禁食、术前用药、术前介绍相关知识。

4. 尽早取出异物，可使炎症减轻。气管异物的治疗可在直接喉镜下，用鳄鱼嘴式异物钳“守株待兔”法取出或在支气管镜下钳取。支气管异物原则上均应在支气管镜下取出。

5. 全身麻醉手术后，按全身麻醉术后护理常规进行。

6. 及时吸出口腔内分泌物，防止全身麻醉术后呕吐物误吸入肺而引起肺部感染。

7. 在基层医院，患者已出现明显呼吸困难时可先做气管切开。行气管切开的患者，给予气管切开护理。

8. 健康指导，如向患者家属讲解气管、支气管异物发生的原因及危害等保健知识；婴幼儿应避免进食花生、瓜子、豆类等食物，以免误吸；指导儿童养成正确的进食习惯，进食时避免哭闹、嬉笑，及时纠正儿童口中含物的不良习惯；成人不要口中含物，全身麻醉和睡觉前均应取下义齿，以防发生意外。

第二节　食管异物

案例与思考

患者，男，70 岁，因午饭时进食鸭肉后出现吞咽困难伴胸骨后疼痛，遂用饭团吞咽无明显效果，到医院就诊。体格检查：呈急性病容，间接喉镜检查可见梨状窝有积液，X 射线检查发现异物嵌顿于食管第二狭窄处，医嘱拟经食管镜异物取出术。

请思考：①该患者存在哪些护理问题？②护士应该为患者提供哪些护理措施？

食管异物是耳鼻咽喉科常见急症之一。多见于老年人及儿童，发生部位以食管入口处即食管第一狭窄处最为常见，其次为食管中段即第二狭窄处，发生于下段者较少。

【病因】

食管异物的发生与性别、年龄、精神状态、饮食习惯及食管疾病等诸多因素有关。常见的原因如下。

1. 小儿多因牙齿发育不全，食物未经充分咀嚼，或有口中含物等不良习惯，在玩耍时或哭闹时将异物吞入。

2. 成人多因嬉闹、进食不当、意识不清而误咽较大或带刺物品。

3. 老年人牙齿脱落或使用义齿，不能充分咀嚼食物，口腔内感觉差，亦容易发生食管异物。

4. 食管病变（如食管癌、食管狭窄）时易使异物嵌顿。

5. 企图自杀者及精神病患者常将各种物品强行吞下而成为异物。

笔记栏

【护理评估】

1. 健康史　了解患者在发病前有无明确的异物吸入史或异物接触史，以及异物种类、大小、形状、停留部位及停留时间。

2. 症状和体征　①吞咽疼痛及吞咽困难：是食管异物的主要症状。食管上段异物常有位于颈根部或胸骨上窝处的疼痛，症状多较重，患者因疼痛而拒绝进食甚至不敢转动头部，按压颈根部疼痛加重。食管中段异物疼痛常位于胸骨后并可向背部放射。②呼吸道症状：食管上段异物位置较高未完全进入食管内，外露部分压迫喉部，或中段异物较大向前压迫气管均可引起呼吸困难，甚至窒息。③其他症状：异物损伤食管壁可呕出血液，中段异物可造成致命性大出血；异物长期存留，可引起食管炎。

3. 辅助检查　①间接喉镜检查梨状窝有积液。②不透 X 射线异物可直接摄片；透 X 射线异物可行棉絮钡餐透视，若疑有或已有食管穿孔者禁用钡餐透视。③食管镜检查可确诊。

4. 心理社会状况　患者因吞咽疼痛及吞咽困难，不能进食，常有紧张或恐惧心理。

知识链接

食管异物引起的并发症

①食管穿孔或损伤性食管炎。②颈部皮下气肿或纵隔气肿。③食管周围炎、颈间隙感染、纵隔炎。④大血管破溃。⑤气管食管瘘。

【治疗要点】

尽早行食管镜检查，发现异物及时取出异物，预防并发症的发生。

【护理诊断】

1. 有窒息的危险　与异物巨大压迫或阻塞气道引起呼吸困难有关。
2. 有感染的危险　与尖锐异物或异物存留时间长而继发感染有关。
3. 舒适改变　吞咽疼痛，与异物停留压迫食管有关。
4. 恐惧　与异物导致大出血及害怕异物不能取出有关。
5. 潜在并发症　如出血、食管炎、食管穿孔、纵隔炎、纵隔脓肿、气管食管瘘。
6. 知识缺乏　缺乏食管异物预防和治疗的知识。

【护理措施】

【试分析】

食管异物的护理措施。

1. 嘱患者静卧休息，密切观察患者呼吸情况，防止窒息。若出现呼吸困难，应立即通知医生，及时给予处理。

2. 应及时向患者及家属说明本病的治疗和病情中可能出现的情况。安慰患者，尽可能减轻和消除患者紧张、焦虑的心情，使其积极配合治疗和护理。

3. 注意观察病情变化及有无并发症的发生。若患者全身感染症状明显，局部疼痛加剧，且有发热、烦躁不安、呕血或便血等表现，提示发生了感染、大出血等并发症，应立即通知医生，并协助医生及时处理。

4. 对行食管镜检查者，应配合医生做好各种术前准备工作，如术前用药（苯巴比

笔记栏

妥、阿托品等)、清洁口腔、取下义齿等,并向患者及家属解释有关手术的方法和术中注意事项。术后应了解手术经过,异物是否完全取出,食管有无损伤,观察麻醉反应,及时执行各项医嘱。

5. 异物取出前,患者应禁食,静脉输液,保证营养及水、电解质平衡。

6. 异物取出后应禁食 1 d,无并发症者可逐步恢复正常饮食。若异物取出过程中食管损伤较重,出现食管穿孔或已有食管气管瘘,则术后给予鼻饲。

7. 遵医嘱及时给予足量抗生素,积极防治感染,警惕并发症的发生。

8. 健康指导 ①加强儿童教育,纠正儿童口中含物的习惯。②向患者及家属讲解食管异物的预防知识,嘱患者进食时应细嚼慢咽,吃带有骨刺类的食物时不宜与饭菜混吃,应仔细咀嚼将骨刺吐出,以防误咽。③老年人有义齿时,进食要当心,义齿松动时要及时修复,睡前取下活动性义齿。④异物误吞后应立即到医院就诊并时取出,切忌采用吞咽饭团、馒头等方式,以免加重损伤造成取出困难。

小 结

气管、支气管及食管异物的诊断及治疗随着导光纤维内镜的出现及 X 射线影像学发展已经得到很大的发展,但是传统的硬质金属食管镜及支气管镜在取异物中仍有不可代替的作用,在这些异物取出术中,患者所受的痛苦及面临的危险还很大。因此,对于气管、支气管及食管异物,关键是要在平时做好卫生宣传教育工作,预防比治疗具有更为重要而积极的意义。

练习题

一、单选题

1. 气管异物易落入( )

A. 左主支气管　　B. 右主支气管
C. 左、右支气管　　D. 支气管

2. 下列哪项不是气管异物的常见症状( )

A. 咳嗽　　B. 喘鸣
C. 呼吸困难　　D. 咯血
E. 发热

3. 食管异物最易停留的部位是( )

A. 食管入口　　B. 食管第二狭窄
C. 食管第三狭窄　　D. 食管憩室

4. 常见的食管异物有( )

A. 鱼刺　　B. 鸡骨
C. 义齿　　D. 以上均是

5. 诊断气管、支气管异物最可靠的方法是( )

A. CT　　B. 胸透、胸片
C. 支气管镜　　D. 肺部叩诊

笔记栏

E. 超声扫描

二、多选题

食管异物最常见的原因是(　　)

A. 老年人牙齿脱落或使用义齿　　B. 儿童进食不当

C. 老年人食管入口松弛　　D. 成人自杀行为

E. 食管肿瘤或狭窄

三、思考题

1. 临床上气管、支气管异物为什么以右侧多见?

2. 气管、支气管异物的护理诊断和护理措施是什么?

3. 食管异物的主要并发症有哪些? 如何预防?

4. 请列出几项医护人员在医务工作中需要注意的事项,以防发生医源性异物。

第三篇 口腔科

第十六章　口腔颌面部应用解剖与生理

第一节　口腔的应用解剖与生理

口腔是消化道的起始部分，由牙齿、颌骨、唇、颊、腭、舌、口底和涎腺等组织器官组成，具有重要的生理功能。它参与消化过程，协助发音和语言动作，具有感觉等功能，并能辅助呼吸，当闭口时上下牙、牙龈及牙槽骨弓将口腔分为口腔前庭和固有口腔两部分。前外侧部为口腔前庭，后内侧部为固有口腔。

一、口腔前庭

口腔前庭是位于唇、颊与牙列、牙龈及牙槽黏膜之间的铁蹄形的潜在腔隙。当𬌗处于息止颌位时，口腔前庭经𬌗间隙与内侧的固有口腔交通；而在正中𬌗位时，口腔前庭主要在其后部经翼下颌皱襞及最后磨牙远中面之间的空隙与固有口腔相通。主要包括口腔前庭沟、上唇系带、下唇系带、颊系带、腮腺导管口、磨牙后区、翼下颌皱襞及颊脂垫尖(图 16-1)。

1. 口腔前庭沟　又称唇颊龈沟，呈铁蹄形，为口腔前庭上下界，为唇、颊黏膜移行于牙槽黏膜的沟槽。前庭沟黏膜下组织松软，是口腔局部麻醉常用穿刺点及手术切口部位。

2. 上、下唇系带　为前庭沟中线上扇形或线形的黏膜下皱襞。上唇系带一般较下唇细带明显，制作义齿时，义齿基托边缘应注意此关系。

3. 颊系带　为口腔前庭沟相当于上、下尖牙或前磨牙区的扇形黏膜皱襞，其数目不定，一般上颊系带较明显，制作义齿时，义齿基托边缘应注意此关系。

4. 腮腺导管口　腮腺导管开口于平对第二磨牙牙冠的颊黏膜上，呈乳头状突起。

笔记栏

挤压腮腺区可见唾液溢出，行腮腺造影或腮腺导管内注射治疗时，需要经此口注入造影剂或药液。

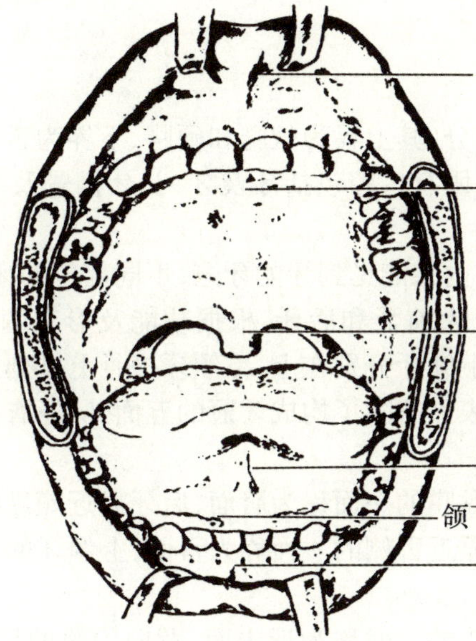

图 16-1　口腔

5. 磨牙后区　由磨牙后三角及磨牙后垫组成。磨牙后三角位于下颌第三磨牙的后方。磨牙后垫为覆盖于磨牙后三角表面的软组织，下颌第三磨牙发生牙冠周炎时，磨牙后垫上出现红肿。

6. 翼下颌皱襞　为延伸于上颌结节后内方与磨牙后垫后方之间的黏膜皱襞，其深面为翼下颌韧带。该皱襞是下牙槽神经阻滞麻醉的重要标注，也是翼下颌间隙及咽旁间隙口内切口的标志。

7. 颊脂垫尖　大张口时，平对上、下颌后牙殆面的颊黏膜上有一三角形隆起，称为颊脂垫。其尖称为颊脂垫尖，为下牙槽神经阻滞麻醉进针点的重要标志。颊脂垫尖的位置有时不恒定，该尖可偏上或偏下，甚至远离翼下颌皱襞，因此麻醉穿刺点应根据情况进行相应调整。

8. 唇　分为上唇和下唇，两游离缘之间称为口裂，两侧联合处形成口角，上唇上面与鼻底相连，两侧以鼻唇沟为界。唇部组织分为皮肤、肌层、黏膜层，故外伤或手术时应分层缝合，才不致影响外貌和功能。唇外面为皮肤，上唇中央有一浅垂直沟，称为人中。唇部皮肤有丰富的汗腺、皮脂腺及毛囊，为疖、痈好发部位；唇内面为黏膜，黏膜下有许多小黏液腺，当其导管受阻时，容易引起黏液腺囊肿；唇皮肤与黏膜之内为口轮匝肌等组织，唇部皮肤向黏膜移行部称为唇红缘，常呈弓背形，外伤缝合或唇裂修复手术时，应注意恢复其外形，以免造成畸形。唇黏膜显露于外面的部分称为唇红，其内侧黏膜下有唇动脉，行唇部手术时，在内侧口角处压迫此血管可以止血。

9. 颊　位于面部两侧，为口腔前庭外侧壁，主要由皮肤、浅层表情肌、颊脂垫、颊肌和黏膜构成。颊脂垫与颧后及颞下脂体连为一体，当感染时，可通过相连的蜂窝组织互相扩散。颊肌与黏膜之间有薄层脂肪和黏液腺组织，与颊脂肪体隔以颊肌，称为颊

笔记栏

脂垫。大张口时,颊脂垫尖略高于下颌支内侧下颌孔的平面,临床上常将此尖作为下牙槽神经麻醉进针标志。颊黏膜偏后区域,有时可见黏膜下有颗粒状黄色斑点,称为皮脂腺迷路,有时可见于唇红部,多见于成年男性,无临床意义。

二、固有口腔

固有口腔是口腔的主要部分,其上界为软腭和硬腭,下界为舌和口底,前界和两侧界为上、下牙弓,后界为咽门。固有口腔包括牙及牙列、牙槽骨及牙龈、腭、舌、口底等组织器官。

1. 牙及牙列　在固有口腔内只能见到牙的牙冠,不同部位的牙冠有不同的表现形态。根据部位不同可将牙可分为前牙和后牙,根据功能及形态的不同可将牙分为切牙、尖牙、前磨牙和磨牙。上、下颌牙分别在上、下颌牙槽骨上排列成连续的弓形,构成上、下牙弓或牙列。牙冠的外表形态除了构成牙冠的五面外,还有沟、窝、点隙等标志。

(1)牙冠的五面

唇面或颊面:前牙靠近唇黏膜的一面称为唇面,后牙靠近颊黏膜的一面称为颊面。

舌面或腭面:前牙或后牙靠近舌侧的一面称为舌面,上颌牙的舌面接近腭,故又称为腭面。

近中面与远中面:面向中线的牙面称为近中面,背向中线的牙面称为远中面。每颗牙均有一个近中面和远中面。近、远中面统称为邻接面。

𬌗面:上、下颌牙相对而发生咀嚼作用的一面称为𬌗面,前牙无𬌗面,但有较狭窄的嵴,称为切嵴。

(2)牙尖　牙冠上突出成尖的部分称为牙尖。

(3)其他标志

切端结节:初萌切牙切缘上圆形的隆突称为切端结节,随着牙的切磨逐渐消失。

舌面隆突:前牙舌面近颈缘部的半月形隆起,称为舌面隆突,为前牙的解剖特征之一。

嵴:牙冠上细长形的牙釉质隆起称为嵴。根据嵴的位置、形状和方向可分为釉嵴、边缘嵴、横嵴、斜嵴和颈嵴。

沟:牙面上细长的线形凹陷部分称为沟,系牙体发育时叶与叶连接的界限,如颊舌沟。发育沟处的牙釉质因钙化不全而不能密合者称为沟裂。

窝:牙冠上不规则的凹陷称为窝,如牙舌面的舌窝,后牙𬌗面的中央窝和三角窝。

点隙:为发育沟的汇合处或沟的末端处的凹陷。该处牙釉质若钙化不全,则称为点隙裂,裂沟和点隙裂均是龋的好发部位。

2. 腭　腭由硬腭和软腭组成,形成固有口腔的顶部,将口腔与鼻腔、鼻咽部隔开。参与发音、言语及吞咽等活动。腭的前2/3为硬腭,呈穹隆状,其前分正中线有突起的纵行皱襞,其两旁有许多横行突出皱襞伸向两侧,称为腭嵴。两中切牙间后面腭部有黏膜突起,称为切牙乳头,其下方有一骨孔,称为切牙孔或腭前孔,鼻腭神经、血管通过此孔,向两侧分布于硬腭的前1/3的黏骨膜与腭侧牙龈,是切牙孔阻滞麻醉进针的标志之一。在硬腭后缘前0.5 cm,从腭中缝至第二牙侧缘的外中1/3交界处,左右各有一骨孔,称为腭大孔或腭后孔,腭前神经、血管通过此孔,向前分布于尖牙后的黏骨膜及腭侧牙龈。

笔记栏

腭的后 1/3 为软腭,呈垂幔状,前与硬腭相连续,后为游离缘,其中央有一小舌样物体,称为腭垂。软腭两侧向下方形成两个弓形黏膜皱襞,在前外方者为腭舌弓,在后方者为腭咽弓,两弓之间容纳扁桃体。软腭较厚,主要由几束小肌和腱膜构成,表面覆盖黏膜组织,在口腔黏膜下含有大量黏液腺,伴有脂肪和淋巴组织,一直延伸至硬腭前磨牙区。正常情况下通过软腭和咽部肌彼此协调运动,共同完成腭咽闭合,行使语言功能。

3. 舌　舌具有味觉功能,能协调相关组织器官完成语言、咀嚼、吞咽等重要生理功能。舌前 2/3 为舌体,活动度大,其前端为舌尖,上面为舌背,下面为舌腹,两侧为舌缘。舌后 1/3 为舌根部,活动度小。舌体部和舌根部以人字沟为界,其形态呈倒“V”形,尖端向后有一凹陷处为甲状舌管残迹,称为舌盲孔。

舌是由横纹肌组成的肌性器官。肌纤维呈纵横、上下等方向排列,因此舌能灵活进行前伸、后缩、卷曲等活动。

舌的感觉神经:舌前 2/3 分布有舌神经(第Ⅴ脑神经的分支),舌后 1/3 分布有舌咽神经(第Ⅸ脑神经)及迷走神经(第Ⅹ脑神经)。舌的运动系统由舌下神经(第Ⅻ脑神经)支配。舌的味觉由面神经(第Ⅶ脑神经)的鼓索支支配。鼓索支加入舌神经内分布于舌黏膜。舌尖部对甜、辣、咸味敏感,舌缘对酸味敏感,舌根部对苦味敏感。

舌背黏膜有许多乳头状突起(图 16-2),当 B 族维生素缺乏或严重贫血时,可见乳头萎缩,舌面光滑。舌乳头可分为 4 种。①丝状乳头:为刺状细小突起,上皮有角化,故呈白色,数量较多,遍布于整个舌体背面。②菌状乳头:呈蕈状,色红,大而圆,散布于丝状乳头间,数量比丝状乳头少,含有味觉神经末梢。③轮廓乳头:有 8～12 个,较大,呈轮状,沿人字沟排列。乳头周围有深沟环绕,含有味蕾,以司味觉。④叶状乳头:位于舌根部两侧缘,为数条平行皱襞。正常时不明显,炎症时充血发红,突起而疼痛,有时易误诊为癌。

舌根部黏膜有许多卵圆形淋巴滤泡突起,其间有浅沟分隔,整个淋巴滤泡称为舌扁桃体。

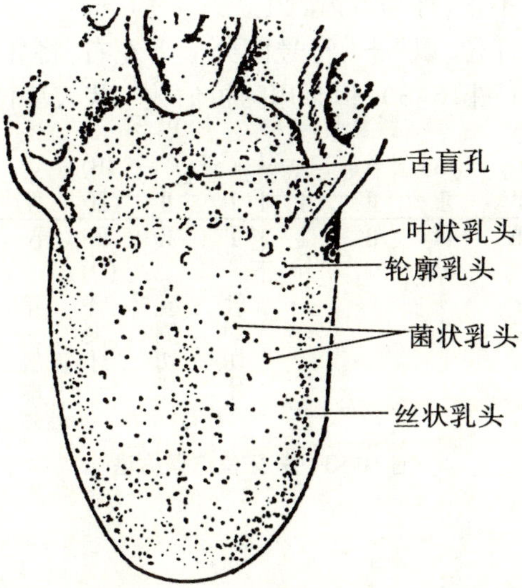

图 16-2　舌背面多种舌乳头

舌腹面黏膜平滑而薄，反折与口底黏膜相连，在中线形成舌系带。若系带上部分附着靠近舌尖，或其下部分附于下颌舌侧的牙槽嵴上，即产生系带过短（绊舌）而致舌活动度受到一定限制。初生婴儿舌系带发育不全，难以判断是否过短。当舌不能伸出口外并向上卷起时，或舌前伸时舌尖部形成沟状切迹，则为舌系带过短，可行舌系带矫正术。矫正时间以 1～2 岁为宜。

第二节　牙及牙周组织的应用解剖与生理

一、牙

人的一生中共有 2 副牙齿，即乳牙和恒牙。

乳牙共 20 个，上下颌的左右两侧各 5 个，其名称从中线起向两侧，分别为乳中切牙、乳侧切牙、乳尖牙、第一乳磨牙、第二乳磨牙。乳牙萌出时间和顺序：从出生后 6～8 个月开始萌出乳中牙切，然后 8～10 个月萌出乳侧切牙，12～16 个月萌出第一乳磨牙，12～20 个月萌出乳尖牙，25～30 个月萌出第二乳磨牙，2 岁左右乳牙全部萌出。

恒牙共 28～32 个，上下颌的左右两侧各 7～8 个，少数人第三磨牙缺失。其名称从中线起向两侧，分别为中切牙、侧切牙、尖牙、第一前磨牙、第二前磨牙、第一磨牙、第二磨牙、第三磨牙，切牙和尖牙位于牙弓前部，统称为前牙。前磨牙和磨牙位于牙弓后部，统称为后牙。

恒牙萌出时间和顺序：在 6 岁左右从第二乳磨牙的远中直接萌出第一磨牙（又称六龄牙），随后依次 6～10 岁萌出侧切牙、10～13 岁尖牙、10～12 岁第一前磨牙、11～13 岁第二前磨牙、11～14 岁第二磨牙，有时第一前磨牙较尖牙更早萌出。第三磨牙俗称智齿，萌出时间不一致，一般在 17～26 岁，但也有先天缺失者。第三磨牙常因间隙不足而萌出困难或位置不正，称为智齿阻生。

临床上为便于记录牙位，以"十"符号区分上下左右，将牙弓区分为 4 区，通常乳牙用罗马数字代表牙位（图 16-3），恒牙用阿拉伯数字代表牙位（图 16-4）。

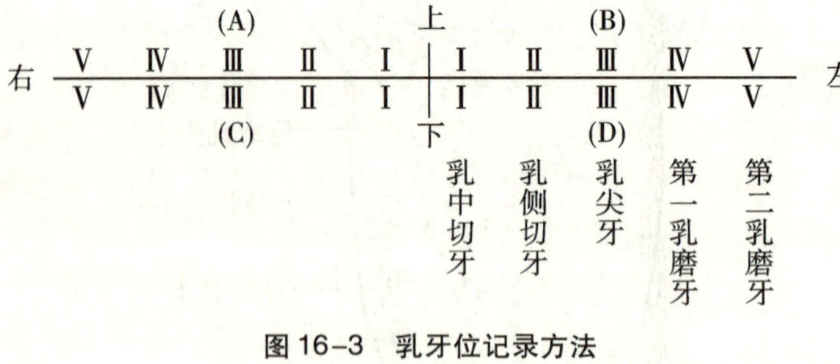

图 16-3　乳牙位记录方法

笔记栏

								上								
右	8	7	6	5	4	3	2	1	1	2	3	4	5	6	7	8
	8	7	6	5	4	3	2	1	1	2	3	4	5	6	7	8
								下	中切牙	侧切牙	尖牙	第一前磨牙	第二前磨牙	第一磨牙	第二磨牙	第三磨牙

(右侧边为“右”，左侧边为“左”)

图 16-4　恒牙位记录方法

(一) 牙的组成

从外观上看，牙体由牙冠、牙根及牙颈三部分组成(图 16-5)。

1. 牙冠　牙体外层由牙釉质覆盖的部分称为牙冠，具有咀嚼功能。

2. 牙根　牙体外层由牙骨质覆盖的部分称为牙根，也是牙体的支持部分。根的尖端称为根尖，每个根尖都有小孔通过牙髓血管、神经，称为根尖孔。

3. 牙颈　牙冠与牙根交界处呈一弧形曲线，称为牙颈。

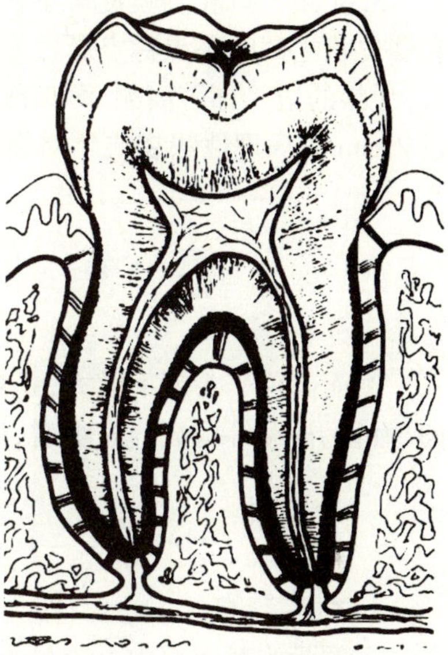

图 16-5　牙齿组织结构

牙体结构

(二) 牙体组织

牙体由牙釉质、牙本质、牙骨质 3 种钙化的硬组织和 1 种软组织牙髓组成。

1. 牙釉质　位于牙冠表面，呈乳白色，有光泽。是一种半透明的钙化组织，含无机盐 95% ~97%。含水及有机物 3% ~5%，对牙本质和牙髓具有保护作用。

2. 牙本质　牙齿的主体，淡黄色有光泽，贯穿于整个牙冠和牙根，含无机盐 70%，含水及有机物比牙釉质多，约占 30%，硬度比牙釉质低。牙本质主要由牙本质小管和牙本质基质构成。牙本质小管内有神经末梢分布，当受到刺激时有酸痛感。

3. 牙骨质　牙根表层的色泽淡黄的硬组织，含无机盐约 55%，其构成和硬度与骨组织相似，有维护牙本质和牙髓的作用，并借助牙周膜将牙体固定在牙槽窝内。

4. 牙髓　位于髓腔内的松结缔组织，内含神经、血管、淋巴、成纤维细胞和造牙本质细胞，具有营养牙体、形成牙本质的作用，并有敏感的感觉功能，稍受刺激即可引起剧烈疼痛。

(三) 牙的功能

牙的主要功能为咀嚼，其次是协助语言和保持面部正常形态。切牙起切断作用，尖牙和前磨牙起撕裂和捣碎的作用，磨牙主要起嚼碎和磨细食物的作用。

笔记栏

二、牙周组织

牙周组织包括牙周膜、牙槽骨和牙龈。

1. 牙周膜　介于牙根和牙槽骨之间的纤维结缔组织，其纤维一端埋于牙槽骨和牙颈部之牙龈内，将牙齿固定于牙槽窝内。具有营养牙体组织和调节牙齿承受咀嚼压力的作用。

2. 牙槽骨　是颌骨包围牙根的突起部分。容纳牙根的凹窝叫牙槽窝。牙根与牙根之间的骨板叫牙槽中隔。牙槽骨的游离缘叫牙槽嵴。当牙齿脱落后，牙槽骨逐渐萎缩。

3. 牙龈　口腔黏膜覆盖于牙槽骨和牙颈部的部分，呈粉红色，坚韧而有弹性，表面有橘皮状之凹陷小点称点彩。牙龈发炎时，点彩消失。两牙间隙内突起的部分称龈乳头，牙龈的边缘称游离龈，游离龈与牙齿的空隙称龈沟，正常龈沟深度不超过2 mm，超过 2 mm 为病理性龈袋或牙周袋。

第三节　颌面部的应用解剖与生理

颌面部位于头颅下前方，是机体的主要显露部分，由颌骨、颞下颌关节、涎腺、肌肉、血管、神经等构成。有咀嚼、消化、吞咽、呼吸、言语、表情等功能。

颌骨

一、颌骨

（一）上颌骨

上颌骨为颜面部中 1/3 最大的骨，左右各一互相对称，并与邻骨连接，构成眼眶底、鼻腔底和口腔顶部。上颌骨外形极不规则，由四突（额突、颧突、牙槽突、腭突）及一体（上颌骨体）所组成。上颌骨骨质疏松，血运丰富，骨折后易于愈合，因此当骨折发生后要及时复位固定。但感染发生时易于穿破引流，较少发生骨髓炎。

（二）下颌骨

下颌骨是颌面部下 1/3 唯一可活动、两侧对称且又坚实的骨骼，在正中线融合成弓形。下颌骨分水平部和垂直部，水平部为下颌骨体，垂直部为左右两下颌支。下颌骨的血液供应较上颌骨少，周围有强大的肌肉和筋膜包绕，感染时不易得到引流，较易发生骨髓炎。外伤骨折时由于愈合较上颌骨慢，所以固定时间也较长。

二、肌肉

颌面部肌肉可分为表情肌和咀嚼肌，具有咀嚼、言语、表情和吞咽等功能。

（一）表情肌

表情肌主要肌肉有眼轮匝肌、口轮匝肌、上唇方肌、下唇方肌、笑肌和颊肌等。表情肌收缩时，牵引额部、眼睑、口唇及颊部皮肤活动，显露各种表情。表情肌与皮肤连接紧密，外伤或手术切开皮肤和表情肌后，创口裂开较大，故应考虑肌纤维行走的方向

笔记栏

逐层缝合，以免术后引起内陷瘢痕。面部表情由面神经支配，当面神经受到损伤或麻痹时可出现口眼歪斜等面部畸形。

（二）咀嚼肌

咀嚼肌主要附着在下颌骨上，当其收缩时可引起开口、闭口和下颌骨的前伸与侧方运动。分为闭口和开口两组肌群和翼外肌，咀嚼肌的运动主要受三叉神经下颌神经的前股纤维支配。

三、血管

1. 动脉　颌面部血液供应特别丰富，主要来自颈外动脉的分支，有舌动脉、颌外动脉、颌内动脉和颞浅动脉等。这些动脉的分支构成密集的血管网，使颌面部组织有丰富的血运，故外伤出血后，压迫止血时必须压迫供应动脉的近心端，才能暂时止血。由于血供丰富，组织的愈合能力和抗感染能力较强。

2. 静脉　颌面部的静脉系统分支多而细小，互相吻合成网状，大多与同名动脉伴行。分为深、浅 2 个静脉网，浅静脉网由面前静脉和面后静脉组成，深静脉网主要为翼静脉丛。面部静脉的特点是瓣膜发育不完善，稀少且薄，当肌肉收缩或挤压时易使血液反流。故颌面部的感染，特别是鼻根部与口角相连线三角区的感染，若处理不当，易逆行扩散入颅，引起海绵窦血栓静脉炎等严重并发症，此三角被称为面部危险三角区。

四、淋巴

颌面部的淋巴组织极为丰富，淋巴管成网状结构，淋巴结群。淋巴液经淋巴管汇入淋巴结，共同构成颌面部的重要防御系统。当某区域有炎症或肿瘤时，相应的淋巴结就会发生肿大，硬而可被触及，故淋巴结对炎症、肿瘤的诊断、治疗及预后都有重要的临床意义。

五、神经

与口腔颌面部有关的神经主要有运动神经和感觉神经。

（一）运动神经

运动神经主要有面神经、舌下神经和三叉神经第三支的前股纤维。

1. 面神经　为第Ⅶ脑神经，是以运动神经为主的混合性脑神经。它含运动、味觉和分泌纤维，管理颌面部表情肌的运动、舌前 2/3 的味觉和涎腺的分泌。

（1）运动纤维　起自脑桥的面神经核。面神经的颅外段穿过腮腺分布于颜面。其分 5 支，即颞支、颧支、颊支、下颌缘支和颈支。面神经与腮腺的关系密切，腮腺病变可影响面神经，使之发生暂时性或永久性的麻痹，在该区手术时注意勿损伤面神经，如损伤可出现眼睑不能闭合、口角歪斜等症状。

（2）味觉纤维　来自面神经的鼓索支，分布于舌前 2/3 的味蕾，司味觉。

（3）分泌纤维　来自副交感的唾液分泌纤维，起自脑桥的上涎核，到蝶腭神经节及颌下神经节，交换神经元后分别至泪腺、舌下腺、颌下腺、腭及鼻腔黏膜的腺体。

2. 舌下神经　是第Ⅻ脑神经，分布至所有的舌肌，支配舌的运动。

笔记栏

3. 三叉神经第三支　即下颌神经的前股发出的运动神经，分布于嚼肌、颞肌、翼内肌和翼外肌。

（二）感觉神经

感觉神经主要为三叉神经，是第Ⅴ脑神经，为脑神经中最大者，可分出三大支。第一支为眼神经，第二支为上颌面神经，第三支为下颌面神经。其中上、下颌面神经与口腔科关系最为密切。

1. 上颌面神经　自半月神经节发出，由圆孔出颅，入翼腭窝、眶下裂、眶下沟、眶下管、出眶下孔后称眶下神经。上颌神经分为4段，即颅内段、翼腭窝段、眶内段和面段。其分支为颧神经、蝶腭神经、上牙槽后神经、上牙槽中神经和上牙槽前神经。

2. 下颌面神经　含有感觉纤维和运动纤维的混合神经，是颅内三叉神经经半月节发出的最大分支。下颌面神经出卵圆孔后，分前后两股。前股较小，主要为运动神经，分别至咀嚼肌、颞肌和翼外肌。其唯一的感觉神经是颊长神经。后股较大，多为感觉神经，主要分支有耳颞神经、舌神经和下牙槽神经。

六、涎腺

涎腺又称唾液腺，由腮腺、下颌下腺和舌下腺的小黏液腺构成，有湿润口腔黏膜、软化及消化食物、抑制致病菌及调节水分平衡等作用。唾液腺分大、小两种，小唾液腺又称无管腺，分布于唇、舌、颊、腭等处的黏膜固有层和黏膜下层，主要为黏液腺。大的唾液腺有3对，即腮腺、下颌下腺和舌下腺，各有导管开口于口腔。

1. 腮腺　涎腺中最大的一对，属浆液腺。位于两侧耳垂前下方和颌后窝内。腮腺由浅叶、深叶和颊部组成。腮腺导管长5～7 cm，管腕长约3 mm，在腺体前缘近上端发出，至嚼肌前缘时呈直角向内穿过颊肌，开口正对上颌第二磨牙的颊黏膜上。

2. 下颌下腺　为混合腺，以浆液为主。位于凳下三角内，呈扁椭圆形，腺体深层延长部，经下颌舌骨肌后缘进入口底，导管长约5 mm，行走方向从后下向前上，开口于舌带两旁的舌下肉阜，该导管因涎石诱发炎症。

3. 舌下腺　为混合腺，以黏液为主。位于口底舌下，由多个小腺构成，各小腺泡有其单独的短小导管，直接开口于口底，有少数导管汇入颌下腺导管。由于管口较小，不易发生逆行感染，是潴留性囊肿的好发部位。

七、颞下颌关节

颞下颌关节是颌面部唯一具有转动运动和滑动运动左右协同统一的联动关节，具有咀嚼、语言、表情等功能。由颞骨关节面、下颌骨髁状突、居于两者之间的关节盘、关节周围的关节囊及关节韧带构成。

小　结

本章主要介绍口腔的应用解剖与生理、颌面部的应用解剖与生理。通过学习让学生掌握牙、牙周组织的应用解剖和口腔颌面部重要的血管、神经、唾液腺的位置及解剖结构,熟悉乳牙列及恒牙列的书写,了解口腔前庭、固有口腔、颌骨的结构与功能。

练习题

一、单选题

1. 固有口腔包括(　　)

A. 舌　　B. 唇

C. 颊　　D. 舌系带

2. 乳牙命名中不包括(　　)

A. 乳中切牙　　B. 乳侧切牙

C. 第一乳磨牙　　D. 第三乳磨牙

3. 有关牙周组织的构成,下列叙述错误的是(　　)

A. 牙周膜　　B. 牙釉质

C. 牙槽骨　　D. 牙龈

4. 下列不属于开口肌群(降颌肌)的是(　　)

A. 二腹肌　　B. 颞肌

C. 下颌舌骨肌　　D. 颏舌肌

5. 颌面部血液供应主要来源于(　　)

A. 颈内动脉分支　　B. 锁骨下动脉分支

C. 面动脉　　D. 颈外动脉分支

二、简答题

1. 口腔由哪两部分组成?

2. 乳牙、恒牙的数目分别有多少? 名称分别是什么?

3. 临床工作中,如何记录牙位?

第十七章 口腔科患者的护理概述

第一节 口腔科患者的护理评估与诊断

一、健康史

询问患者口腔卫生习惯、口腔清洁方式，有无口腔溃疡、白斑、牙龈出血、龋齿、口臭、牙本质过敏、牙齿松动、牙体、牙列缺失、张口受限、牙外伤史，有无吸烟史、上呼吸道感染病史、过敏史、遗传史及由牙病引起三叉神经痛等病史。

二、症状和体征

1. 牙痛　牙痛是口腔科常见症状和就诊的主要原因，原因如下。

(1)牙齿本身的疾病　深龋、各种牙髓炎及牙齿的非龋疾病等。

(2)牙周组织的疾病　外伤、急慢性根尖周炎、牙槽脓肿、牙周脓肿、冠周炎等。

(3)邻近组织疾病的影响　急性上颌窦炎、颌骨骨髓炎，产生类似牙髓炎的疼痛。上颌窦肿瘤压迫神经、急性中耳炎等均可引起牙痛。

(4)全身疾病　流感、癔症、神经衰弱等都可以引起牙痛，心脏病可引起牙痛等。

(5)神经系统疾病　三叉神经痛可以出现剧烈的疼痛，称非典型牙痛。

2. 口臭　是口腔、鼻咽部和某些全身疾病出现的一种症状，常见原因如下。

(1)口腔卫生问题　口腔不洁、牙垢和牙石过多及嵌塞于牙间隙和龋洞内的食物发酵腐败，是口臭的主要原因。

(2)鼻咽部疾病　化脓性上颌窦炎、萎缩性鼻炎、小儿鼻腔内异物等均可发生口臭。

(3)全身性疾病　肺部感染、消化不良、白血病引起的牙龈和黏膜的坏死等。

(4)口腔疾病　口腔黏膜糜烂、溃疡、牙周炎、牙龈炎、智齿冠周炎、残根、干槽症等。

3. 牙龈出血

(1)全身性疾病　如维生素缺乏症、血液病、严重贫血、肝硬化。

(2)口腔疾病　各种牙龈炎、牙周炎、坏死性龈炎、牙龈肿瘤、不良修复体的刺激等。

4. 张口受限　正常张口度约 3.7 cm。凡不能达到正常张口度者，即为张口受限，常见原因如下。

(1)局部因素　①口腔颌面部炎症：如智齿冠周炎、颌面部蜂窝织炎及颌骨骨髓炎等。②颞颌关节疾病：如颞下颌关节强直、关节盘脱位、关节炎症及下颌关节功能紊乱等。③口腔颌面部外伤：如颌骨骨折和颞下颌关节挫伤等。④口腔颌面部肿瘤：凡能累及颞颌关节或闭口肌群的肿瘤均可引起张口受限。

(2)全身因素　常见于患破伤风的患者，也可见于癔症发作的患者。

5. 牙齿松动　正常牙齿有生理动度约 0.02 mm，超过生理动度为病理性的。

(1)牙周病　是牙齿松动乃至脱落的最主要的原因。

(2)外伤　可造成牙齿松动、牙齿折断、牙齿脱位。

(3)牙周炎症　根尖周炎及急性牙槽脓肿也可引起牙齿松动。

(4)颌骨骨髓炎　因牙源性感染所致颌骨骨髓炎可引起牙齿松动。

(5)颌骨内肿物　良性肿物或囊肿可压迫牙齿移位或使牙根吸收，使牙齿逐渐松动。恶性肿物则在较短时间内即出现牙齿松动和移位。

6. 牙齿着色和变色　牙齿呈黄白色或灰白色，有光泽。

(1)牙齿着色　是指牙齿表面有外来的色素沉积，也称外发性染色。

(2)牙齿变色　有个别牙变色和全口牙变色两种。前者常见于局部原因，如外伤、牙髓坏死、牙髓出血。全口牙齿变色常见于在牙齿发育期间受环境影响所形成，如四环素牙和氟斑牙等。

三、心理社会状况

1. 缺乏必要的知识，延误早期治疗。

2. 病急、病重时，患者及家属表现为焦虑和过分依赖医务人员的心理。

3. 多次就诊者，有恐惧心理，治疗效果不佳时，易产生焦虑、怀疑情绪。

4. 对疾病预后的担心及考虑家庭、工作、经济问题，易产生焦虑情绪。

5. 进行特殊检查或手术的患者，常有恐惧、紧张心理。

6. 恶性肿瘤患者易产生悲观、绝望心理。

四、口腔科常用的护理诊断

1. 急性疼痛　与急性牙髓炎、根尖周炎急性发作、牙槽脓肿未引流或引流不畅有关。

2. 语言沟通障碍　与唇腭裂畸形、疼痛、填塞、炎症引起局部肿胀、张口困难有关。

3. 口腔黏膜改变　与手术、外伤、溃疡有关。

4. 营养失调　与颌面部损伤、张口受阻、咀嚼吞咽困难、缺乏营养知识等有关。

5. 体温过高　与炎症有关。

6. 自我形象紊乱　与面神经麻痹、面部畸形、颌面部外伤等引起外表的变化有关。

7. 知识缺乏　缺乏疾病相关知识。

8. 有感染的危险　与颌骨骨折、颌面部组织损伤、不易清洁口腔、机体抵抗力降低、营养不足等有关。

笔记栏

9. 焦虑　与口腔疾病所引起的疼痛不适感或畏惧感及担心手术效果有关。
10. 潜在并发症　如出血和窒息，与手术、伤口感染等有关。
11. 进食自理缺陷　与口腔颌面部手术后完成进食的能力受限有关。
12. 婴儿喂养困难　与唇腭裂畸形有关。
13. 睡眠紊乱　与患病后患者的心理、生理因素改变，住院后环境改变有关。
14. 功能障碍　与下颌关节功能受限、疼痛、不能张口有关。
15. 皮肤完整性受损　与外伤、颌骨化脓性感染、骨组织坏死、瘘管形成有关。

第二节　口腔科常用检查

口腔及颌面部检查是诊断口腔颌面部疾病的基础。在详细询问病史后，进行认真细致的临床检查和必要的辅助检查，经过综合判断和分析，方可做出正确诊断，才能达到合理有效的治疗。在进行检查时，护士配合医生备好检查所需物品。

一、常用检查器械和体位

口腔科常用小器械

有口镜、牙用镊子、牙用探针（图 17-1）。

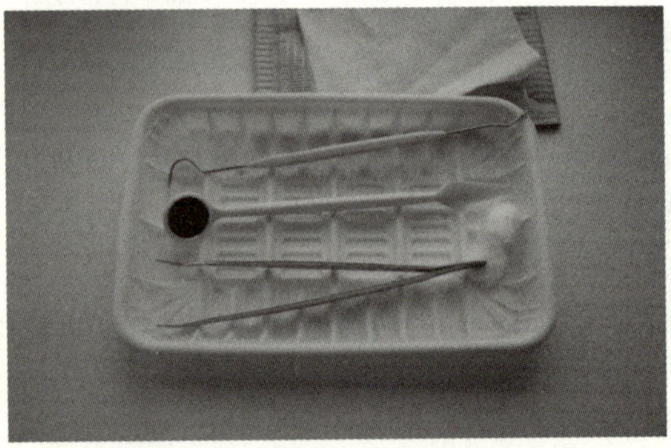

图 17-1　口镜、牙用镊子、牙用探针

1. 口镜　有圆形镜面和柄构成，可以反射光线，增加视野亮度，投照影像，观察病变，并有牵拉唇、颊，推压舌体，叩诊牙齿的作用。

2. 牙用镊子　呈反三角形，用以夹持敷料和药物，夹除小块异物和腐败组织，检查牙齿松动度；柄可以叩诊牙齿。

3. 牙用探针　两端尖锐，分一般探针、牙周袋探针、瘘管探针 3 种，用以检查牙各面的龋洞、缺损、裂隙及敏感部位，探测牙周袋深度和龈下有无结石。检查填充物与牙体的密合程度和皮肤黏膜的感觉功能。

检查体位可取仰卧位或坐位（图 17-2），治疗椅可调。

笔记栏

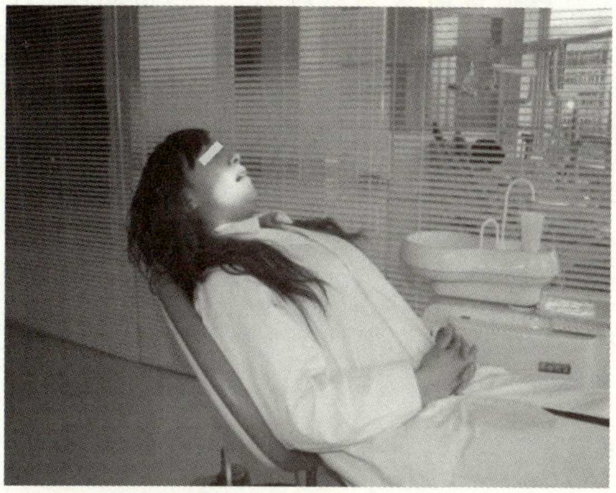

图 17-2　上下颌检查体位

二、检查方法

1. 牙体与牙周检查

(1)问诊　询问牙病的部位、时间、诱因、性质、程度。

(2)视诊　看牙齿的排列咬合、数目、形态、颜色、位置。

(3)探诊　探病变部位、范围、反应。

(4)叩诊　叩有无疼痛。

(5)嗅诊　检查是否有特殊臭味。

(6)扪诊　用手指或器械在病变部位按压。

(7)咬诊　用于检查牙列的咬合关系,有无早接触现象,有无紊乱。

(8)牙髓活力检查　利用温度和电流检查牙髓反应。

(9)牙齿松动度检查　牙齿松动分 3 度:Ⅰ度,凡牙齿向唇颊侧移动者;Ⅱ度,同时有近远中方向移动者;Ⅲ度,同时有近远中及垂直移动,可具体到几毫米。

2. 颌骨检查　左右是否对称,有无压痛,上、下颌的活动度。

3. 颈部检查　分一般检查和淋巴结检查两种。检查淋巴结时患者取坐位,头低向前方,医生在患者右前方,用示指、中指、环指的感觉进行扪诊。

4. 张口受限检查

(1)正常　上下切牙之间的距离为 3 横指。

(2)轻度张口受限　上下切牙之间的距离仅可置入 2 横指,为 2～3 cm。

(3)中度张口受限　上下切牙之间的距离仅可置入 1 横指,为 1～2 cm。

(4)重度张口受限　上下切牙之间的距离不到 1 横指,为 1 cm 以内。

5. 涎腺检查　视诊采用左右对比法。触诊用双合诊法,用于颌下腺及舌下腺扪诊。颌下腺位于颌下三角内。舌下腺位于前口底。小涎腺位于口腔黏膜下。腮腺大部分位于颌后凹内,扪诊一般以示指、中指、环指 3 指平触为宜。检查涎腺导管可选择适当的钝头探针或注射针头,探寻导管口时要耐心仔细,探查导管前必须先触诊排除结石的可能。

笔记栏

6. 其他部位检查　包括普通 X 射线检查、计算机断层扫描（CT）、磁共振成像（MRI）、超声波检查、病理活组织检查。穿刺检查：对于触诊有波动感或囊性肿块，可用 8 号或 9 号注射针头穿刺抽吸内容物，如为黄色可能是囊肿，如为红色可能是血管瘤，如为淋巴液是囊性淋巴管瘤，如为脓性是脓肿，同时可以将内容物送病理检查或涂片。

第三节　口腔科护理管理

一、门诊护理管理

口腔门诊护理的主要任务是做好开诊前的准备，椅旁护理，安排患者就诊，协助医生进行检查治疗，搞好健康教育与护理指导等。

1. 诊室应保持清洁、整齐、通风、明亮，备好消毒洗手液、毛巾等。

2. 诊室物品　检查医疗电脑，使其处于工作状态。备好物品、药品和消毒检查器械，包括无菌棉球、纱球、弯盘、窝洞消毒药物、丁香油、牙钻、牙胶类、复合树脂、氧化锌粉、磷酸锌粉、酒精灯、火柴、漱口杯及漱口水等。同时备好办公用品。

3. 就诊秩序　对患者初步问诊后分诊，优先安排急症、重症及年老体弱、残疾人就诊，维持候诊秩序。

4. 热情安排患者就诊，患者上椅位后，根据治疗部位调整光源、椅位高低、靠背和头枕位置，常规协助患者漱口。

5. 做好检查、治疗、门诊手术、复诊患者的预约登记工作。

6. 做好诊疗室常用器械设备的维护与保养，清洁消毒备用。

7. 健康教育　利用壁报、板报、电视等形式，宣传口腔疾病的发病原因及防治知识。

二、消毒隔离制度

口腔科是医院感染管理的重点部门，口腔疾病的诊治绝大部分在口腔内进行，而口腔寄居了多种微生物，是疾病的感染入口，也是许多传染病的传播途径，因此必须建立严格的有关医护人员双手和器械物品的消毒隔离制度，防止交叉感染的发生。

1. 医护人员双手消毒　接触患者前后应用肥皂和流动清水充分清洗双手，必要时应在高效消毒液浸泡后再洗手。

2. 器械物品消毒　尽量采用物理灭菌法处理，最好门诊配用快速压力灭菌器。凡被患者的血液、唾液等污染的器械，均应执行双消毒法，即先用高效消毒液浸泡，如 0.2% 过氧乙酸溶液或氯消毒剂消毒，再刷洗，后再分类进行第二次消毒灭菌。机头、钻头每次用后必须灭菌。做到诊疗器械、口杯一人一份，一用一消毒。建议使用一次性牙科检查器械。污染后的敷料，应装入密封袋中集中焚烧处理。

3. 做好诊室环境　因气枪、水枪、高速蜗轮机钻的使用，对环境污染比较严重。开诊前后做好空气消毒，诊室桌椅、地面用 0.2% 过氧乙酸溶液或含氯消毒剂消毒。

笔记栏

三、手术前后护理

1. 术前准备

（1）心理护理　恰当地向患者介绍治疗方案、手术过程、预后及术前注意事项。倾听患者的主诉，消除其疑虑及恐惧心理，保持良好的心理状态。

（2）清洁口腔，洁牙，药液含漱。

（3）帮助患者戒烟，根据手术需要练习床上使用便器，小儿应训练使用汤匙或滴管喂食。

（4）协助医生完成常规检查。

（5）手术前 1 天应搞好个人卫生，做好相关皮试，备皮，必要时按医嘱配血。

（6）手术当日，全身麻醉患者应术前禁食 8 h，禁水 4 h。遵医嘱术前用药。嘱患者排空大小便。

口腔科术后护理措施

2. 术后护理

（1）迎接患者，了解情况，做好交接。

（2）全身麻醉未醒患者按全身麻醉术后常规护理。

（3）保持引流管通畅，观察引流物的量与色。

（4）加强饮食护理，可根据手术和医嘱，决定饮食和进食方法。

（5）观察手术切口渗血情况。

（6）每日口腔护理，防止切口感染。按医嘱使用抗生素。

（7）进行专科护理。

第四节　口腔卫生保健

口腔既是许多慢性病危险因素的进入渠道，又是许多传染病的传播途径。

一、口腔卫生

口腔卫生的重点在于控制菌斑、消除软垢和食物残渣，增强生理刺激，使口腔和牙颌有一个清洁良好环境，发挥其生理功能、增进口腔健康。主要措施有以下几个方面。

（一）刷牙

刷牙是保持口腔清洁的重要方法，是常规的自我口腔保健措施，正确的刷牙方法可以去除菌斑和白垢。要做到早、晚各刷牙 1 次。最好能够做到餐后刷牙。特别强调晚间睡前刷牙，因睡后口内唾液分泌少，口内自洁作用差，如有食物残留，口内微生物更易滋生，故睡前必须刷牙。注意正确的刷牙方法，保证刷牙质量和刷牙时间，因为刷牙时间不够不足以清除菌斑，故刷牙时间以每次 3 min 为宜，且一定要 3 个牙面都刷到。

巴斯刷牙法是目前被最广泛认同的刷牙方法。其操作方式：牙刷的刷毛和牙齿呈大约 45°角，在一到两颗牙齿的范围轻轻左右震颤 5 ~ 10 次，震动的范围不超过一颗牙的宽度，然后刷上牙向下卷动两次，刷下牙向上卷动两次。依次刷完口内所有的牙

笔记栏

齿的外面、内面。然后用传统方式刷嚼东西的面。这样一颗牙一颗牙地刷过来，3 min 很快就过去了。这样刷，特别是 45°的刷的主要目的是清洁牙齿和牙龈连接部分的一道浅沟，医学上称之为“龈沟”，是口内食物蓄积、藏污纳垢、细菌繁殖的所在，普通的横刷法和竖刷法难以清洁此处。同时这样刷牙会有一定按摩牙龈的作用。

（二）牙线

牙线可用棉、麻、丝、尼龙或涤纶制成。含蜡牙线一般用来去除牙间隙的食物残渣和白垢，但不易去净菌斑。不含蜡牙线上有细小纤维与牙面接触，有利于去除牙菌斑。

（三）牙签

在牙龈乳头退缩或牙间隙增大时，可用牙签来清洁。常用的牙签有木质和塑料的。

注意事项：①勿将牙签压入健康的牙龈乳头区，以免形成人为的牙间隙；②使用牙签时动作要轻，以防损伤龈乳头或刺伤龈沟底，破坏上皮。

（四）牙龈按摩

适当地按摩牙龈，可使上皮增厚，还能加强牙龈组织的血液循环，改善营养及氧的供给，增进牙龈组织的健康。按摩可用手指或专门的牙间按摩器进行。

（五）龈上洁治术

龈上洁治术是使用龈上洁治器械去除龈上牙石和菌斑，并磨光牙面，防止菌斑和牙石再沉积，防治牙周病的措施。根据所用的器械不同，龈上洁治术分为手用器械洁治法和超声波洁牙机洁治法。

（六）漱口

漱口能清除食物碎片、部分软垢及口内易被含漱力冲落的污物，故漱口应着重在饭后进行。

1. 含氟漱口液　使用含氟漱口液是一种局部用氟防龋的方法。含氟漱口液漱口是一种使用方便、价格低廉、适合于低氟区及适氟区，预防学龄儿童龋病的牙科公共卫生措施之一。对龋易感患者及不能实行口腔自我健康护理的残疾患者，均可推荐使用含氟漱口液漱口。

2. 氯己定　又称洗必泰，化学名称为双氯苯双胍己烷。氯己定主要用于含漱、涂擦和冲洗，它能较好地抑制龈上菌斑形成和控制龈炎。使用 0.2% 氯己定液含漱，每天 2 次，每次 10 mL，每次 1 min。

3. 甲硝唑　又称灭滴灵，属抗厌氧菌感染药，对牙周病致病菌有明显的抑制和杀灭作用。每天含漱甲硝唑 2 ~ 3 次，对防牙龈炎、牙龈出血、口臭、牙周炎均有良好效果。

二、口腔保健

1981 年 WHO 制定的口腔健康标准是“牙清洁、无龋洞、无疼痛感、牙龈颜色正常、无出血现象”，即应具有良好的口腔功能及没有口腔疾病。为了达到这一目的，人们必须纠正有碍口腔卫生的不良习惯，清除一切可能致病的因素。在疾病发生前立即给予适当防护，以预防和控制口腔疾病发生。

笔记栏

1. 定期行口腔健康检查。了解受检者口腔卫生状况及口腔常见病流行情况，达到“有病早治、无病预防”的目的。早发现、早治疗对降低口腔癌的死亡率，提高生存质量是十分有意义的。其警告标志如下：①口腔内的溃疡，2 周以上尚未愈合。②口腔黏膜有白色或发暗的斑。③口腔与颈部有淋巴结肿大。④口腔反复出血，原因不明。⑤面部、口腔和颈部有不明原因的麻木与疼痛。

2. 纠正不良习惯。口腔不良习惯种类很多，主要影响牙的正常排列和颌骨的正常发育。生理状态是舌向外推，唇与颊向内收，三者形成均势，牙与颌骨在这种均势条件下正常发育。如不良习惯破坏了这种均势，牙颌系统的发育就会出现异常。下列习惯危害较大。

（1）长期偏一侧喂奶，可造成颌骨发育不均衡。

（2）长期用一侧牙咀嚼食物，可造成非咀嚼侧组织衰退，左右面部不对称，且易堆积牙石，导致牙周疾病的发生。

（3）长期用口呼吸会造成上牙弓狭窄，腭部高拱，上前牙前突，形成开唇露齿，导致口腔黏膜干燥和牙龈增生。

（4）常吮下唇可形成前牙深覆颌，吮上唇可形成反颌。咬舌可形成开颌。咬颊可影响后牙牙位及上、下颌的颌间距离。

（5）咬笔杆、咬筷子、吮指可造成面部错䶮。

（6）长期一侧性睡眠、硬物作枕，儿童睡前吃糖果、饼干等都可造成不良后果。

3. 牙面的窝沟、点隙为龋病的好发部位，应及时涂布窝沟封闭剂。额外牙（又称多生牙）、阻生牙及错位牙等，应根据情况拔除或纠正。乳牙过早缺失所遗留的空隙，应及时做间隙保持器，以免造成恒牙错位萌出或阻生。缺失牙应及时修复；口内残根、残冠应及时拔除，以免形成不良刺激。

4. 合理营养

（1）在胎儿期、婴幼儿期、少儿期要特别注意钙、磷、维生素及微量元素的供应。

（2）应多吃一些较粗糙和有一定硬度的食品，以增加口腔自洁作用和对牙龈的按摩作用；同时强化通过咀嚼所产生的生理性刺激，以增强牙周组织的抗病能力。

（3）适当控制吃糖和精制的糖类，多吃糖对防龋不利。教育儿童在两餐之间应少吃糖果、糕点，特别在睡前应禁吃甜食。

5. 对接触酸雾、铅、汞等有害物质的工人，必须为之改善劳动环境，以隔绝或减少有害物质与人体的接触，维护口腔及全身的健康。

小　结

本章简要介绍了口腔科患者的护理评估与诊断，口腔科的常用检查方法，口腔科门诊护理管理，相关的消毒隔离制度，手术前后的常规护理，口腔卫生保健等有关内容。

笔记栏

练习题

一、单选题

1. 牙齿松动度为1.5 mm,患牙为几度松动(　　)

A. Ⅰ度　　B. Ⅱ度

C. Ⅲ度　　D. Ⅳ度

2. 患者上下切牙切缘间距离约2.5 cm,应该是哪种程度的张口受限(　　)

A. 正常　　B. 轻度

C. 中度　　D. 重度

3. 口腔科常用的检查器械有哪些(　　)

A. 口镜、牙用镊子、牙用探针　　B. 喉镜、座椅、压舌板

B. 镊子、前鼻镜、压舌板　　D. 口镜、喷壶、压舌板

4. 口腔手术全身麻醉患者应做到(　　)

A. 术前禁食10 h,禁饮6 h　　B. 术前禁食8 h,禁饮4 h

C. 术前禁食6 h,禁饮4 h　　D. 术前禁食4 h,禁饮4 h

二、多选题

口腔科常用的护理诊断有哪些(　　)

A. 急性疼痛　　B. 语言沟通障碍

C. 营养失调　　D. 知识缺乏

E. 焦虑

三、简答题

1. 保持和维护口腔卫生的措施有哪些?

2. 如何做好口腔科的术前和术后护理?

第十八章　牙病患者的护理

第一节　龋　病

案例与思考

患者，男，42岁，因发现右下后牙有一小洞到医院就诊。患者自诉，有时喝冷饮的时候，牙齿会觉得酸痛不适。X射线检查可见深及牙本质中层龋损。

请思考：①该患者的临床诊断和护理诊断是什么？②护士应该为患者提供哪些护理措施？

龋病是在以细菌为主的多种因素影响下，硬组织逐渐发生破坏和崩解的一种疾病。早期检查、早期发现、早期治疗，对龋病的预防和保健具有重要的意义。

【病因病理】

目前被普遍接受的龋病病因说是四联因素论。四联因素论把龋病发生归结为细菌、食物、宿主、时间共同作用的结果。

1. 细菌　是龋病发生的先决条件。产生龋病的主要细菌是变形链球菌、乳酸杆菌、放线菌。牙菌斑是寄居在牙面的以细菌为主体的生态环境。

2. 食物　食物与龋病发生关系最密切，尤以蔗糖及其他低分子量糖的作用最为明显。

3. 宿主　宿主主要包括牙和唾液，特别是牙齿对龋病有敏感性或抗龋能力。牙龈中的微量元素如氟与牙齿的羟磷灰石结合能提高牙齿抗酸溶解性能。锂、锢、钒、锌、思、铜、铁等亦有抑制龋病的作用。

4. 时间　龋病的发生和发展是一个慢性过程，从儿童牙齿早期损害发展为一个临床龋洞，平均需要1年半的时间。2~14岁这段时间是乳、恒牙患龋的易感期。

【护理评估】

1. 健康史　询问患者口腔卫生及饮食习惯，尤其是小孩询问其有无睡前吃甜食的

笔记栏

嗜好。如有疼痛,了解是自发性痛还是激发性痛,疼痛与冷热刺激是否有关。

2. 身体状况 ①浅龋:龋蚀只限于牙釉质或牙骨质。初期在牙表面可有脱钙而失去固有色泽,呈白垩状。继之呈黄褐或黑色,无自觉症状。探诊有粗糙感或有浅层龋洞形成。②中龋:龋蚀已进展到牙本质浅层,形成龋洞,洞内可有变色软化的牙本质和食物残渣,一般无症状。对冷、热、酸、甜等刺激较为敏感。但外界刺激去除后,症状即可消失。③深龋:龋蚀已进展到牙本质深层,龋洞较深,对温度变化及化学刺激敏感,食物嵌入洞内压迫发生疼痛,探查龋洞时酸痛明显,说明龋蚀已接近牙髓组织,但无自发性痛。

3. 辅助检查 ①X 射线检查;②透照检查。

4. 心理社会状况 龋病初期多无自觉症状,常不为患者所知。当牙齿出现龋洞,食物嵌塞引起疼痛时患者才来院就医。个别患者认为牙病事小,能拖则拖,自己吃些药,暂时止了痛,又放弃治疗,最终导致牙髓炎、根尖周围炎等严重的口腔疾病,延误了治疗时机。因此,应注意评估患者的年龄、口腔卫生习惯、口腔卫生保健知识、文化层次、经济状况。

【治疗要点】

治疗要点是终止病变发展,恢复牙齿的解剖形态和咬合功能。

【护理诊断】

1. 组织完整性受损 由龋坏造成牙体缺损所致。

2. 知识缺乏 与对龋病的预防及早期治疗的认识不足,与卫生宣教不足有关。

3. 潜在并发症 如牙髓炎、牙尖周围炎等。

【护理措施】

1. 心理护理 热情接待患者,耐心向患者解释病情,介绍治疗方法,消除患者对钻牙的恐惧心理,使其能积极地配合医生完成各项治疗。

2. 药物治疗的护理 进行药物治疗时遵医嘱备好所需药物,协助医生牵拉口角,隔湿、吹干牙面。涂布氟化钠时切勿让患者吞入,因该药有一定毒性。用硝酸银涂布时,需使用还原剂,使其生成黑色或灰色沉淀,该药有较强的腐蚀性,操作时注意切勿损伤患者口腔黏膜。

3. 修复性治疗的护理 修复性治疗是指用手术的方法去除龋坏组织并恢复缺损。在治疗中,护士应做好相应的护理。

4. 健康指导 向患者宣传预防龋病的有关知识,保持口腔卫生,指导患者正确的刷牙方法。应使用保健刷牙,采用巴斯刷法,才能达到清除软垢、按摩牙龈的目的。定期进行口腔检查:一般 2 ~ 12 岁半年一次,12 岁以上 1 年一次,以便早期发现龋病,及时治疗。合理饮食:限制蔗糖的摄入频率。特别是儿童和青少年要少吃零食、建立合理的饮食习惯。可使用蔗糖代用品,如木糖醇、甘露醇等,可以防止和降低龋病的发生。

笔记栏

知识链接

窝沟封闭是指不去除牙体组织，在咬合面、颊面或舌面的点隙裂沟涂布一层黏性树脂，将窝沟与口腔环境隔绝，阻止细菌、食物残渣及其酸性产物进入，是窝沟龋的有效预防方法。做窝沟封闭治疗的时机：乳磨牙在3～4岁，第一磨牙在6～7岁，第二磨牙在11～13岁。

第二节　牙髓病

案例与思考

患者，男，46岁，捂着脸急匆匆到口腔科就诊。患者表情痛苦，自诉这几天牙痛，每天痛3次，每次几分钟，昨晚因牙痛难以入眠，甚至痛醒。

请思考：①该患者的临床诊断和护理诊断是什么？②该病的治疗要点有哪些？

牙髓病是指牙髓组织的疾病，包括牙髓充血、牙髓炎、牙髓变性和牙髓坏死等，其中以牙髓炎最为常见。此类疾病以牙髓炎为例。

【病因病理】

①牙髓炎多由细菌感染引起，感染主要来自深龋。龋洞内的细菌及毒素可通过牙本质小管侵入牙髓组织或经龋洞直接进入牙髓而引起牙髓炎。②牙周组织疾病，其细菌经根尖孔进入髓腔引起逆行感染。③外伤、化学药物及物理因素（如温度、电流刺激）亦可引起牙髓炎。

【护理评估】

1. 健康史　询问患者有无全身性疾病，如心脏病、糖尿病等。了解患者口内是否有未经彻底治疗的龋齿及牙周病，询问疼痛的性质、发作方式和持续时间。

2. 身体状况　①急性牙髓炎：其疼痛特征为自发性、阵发性剧烈疼痛，夜间加重。当牙髓化脓时对刺激极为敏感，而遇冷刺激则能缓解疼痛，疼痛不能定位，呈放射性痛，故患者不能准确指出患牙。检查时常见患牙有深的龋洞、冷或热刺激痛明显。②慢性牙髓炎：一般无剧烈自发痛病史，长期温度刺激或食物嵌入龋洞中可产生较剧烈的疼痛，患牙有咬合不适，检查可见穿髓孔或牙髓息肉，有轻微叩痛。

3. 心理社会状况　牙髓炎多由深龋引起，疼痛症状不明显时，不为患者所重视，忽视早期治疗。当急性牙髓炎发作，出现难以忍受的疼痛时，患者始才认识到其严重性。

笔记栏

疼痛使患者坐卧不安，饮食难进，心情极其烦躁。常以急诊就医。就医时迫切要求医生立即为其解除疼痛，求治心切，但又惧怕钻牙。

【治疗要点】

1. 镇痛，用药物或开髓减压的方法缓解患者的疼痛。

2. 保存正常的牙髓组织或保留患牙。

【护理诊断】

1. 急性疼痛　由炎症引起血管扩张、牙髓腔压力增加、压迫神经所致。

2. 睡眠紊乱　与疼痛干扰睡眠，患者无法获得充足休息有关。

3. 知识缺乏　缺乏对牙病早期治疗的重要性的认识。

【护理措施】

1. 遵医嘱使用丁香油或樟脑酚棉球置于龋洞内暂时镇痛，同时服镇痛药。

2. 在局部麻醉下，将髓腔穿通，使髓腔内的内压得以降低。开髓前，应对患者进行心理护理，稳定情绪，向其说明钻牙的目的，消除恐惧心理，以取得患者的合作。开髓后可见脓血流出，护士抽吸温盐水协助冲洗髓腔，备丁香油或牙痛水小棉球置于龋洞内，开放引流。

3. 采用盖髓术和冠髓切断术，保存生活的根髓。

4. 干髓治疗是用失活剂使牙髓失去活力，除去冠部分牙髓组织，再用干髓剂覆盖残留根髓断面，使根髓长期保持无菌干化状态，以达到保留患牙的目的。

5. 向患者讲解牙髓炎的发病原因、治疗方法和目的，以及牙病早期治疗的重要性。让患者了解牙髓炎早期如能得到及时正确的处理，活髓可能得到保存。如牙髓死亡之后，牙体失去代谢而变性，使其脆而易折，极易导致牙齿缺失。因此，预防龋病及牙髓炎，对保存健康牙齿有着十分重要的意义。

第三节　根尖周病

案例与思考

患者，女，32 岁，手捂右下牙区，表情痛苦，到口腔科诊室就诊。自诉右下牙区持续性疼痛 1 d，不能咬合，不能进食。辅助检查：牙髓活力测试冷热测无反应，X 射线检查显示根尖周均有透影区。

请思考：①该患者的临床诊断和护理诊断是什么？②护士应该为患者提供哪些护理措施？

根尖周病是指牙齿根尖部及其周围组织的炎症性疾病，是牙骨质、牙周膜和牙槽骨发生病变的总称。临床上分为急性根尖周围炎和慢性根尖周围炎，而以慢性根尖周围炎多见。

笔记栏

一、急性根尖周围炎

【病因病理】

急性根尖周围炎多由感染的牙髓通过根尖孔和副根尖孔刺激根尖周组织而引起的急性感染。此外，创伤或牙髓治疗药物渗出根尖孔刺激根尖也能引起根尖周组织炎症。

【护理评估】

1. 健康史　询问患者是否患过牙髓炎，有无反复肿痛史及牙髓治疗史。

2. 症状和体征　急性根尖周围炎多由慢性根尖周围炎急性发作所致，按其发展过程可分为浆液期与化脓期。炎症初期，患牙有浮起感，咀嚼时疼痛，患者能指出患牙。检查时有叩痛。当形成化脓性根尖周炎时有跳痛，颌下区域性淋巴结肿大。若病情加重，颌面部相应区域肿胀、疼痛剧烈，可伴有体温升高。当脓肿达骨膜及黏膜下时，可触及波动感。脓肿破溃或切开引流后，急性炎症可缓解，而转为慢性根尖周围炎。

3. 心理社会状况　急性根尖周围炎患者表现出患牙的剧烈疼痛，其心理表现参见急性牙髓炎的有关部分。

【诊疗要点】

急性根尖周围炎应首先开髓引流，在急性炎症消退后进行根管治疗或牙髓塑化治疗。

【护理诊断】

1. 急性疼痛　与根尖周围炎急性发作，牙槽脓肿未引流或引流不畅有关。

2. 口腔黏膜改变　与慢性根尖周围炎引起窦道有关。

3. 知识缺乏　缺乏对疾病发生、发展、预防及早期治疗的有关信息。

4. 焦虑　与疼痛反复发作有关。

【护理措施】

1. 开髓减压　医生打开髓腔，拔除根髓，疏通根管，使根尖周渗出物通过根尖孔向根管引流。护士抽吸3%过氧化氢（双氧水）及生理盐水，供医生冲洗髓腔，吸净冲洗液，吹干髓腔及吸干根管，备消毒酚棉球及短松棉捻供医生置入根管内及根管口，防止食物掉入，窝洞不封闭，以利引流。

2. 切开脓肿　对急性根尖周炎骨膜下及黏膜下脓肿，除根管引流外，同时切开排脓。切开脓肿前，护士协助医生对术区进行清洁、消毒、隔湿准备。按医嘱准备麻醉药物与器械。深部脓肿，术后放置橡皮引流条，定期换药至伤口清洁。

3. 全身治疗　按医嘱给予抗生素、镇痛剂、维生素等药物，嘱患者注意适当休息，高热患者多饮水，进食流质及半流质食物，注意口腔卫生。

4. 健康指导　向患者讲解急性根尖周围炎的开髓减压及脓肿切开均是应急处理，当急性炎症消退后，必须继续采取根除病原的治疗方法，即根管治疗或牙髓塑化治疗，才能达到根治目的。

笔记栏

二、慢性根尖周围炎

【病因病理】

慢性根尖周围炎主要来自感染的牙髓，通过根尖孔长期刺激根尖周组织引起慢性病理改变，也可由急性根尖周炎或牙槽脓肿转化而致。

【护理评估】

1. 症状和体征　慢性根尖周围炎多无明显自觉症状，常有反复肿胀、疼痛的病史。口腔检查可发现患牙龋坏变色，牙髓坏死，无探痛但有轻微叩痛，根尖区牙龈可有瘘管。

2. 心理社会状况　因慢性根尖周围炎患者自觉症状不明显，常忽视本病，当患牙出现脓肿及瘘管时，才促使患者就诊。由于患者对治疗过程缺乏了解，缺乏治疗耐心。

3. 辅助检查　X 射线片显示根尖区有稀疏阴影。

【治疗要点】

慢性根尖周围炎主要采用牙髓塑化治疗或根管治疗。病变严重保守治疗无效者，则应拔除患牙。

【护理诊断】

1. 口腔黏膜改变　由慢性根尖周围炎引起瘘管所致。

2. 知识缺乏　对疾病病因及治疗的认识不足。

3. 焦虑　与疼痛反复发作有关。

【护理措施】

1. 根管治疗的护理　对活髓牙，应在麻醉或失活下拔除根髓，用生理盐水冲洗根管，消毒、吹干后即可进行根管充填。对感染根管，除去牙髓后用 2% 氯胺 T 钠和 3% 过氧化氢（双氧水）交替冲洗，再用生理盐水冲净余液，用根管扩挫针反复扩挫管壁，冲洗拭干后，将蘸有消毒药液的棉捻置于根管内，用暂封王（Ceivitron）暂封窝洞。待自觉症状消失复诊检查时，根管内取出的棉捻无分泌物，不臭，无叩痛，酌情进行根管充填。根管充填常用的充填材料有氧化锌丁香油糊剂、碘仿糊剂及根管充填糊剂。

2. 塑化治疗的护理　进行塑化治疗前准备好所需器械及塑化剂。进行消毒、隔湿、窝洞冲洗，保持术野清晰。遵医嘱配置塑化剂，往髓腔送塑化剂时，注意防止液体外溢，避免烧伤口腔黏膜。若发现有塑化剂流失到髓腔外，应立即用干棉球擦除，并用碘甘油棉球涂敷患处。塑化后，调制氧化锌丁香油黏固粉双层垫底，再用银汞合金或复合树脂做永久充填。

3. 健康指导　向患者讲解根尖周病的发病原因及危害，增强其对牙病的预防保健意识。进行各项治疗时，让患者了解治疗步骤及目的，取得患者的合作。嘱患者按医嘱定期复诊，以达到治疗的最佳效果。

笔记栏

第四节　牙周病

案例与思考

患者，女，18岁，用手捂着口腔走进诊室，自诉刷牙及咬水果时牙龈出血，家人及同学都说她有口臭，遂来医院就诊。

请思考：①该患者的临床诊断和护理诊断是什么？②护士应该为患者提供哪些护理措施？

牙周病是指牙齿支持组织，包括牙龈、牙周膜、牙槽骨及牙骨质等发生的慢性、非特异性、感染性疾病。其中以牙龈炎和牙周炎最为常见。

一、牙龈炎

牙龈炎病变发生于牙龈组织，以成年人或老年人多见。牙龈炎种类较多，以边缘性龈缘炎最常见。

【病因病理】

多由口腔卫生不良，如牙菌斑、牙垢和牙石堆积，以及食物嵌塞，不良修复体及牙颈部龋的局部刺激所引起。

【护理评估】

1. 健康史　了解患者身体状况及口腔情况，有无用口呼吸的习惯。

2. 症状和体征　一般无明显症状，偶尔有牙龈发痒、发胀感。患者因机械性刺激，如刷牙、咀嚼、说话、吸吮等引起出血或口臭而来就诊。口腔检查可见，牙龈充血、红肿、呈暗红色，点彩消失，质地松软，缺乏弹性，龈沟深度可达3 mm以上，形成假性牙周袋，但上皮附着仍位于釉牙骨质界处，这是区别牙龈炎与牙周炎的重要标志。牙颈部可见牙石与牙垢沉积，探诊易出血。

3. 心理社会状况　牙龈炎患者常因牙龈出血、口臭影响人际交往而就诊。

【治疗要点】

1. 药物治疗　用1%过氧化氢、0.12%～0.2%氯己定交替冲洗龈沟后涂以碘制剂。

2. 祛除病因　通过洁治术清除菌斑及牙结石，消除造成菌斑滞留的因素。

【护理诊断】

1. 口腔黏膜改变　与牙龈组织炎症有关。

2. 自我形象紊乱　与牙龈发炎、口腔异味有关。

3. 知识缺乏　缺乏口腔卫生保健知识，与患者接受卫生教育的程度低有关。

笔记栏

【护理措施】

1. 去除致病因素，对于口内有不良修复体者，协助医生取下，消除食物嵌塞。

2. 协助医生用3%过氧化氢（双氧水）与生理盐水交替冲洗龈沟，涂布碘甘油。对于病情严重者，遵医嘱指导其服用抗生素及维生素。

3. 龈上洁治术和龈下刮治术是去除牙结石和菌斑的基本治疗手段。其方法是使用特制的锐利器械或超声波洁牙机除去龈上、龈下牙石，消除结石和菌斑对牙龈的刺激，以利牙龈炎愈合。

4. 指导患者采取正确的刷牙方法及其他保持口腔卫生的措施，如牙线及牙签的正确使用，并定期复查，以巩固治疗效果。让患者了解牙龈炎如不及时治疗，发展到牙周炎时对口腔健康带来的危害，增强患者防病意识。告知患者通过以上治疗后，牙龈炎将会很快消失，口臭症状也将随之消失，恢复患者进行交往的信心。

二、牙周炎

牙周炎是牙周组织皆受累的一种慢性破坏性疾病，表现为牙龈、牙周膜、牙骨质及牙槽骨均有改变。除有牙龈炎所表现的炎症外，牙周袋可能发展为牙周炎。

【病因病理】

局部因素与引起牙龈炎的局部机械刺激因素相同，尤其是龈下结石危害性最大。全身因素尚不明了，可能与营养代谢障碍、内分泌紊乱、精神因素、自主神经功能紊乱等有关。

【护理评估】

1. 健康史　了解患者全身健康状况，有无慢性病史。有无牙龈炎、牙解剖形态异常等病史。

2. 症状和体征　牙龈肿胀、出血，牙周袋形成，牙龈溢脓，并伴有口臭、牙齿松动、不能咀嚼。牙周形成脓肿。近缘处局部呈卵圆形突起，红肿、疼痛，探有深牙周袋。如果出现多个脓肿，患者可出现全身不适、体温升高、区域性淋巴结肿大等症状。

3. 辅助检查　X射线片示牙槽骨有破坏，呈水平式吸收或垂直吸收，牙周膜有变厚现象。

4. 心理社会状况　牙周炎是一种慢性病，早期症状较轻，未能引起患者重视。当牙周出现脓肿、牙齿松动、脱落，严重影响咀嚼功能及面容时，患者表现出焦虑情绪及担忧。由于口臭较明显，常影响患者的社会交往，使其产生自卑心理。

【治疗要点】

对牙周炎的治疗需循序渐进地采取综合治疗的方法，即控制菌斑、清除牙结石、去除牙周袋及药物治疗。通过治疗可使炎症消退，病情得到控制，但需要患者坚持定期复查，才能使疗效得到长期稳定的保持。

【护理诊断】

1. 口腔黏膜改变　与牙龈充血、水肿有关。

2. 急性疼痛　与牙周脓肿有关。

3. 自我形象紊乱　与牙齿缺失、口臭影响正常的社会交往有关。

笔记栏

4. 知识缺乏　对牙周病的严重性认识不足，缺乏预防与治疗知识。

【护理措施】

1. 药物治疗的护理　临床上常用螺旋霉素、甲硝唑（灭滴灵）等抗生素，消除炎症。局部治疗常用3%过氧化氢冲洗牙周袋，袋内涂以碘甘油或碘酚等药物。1%氯己定漱口或1%过氧化氢棉签擦洗，也可减少菌斑形成。

2. 龈上洁治术或龈下刮治术，清除牙结石，抑制牙周袋形成，操作步骤及护理配合见牙龈炎有关部分。

3. 手术消除牙周袋　经局部治疗牙周袋仍不能消除者，可行牙周手术清楚牙周袋，常用的手术方法有龈切除术及龈翻片术。龈切除术是消除浅型牙周袋的一种方法；龈翻片术是在局部麻醉下切开牙龈翻转片，彻底消除病理组织至根面光滑后再将牙龈缝合。

4. 保持口腔卫生，采用正确的刷牙方法和牙龈按摩，定期接受医生的检查和指导，才能巩固疗效，阻止疾病发展。指导患者加强营养，增加维生素A、维生素C的摄入，以利牙周组织的愈合。

小　结

龋病是在以细菌为主的多种因素影响下，硬组织逐渐发生破坏和崩解的一种疾病。龈炎病变发生于牙龈组织，以儿童与青少年较为普通。以牙龈充血、肿胀为主要临床表现。平素洁牙为重要防治措施。牙周病是发生在牙齿周围支持组织的慢性破坏性疾病，是破坏咀嚼器官的主要口腔疾病之一。临床以清除局部因素、补充适量维生素、抗感染为主要治疗措施。牙髓炎为常见口腔科疾病之一，急性牙髓炎引起患者剧烈牙痛，带来极大痛苦，因此，应掌握诊断要点、应急镇痛方法和专科治疗措施。根尖周围炎是指牙齿周围组织的炎症，主要是继发于牙髓感染通过根管扩散而来。临床上患牙有浮起、叩痛、咬合痛等症状。治疗方法有抗炎、开髓引流，慢性根尖周围炎做根尖切除等。

练习题

一、名词解释

1. 牙髓炎　　2. 根尖周炎

二、填空题

1. 急性牙髓炎疼痛的性质特点为______、______、______、____。

2. 慢性根尖周围炎表现为______、______、______3型。

三、单选题

1. 急性牙髓炎最有效的镇痛方法是（　　）

A. 局部用药　　B. 开髓引流

C. 局部封闭　　D. 针刺镇痛

E. 全身用药

2. 引起牙髓病的主要原因是（　　）

笔记栏

A. 感染　　B. 物理因素

C. 化学因素　　D. 创伤

E. 牙周病

3. 引起根尖周病的主要原因是(　　)

A. 感染　　B. 物理刺激

C. 化学刺激　　D. 创伤因素

E. 其他因素

四、简答题

1. 简述急性牙髓炎应急处理的方法。

2. 简述急性根尖周围炎的主要临床特点。

第十九章　口腔黏膜病、颌面炎症患者的护理

第一节　复发性口腔溃疡

案例与思考

> 患者，女，48 岁，因反复口腔溃疡疼痛到医院就诊。体格检查：舌黏膜及颊黏膜有 5 ~ 6 个黄点，部分有破溃，疼痛明显，影响进食，通常每个月经周期伴发本病，持续 1 周后自愈，无发热等全身症状。
>
> 请思考：①该患者的临床诊断是什么？②护士应该为患者提供哪些护理措施？

复发性口腔溃疡又称复发性阿弗他溃疡（recurrent aphthous ulcer, RAU），是最常见的口腔黏膜病，具有明显的灼痛感。本病呈周期性复发且有自限性，一般 7 ~ 10 d 可以自愈。

【病因病理】

本病的病因目前尚未明确，认为与病毒感染、胃肠功能紊乱、免疫功能低下等诱发因素有关。如消化不良、便秘、肠道寄生虫、睡眠不足、疲劳、上呼吸道感染、精神刺激等，女性月经期或更年期也常伴发此病。近年来，有学者认为本病是一种自身免疫病。

【护理评估】

1. 健康史　询问患者近期有无上呼吸道感染病史，以及消化道不适、过度疲劳等诱因。

2. 症状和体征　临床上将此病分为 3 种类型。

（1）轻型　多见于青少年，也最常见，约占 RAU 的 80%。溃疡不大，数目不多，好发于唇、颊、舌黏膜。开始口腔充血、水肿、灼痛感，随即出现丘疹状小点，很快破溃。溃疡有“红、黄、凹、痛”特征，基底不硬，周边有约 1 mm 的充血红晕带，表面覆有浅黄

笔记栏

色假膜，灼痛感明显，遇刺激疼痛加剧，影响患者说话与进食，愈合后不留瘢痕。经过一段间歇期又在口腔另一部位复发(图 19-1)。

(2)重型　又称复发坏死性黏膜腺周围。发作时溃疡大而深，深及黏膜下层直至肌层。常单个发生，病程长，也有自限性，溃疡疼痛较重，愈后留有明显瘢痕。

(3)疱疹样溃疡　又称阿弗他口炎。溃疡小而多，散在分布于黏膜任何部位，似“满天星”。相近溃疡可融合成片，疼痛较重，可伴有头痛、低热。有自限性，不留瘢痕。

3. 心理社会状况　由于反复发作，治疗效果不佳，疼痛影响进食，患者易产生焦虑、怀疑情绪。

【请回答】
复发性口腔溃疡的临床特点是什么？

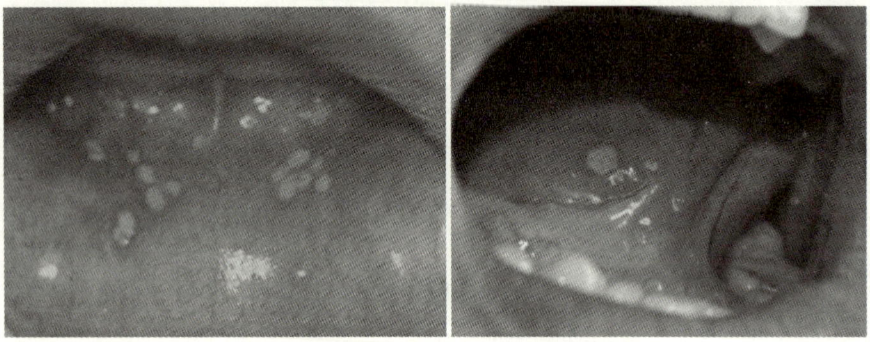

图 19-1　复发性口腔溃疡

【治疗要点】

1. 全身治疗　可用免疫抑制剂、免疫增强剂或中药等。

2. 局部治疗　可用各种含漱液，局部应用糊剂、霜剂、散剂及局部封闭等方法。

【护理诊断】

1. 疼痛　与口腔黏膜病损、进食刺激有关。

2. 口腔黏膜改变　与黏膜充血、水肿、破溃有关。

3. 焦虑　与溃疡反复发作、难以根治有关。

4. 知识缺乏　缺乏本病的防治知识。

【护理措施】

1. 常用 0.5% 达克罗宁溶液或 1% 丁卡因溶液涂布溃疡面，可迅速麻醉镇痛。

2. 食物宜清淡，不可过热，以减轻对溃疡的刺激。

3. 单个溃疡用 10% 硝酸银或 50% 三氯醋酸、碘酊等烧灼，烧灼时护士协助压舌，切勿伤及周围正常黏膜。

4. 中药散剂局部敷撒，常用养阴生肌散、锡类散、冰硼散等。

5. 口腔溃疡药膜贴敷，每日数次。也可用 1% ~2% 甲紫(龙胆紫)或 2.5% 金霉素甘油糊剂涂布。

6. 对于严重患者，可使用糖皮质激素。对于免疫功能减退者，可选用转移因子。适当补充维生素 C 和复合 B 族维生素。

7. 向患者介绍本病有自限性，不经过治疗，7 ~10 d 溃疡也会自愈，以减轻其焦虑情绪。失眠、疲劳、精神紧张等因素可能与口腔溃疡的发生有关，指导患者学会自我护理，去除诱因，防止复发。

笔记栏

第二节　口腔单纯性疱疹

案例与思考

患儿，女，3 岁，因 5 d 前出现反复发热、啼哭、拒食，最高体温达 39 ℃，家属给予口服抗病毒药物和退热药物无明显好转，到医院就诊。体格检查：口腔黏膜充血水肿，有针尖样大小水疱分布于颊部黏膜和舌黏膜上，部分已破溃，覆盖黄白色假膜。手和足底未见水疱及红疹。

请思考：①该患儿的临床诊断是什么？②该患儿存在哪些护理问题？

单纯疱疹病毒（herpes simplex virus，HSV）引起的口腔黏膜的感染性疾病，在口腔黏膜处称为疱疹性口炎，在口周皮肤者称唇疱疹，是口腔黏膜常见的急性传染性发疱性病变。

【病因病理】

本病是由 I 型单纯疱疹病毒感染引起。病毒常潜伏在正常人体细胞内。传染途径为唾液、飞沫和接触疱疹液，胎儿还可以产道传染。

【护理评估】

1. 健康史　询问患者有无上呼吸道感染病史，是否接触过类似患者。

2. 症状和体征　①疱疹性口炎：多见于 6 岁以下的儿童，且全身反应较重。起初常发热，患儿有流涎、啼哭、拒食等表现。1 ~ 2 d 后，口腔黏膜充血、水肿，出现针尖大小水疱，分布于唇、颊、舌等处黏膜上。水疱很快破溃形成溃疡，覆盖黄白色假膜。唾液显著增加，剧痛，淋巴结肿大、压痛。本病呈自限性，7 ~ 10 d 溃疡可自行愈合且不遗留瘢痕。②唇疱疹：常见于成年人，好发于唇黏膜与皮肤交界处。开始时有灼热感，发痒，继之发生小水疱（图 19-2）。水疱内液体由澄清逐渐变成混浊，最后破溃结痂。痂皮脱落，色素沉着。病程为 1 ~ 2 周。本病易复发。

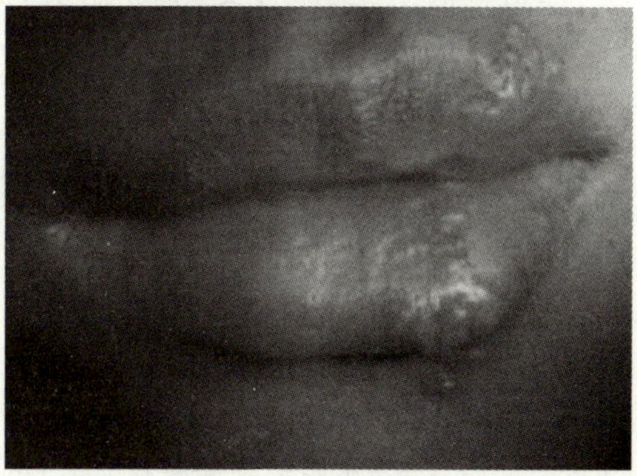

图 19-2　唇疱疹

3. 心理社会状况　因发热、疼痛影响进食，患者易产生焦虑情绪。

4. 辅助检查　血清学检查发现抗 HSV- I 滴度升高，有助于疱疹性口炎的诊断。

【治疗要点】

治疗要点主要是保持口腔清洁，对症和支持治疗。

【请回答】

成人唇疱疹的治疗要点是什么？

笔记栏

1. 全身支持治疗，给予足够水分与电解质。

2. 应用抗病毒药物，可选用利巴韦林（病毒唑）口服，干扰素肌内注射或皮下注射，抗病毒药物如阿昔洛韦涂抹。

【护理诊断】

1. 体温过高　与病毒感染有关。

2. 疼痛　与疱疹破溃形成溃疡有关。

3. 口腔黏膜改变　与黏膜充血、水肿及溃疡感染有关。

4. 焦虑　与反复发作、进食疼痛有关。

5. 知识缺乏　患儿家长缺乏疾病的防治知识及婴幼儿的保健知识。

【护理措施】

1. 监测患者体温变化，遵医嘱给予物理降温或药物降温。

2. 应用抗病毒药物，如阿昔洛韦；口腔局部应用抗菌药含漱；同时给予大量的维生素 C 和复合 B 族维生素；必要时静脉输液，保证摄入量，维持体液平衡。必要时可用抗生素预防和治疗继发感染。

3. 让患者充分休息，给予高热量易消化的流质或软食。

4. 饭前可用 2% 利多卡因溶液含漱或 0.5% 达克罗宁、1% 丁卡因涂敷创面，可暂时镇痛，便于进食。

5. 氦氖激光照射，有止痒镇痛、收敛、缩短疗程的作用。

6. 注意保持口腔卫生，可使用复方氯己定含漱液、复方硼酸溶液漱口，去除局部刺激。进行必要的隔离，避免与他人接触。

7. 饭后用 2.5% 金霉素甘油糊剂局部涂布，2 h 一次，起防腐、消炎作用，也可用锡类散、养阴生肌散、西瓜霜粉剂局部敷撒。

8. 对患者及家属进行心理安慰，让其了解疾病的发病原因及注意事项。认真按医嘱用药，以缩短疗程，促进组织愈合。

9. 健康指导　向患者及家属讲解疾病的预防，加强体育锻炼，增强体质，避免上呼吸道感染，保持口腔清洁卫生。

第三节　口腔白斑病

案例与思考

患者，男，50 岁，平日喜好烟酒，因发现左侧颊部白色斑块 1 个月到医院就诊。体格检查：左侧颊部黏膜有一 2 cm×1 cm 的病损区，呈灰白色，高于黏膜面，触诊较硬。

请思考：①该患者的临床诊断是什么？②护士应该为患者提供哪些护理措施？

笔记栏

口腔白斑是发生在口腔黏膜上的白色斑块或斑片，不具有其他任何可定义的慢性损害特征。被认为是一种口腔黏膜的癌前病变。

【病因病理】

包括物理、化学、生物学等局部因素，如烟、酒、酸、辣及过热刺激，残根及不良修复体的刺激，以及白念珠菌、螺旋体感染等。缺铁性贫血、维生素缺乏、射线可能与白斑的发生有关。

【护理评估】

1. 健康史　询问有无烟、酒、酸、辣及过热刺激，有无残根及不良修复体的刺激病史。

2. 症状和体征

【请回答】

口腔白斑病常见的症状和体征是什么？

(1)皱纸状白斑　病损表面高低起伏，状如白色皱纸，称皱纸状白斑。多发于颊、舌、唇、口底、牙龈等处黏膜。一般无自觉症状或感觉局部发厚、粗糙、发涩等。

(2)颗粒状白斑　病损区黏膜呈红色，上有白色结节或颗粒，称颗粒状白斑。常见于口角处黏膜。此类白斑多与白念珠菌感染有关。

(3)疣状白斑　病损区表面高低不平，伴有乳头状或毛刺状突起呈疣状，粗糙感明显，触诊硬，易发生皲裂和溃疡，称疣状白斑。多见于牙龈、口角等部位。

(4)溃疡型白斑　上述3型白斑发生溃疡时均称为溃疡型白斑，患者出现疼痛症状，溃疡型白斑癌变的可能性更大。

3. 心理社会状况　由于担心癌症，患者易产生恐惧心理。

【治疗要点】

白斑诊断的确立需在完全去除各种局部刺激因素后，至少观察4周，白色斑块不消失或无明显缩小者，说明其不依靠局部刺激因素而单独存在。病理学检查以排除其他疾病。

首先祛除刺激因素，控制癌变；使过度增生、形态异常的上皮细胞逆转，恢复正常的组织形态。

【护理诊断】

1. 恐惧　与担心癌变有关。

2. 口腔黏膜改变　与病损造成口腔黏膜变厚、皲裂、溃疡有关。

【护理措施】

1. 嘱患者定期复查。对已治愈的白斑患者需追踪观察，一般半年或1年复查一次，以便对复发早发现、早治疗。

2. 白斑在观察、治疗过程中如有增生、硬结、溃疡，应及早手术切除或冷冻治疗。

3. 给予患者心理支持，使其正确对待疾病，保持乐观精神，树立信心，积极配合治疗。

4. 消除一切局部刺激因素。如戒烟、禁酒，少吃烫、辣食物；去除残根、残冠、不良修复体等。

5. 遵医嘱用药，局部用0.1%～0.3%维A酸软膏或鱼肝油涂擦。内服维生素AD(鱼肝油丸)或维生素A(50 000 U/d)。

6. 经久不愈者应及早手术切除，术后定期观察。

笔记栏

第四节 口腔念珠菌病

案例与思考

患儿，男，4月龄，其家属代诉，因持续性低热，拒食，发现口腔白色假膜 8 d 到医院就诊。体格检查：口腔左右颊黏膜，左右软腭，舌部可见假膜覆盖，局部充血，用力可擦拭掉。

请思考：①该患儿的临床诊断是什么？②护士应该为患儿提供哪些护理措施？

口腔念珠菌病是真菌感染引起的口腔黏膜疾病，可发生于任何年龄的人，以哺乳期婴幼儿及体弱儿童多见，亦称雪口病或鹅口疮。

【病因病理】

病原菌主要为白念珠菌，健康人的口腔、肠道、阴道皮肤等处常有此菌，但不致病。当口腔感染、机体抵抗力低下或长期应用广谱抗生素及免疫抑制剂导致菌群失调时，该真菌就会大量繁殖而致病。婴儿常在分娩过程中被阴道念珠菌感染或通过被念珠菌污染的哺乳器及母亲乳头感染。此外，内分泌紊乱、维生素及叶酸缺乏也可诱发本病。

【护理评估】

1. 健康史　询问患者有无长期应用抗生素病史，是否患过使机体抵抗力低下的病。

2. 症状和体征　本病好发于唇颊，舌、软腭黏膜等处，开始时黏膜充血、水肿，出现散在白色小斑点，随后融合成斑片（图 19-3），继续相互融合成大的斑块。稍用力擦掉，可见其下是潮红溢血的创面。患儿常啼哭、拒食，偶有低热。病损波及喉部时可能出现呼吸、吞咽困难。成人称为念珠菌性口炎，其病变处有假膜，表现为黏膜充血糜烂，味觉异常，口腔干燥，黏膜灼痛。

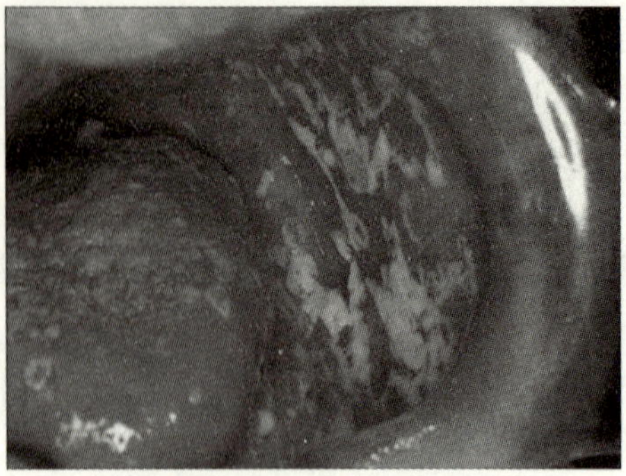

图 19-3　口腔念珠菌病

笔记栏

【请回答】

口腔念珠菌病的感染途径是什么?

3. 心理社会状况　由于吞咽困难,患者易产生焦虑心理。

【治疗要点】

局部和全身抗真菌药物治疗。

【护理诊断】

1. 口腔黏膜改变　与真菌引起黏膜充血、糜烂有关。
2. 知识缺乏　患儿家长缺乏婴幼儿保健知识和疾病防治知识。
3. 吞咽障碍　与病损波及喉部有关。

【护理措施】

1. 指导患儿家属用2% ~4%碳酸氢钠溶液擦洗患儿口腔或漱口,使口腔呈碱性环境,以抑制白念珠菌的生长繁殖。

2. 患处用消毒纱布清洗后,用0.05%甲紫或制霉菌素涂擦,每日3次,以治疗婴幼儿鹅口疮和口角炎。

3. 对于重症患者,遵医嘱给予抗真菌药物如氟康唑及伊曲康唑等,口腔局部应用碱性含漱剂或抗真菌药物制剂涂抹。

4. 对于身体衰弱、免疫缺陷者辅以注射胸腺素、转移因子。

5. 使患者及家属了解疾病的发病原因及预防知识。

6. 婴幼儿要经常用温开水清洗口腔,哺乳期间注意妇幼卫生,哺乳用具及母亲乳头要经常清洗、消毒、保持干燥。儿童在冬季宜防护口唇干燥,以免发生皲裂。

7. 长期使用抗生素与免疫抑制剂患者要注意观察白念珠菌感染发生,必要时考虑停药。

第五节　冠 周 炎

案例与思考

患者,女,30岁,自诉右下后牙胀痛不适,咀嚼吞咽时加重,遂到口腔科就诊。体格检查:下颌智齿萌出不全,冠周软组织红肿、触痛。

请思考:①该患者的临床诊断是什么?②护士应该为患者提供哪些护理措施?

冠周炎又称为智齿冠周炎,是指第三磨牙阻生时,牙冠周围软组织发生的炎症。临床上以下颌智齿冠周炎多见。

【病因病理】

由于下牙槽长度与下颌牙位不适应,第三磨牙萌出受阻,与覆盖下的牙冠间形成盲袋,有利于细菌滋生,加上咀嚼的损伤,形成溃疡使龈瓣易受感染。当抵抗力下降、局部的菌毒力增强时诱发冠周炎发作。

笔记栏

【请讨论】

冠周炎的临床表现及健康指导。

【护理评估】

1. 健康史　询问患者有无反复牙痛史，最近是否有上呼吸道感染或患其他疾病。

2. 症状和体征　初期患者觉患侧磨牙后区胀痛不适，当咀嚼、吞咽、开口时疼痛加重。病情发展，局部可呈跳痛，反射至耳颞区，炎症侵及咀嚼肌时开口受限。甚至出现“牙关紧闭”。炎症继续发展，可出现发热、畏寒、头痛等症状。检查见下颌智齿萌出不全，冠周软组织红肿、糜烂、触痛。可探及阻生牙并可从龈瓣内压出脓液。严重者可形成脓肿，患侧颌下淋巴结肿胀、压痛。

3. 心理社会状况　由于疼痛、吞咽困难，患者易产生紧张、焦虑心理。

【治疗要点】

急性期消炎、镇痛、局部冲洗，炎症消退后应及时处理病灶牙和覆盖的牙龈组织。

【护理诊断】

1. 疼痛　口腔颌面部疼痛，与冠周炎有关。

2. 潜在并发症　颌面部间隙感染。

3. 语言沟通障碍　与疼痛、张口受限不愿交往有关。

4. 知识缺乏　缺乏疾病早期预防及治疗知识。

【护理措施】

1. 嘱患者注意休息，进食流质食物，不吃刺激性食物。

2. 遵医嘱给予镇痛药。

3. 保持口腔清洁。用高渗温盐水或含漱剂漱口，每日数次。严密观察患者生命体征和颌面部肿胀情况，发现体温>38.5 ℃，颌面部肿胀明显时，应及时通知医生进行处理。

4. 对冠周炎盲袋用3%过氧化氢溶液和生理盐水冲洗，然后擦干患部，将碘酚或碘甘油送入龈袋内，每日1次，疗效良好。

5. 脓肿形成时切开引流，需要全身治疗者按医嘱服抗生素。

6. 嘱患者增加营养，增强身体抵抗力。

知识链接

冠周炎的冲洗方法

用弯形钝针头分别吸取3%过氧化氢溶液和生理盐水，将针头插入龈袋内反复冲洗，以清除其内的食物残渣、坏死组织和脓液，然后用干棉球擦干冠周黏膜，用棉签蘸2%碘甘油置入龈袋内，每日1次。

笔记栏

第六节　颌面部蜂窝织炎

案例与思考

患者，男，38 岁，因左侧下颌部肿胀、疼痛 4 d，自行服用消炎药物效果不佳，到医院就诊。体格检查：体温 38.9 ℃，脉搏 98 次/min，呼吸 20 次/min，血压 130/80 mmHg，左颌面部肿胀明显，皮肤红肿，质硬，按压时疼痛加重，吞咽困难，平卧时伴有呼吸困难。

请思考：①该患者的临床诊断是什么？②该患者的护理要点有哪些？

颌面部蜂窝织炎是颜面、颌周及口咽区软组织化脓性炎症的总称。

【病因病理】

颌面部蜂窝织炎均为继发感染，最常见为牙源性感染，如冠周炎、根尖周围炎等。病原菌以葡萄球菌和链球菌为主，多为混合感染。

【请回答】

颌面部蜂窝织炎感染的途径及临床特点是什么？

【护理评估】

1. 健康史　询问患者有无冠周炎、根尖周围炎等感染病史，有无外伤史。

2. 症状和体征　表现为急性炎症过程，为红、肿、热、痛、功能障碍。重者高热、寒战，可出现张口受限、进食困难。也可有不同程度的呼吸和吞咽困难。腐败坏死性感染有广泛性水肿，全身中毒症状严重。可扪及波动感，有凹陷性水肿及压痛点。穿刺抽脓检查，根据病史、临床表现和体征，结合白细胞总数、分类计数升高及脓液性质可以确诊。

3. 心理社会状况　由于发热、疼痛、吞咽和进食困难，患者易产生焦虑心理。

【治疗要点】

全身积极治疗原发病，注意和局部治疗相结合。

【护理诊断】

1. 有窒息的危险　与肿胀导致咽腔缩小或压迫气管有关。

2. 潜在并发症　如海绵窦血栓性静脉炎、中毒性休克、脑脓肿、败血症。

3. 疼痛　颌面部疼痛，与炎症有关。

4. 体温过高　与急性炎症有关。

5. 知识缺乏　缺乏对疾病早期预防及治疗重要性的认知。

【护理措施】

1. 药物护理　遵医嘱给予镇痛药、镇静剂，同时应用抗生素治疗感染灶，注意观察疗效及药物不良反应。

2. 感染控制后，应及时处理病灶牙，对不能保留的患牙及早拔除。

3. 嘱患者注意休息，尽量少说话，少活动，避免不良刺激。急性期严重者应卧床休

笔记栏

息。面部危险三角感染，避免患处受压，更不可挤压，以防引起颅内并发症。

4. 保持口腔清洁　病情轻者，嘱其用温盐水或漱口液漱口；重者进行口腔护理，用3%过氧化氢溶液清洗。

5. 高热者给予物理降温，如头部湿敷、酒精擦浴等，必要时遵医嘱给予药物降温，注意生命体征的变化，严密观察局部及全身症状，如有异常应及时报告医生，预防并发症的发生。

6. 协助医生做好脓肿切开引流，脓肿切开引流后保持引流通畅，及时更换敷料，并保持清洁。

7. 严密观察患者的呼吸频率和节律，如肿胀严重引起呼吸困难，应准备气管切开用物。

8. 给予高营养易消化的流质饮食。张口受限者，采取吸管进食。对于病情严重者，给予全身支持疗法，如输血输液，维持电解质平衡。

9. 健康指导　向患者宣传口腔颌面部感染的防治措施及危害性，提高患者对疾病的认知。对于龋坏的牙齿，应及时治疗或及时拔出。保持口腔颌面部的清洁卫生。

小　结

复发性口腔溃疡是最常见的口腔黏膜病，具有自限性，但反复发作。治疗原则为缩短病程、减轻疼痛、减少复发。疱疹性口炎是由单纯疱疹病毒引起，治疗以抗病毒、全身支持治疗为主。口腔念珠菌病的病原菌主要为白念珠菌，碱性环境可抑制白念珠菌的生长繁殖，故临床常用碱性制剂含漱或清洗口腔。白斑是一种癌前病变，消除可疑因素后，注意随访，定期复诊。冠周炎的病因和症状。颌面部蜂窝织炎的病因主要是牙源性感染。

思考题

一、单选题

1. 口腔颌面感染常见的原因有（　　）

A. 牙源性　　B. 腺源性

C. 外伤后　　D. 血源性

E. 传染性

2. 下面对于复发性口腔溃疡临床特点的描述，不正确的是（　　）

A. 溃疡表现为孤立的、圆形或椭圆形的浅表性溃疡

B. 病程一般为7～10 d

C. 呈周期性复发且有自限性

D. 先出现密集分布的针头大小的小水疱，后破溃形成溃疡

E. 好发于中青年

二、多选题

下列关于鹅口疮的描述，正确的是（　　）

A. 多见于新生儿及小婴儿

笔记栏

B. 多见于长期使用广谱抗生素及肾上腺皮质激素者

C. 由白念珠菌引起

D. 进食前后用 2% 碳酸氢钠清洁口腔

E. 确诊需取白膜在显微镜下找到真菌和孢子

三、简答题

1. 试述复发性口腔溃疡的护理措施。

2. 试述颌面部蜂窝织炎的护理措施。

四、案例分析题

小李，男，30 岁，工人，3 d 前自觉右下侧磨牙后区胀痛，进食咀嚼、吞咽时疼痛加重。昨日夜间，右下侧磨牙后区出现跳痛，张口受限，并出现畏寒、头痛等症状。体格检查：体温 38 ℃，脉搏 90 次/min。右下侧磨牙后区冠状周软组织红肿、糜烂，探诊可探及阻生牙，并可从龈瓣内压出脓液。①该病的处理原则是什么？②试为该患者制订一份护理计划。

第二十章　口腔颌面部损伤、唇腭裂患者的护理

第一节　口腔颌面部损伤的特点与急救

案例与思考

患者，男，1 h 前因车祸损伤面部，意识清醒，面部有开放性伤口，双侧面部不对称，自诉疼痛、张口困难、咬合困难等，家属非常担心。

请思考：①该患者的临床诊断和护理诊断是什么？②护士应该给患者提供哪些护理措施？

口腔是人体的暴露部位，平时和战时都易遭受损伤。由于口腔颌面部在解剖结构和生理功能方面都有其特殊性，认识这些特点，对于处理口腔颌面部损伤十分重要。其主要特点如下。

1. 口腔颌面部血运丰富　再生修复及抗感染能力强，有利于伤口的愈合。但外伤时如失血多，可发生失血性休克，并形成血肿或软硬组织移位，可致上呼吸道梗阻。水肿发生快、愈合也快。

2. 口腔颌面部腔窦多　外伤时易发生感染。

3. 口腔内有牙　被击断的牙可作为“二次弹片”进入组织深部，引起感染。可利用牙来诊断颌骨骨折，也可利用牙来固定骨折。

4. 口腔是消化道的入口　外伤时影响进食及营养。口腔参与发音，外伤时有语音等功能障碍。

5. 颜面部有许多重要组织器官　如眼、鼻、唾液腺、面神经等，外伤时可损伤这些器官，如处理不当可发生瘢痕挛缩、移位变形，影响美观并引起功能障碍，出现面瘫、涎瘘。

6. 颌面部与颅脑相连　严重的颌面部外伤，常伴发颅脑损伤，可产生严重后果。

【护理评估】

1. 健康史　询问造成口腔颌面部损伤的原因，如有无工伤、交通事故、意外伤害、火器伤。

2. 症状和体征　人体各部位的损伤都有其共同的表现，如疼痛、肿胀、出血、功能障碍等。由于口腔颌面部解剖生理特点，损伤有以下特点：①易发生窒息，异物、组织肿胀、血肿、颌骨骨折移位等均能引起呼吸道阻塞。昏迷患者，血液、分泌物等可吸入呼吸道而引起窒息。②血液循环丰富，创伤后容易出血，且出血量较多。③与颅底相连，严重的颌面部损伤常伴有颅脑损伤。④腔窦较多，损伤后易导致细菌感染。⑤颌面部有许多重要结构，损伤后易导致功能障碍及颌面部畸形。如损伤面神经可出现口角㖞斜，眼睑不能闭合；面中部骨折可导致面部畸形及眼部并发症；损伤腮腺及导管可形成涎瘘；颌骨骨折可见咬合关系错乱，从而影响进食、发音及吞咽。检查可见软组织伤口及骨折异常活动度、咬合关系错乱等。应行 X 射线摄片和 CT 扫描，了解骨折范围及损伤程度。

3. 心理社会状况　口腔颌面部损伤后临床症状重，对患者面容影响大，特别是当损伤重要器官时，患者及家属可出现精神紧张，产生恐惧心理。担心功能障碍、面部畸形不能恢复，从而影响以后的工作、学习和与他人的交往。即使是面部很小的创口，也担心留下瘢痕，影响美观。患者既希望通过手术治愈目前的创伤，又担心治疗效果及产生新的并发症。

【护理诊断】

1. 潜在并发症　如感染、窒息、休克。

2. 疼痛　与创伤、炎症有关。

3. 皮肤完整性受损　与外伤有关。

4. 营养失调　低于机体需要量，与口腔颌面部损伤不能进食有关。

5. 自我形象紊乱　与颌面部软组织及骨组织损伤有关。

6. 知识缺乏　缺乏颌面部损伤的相关知识。

【护理措施】

1. 窒息的急救　关键在于早期发现和及时处理。①解除梗阻，迅速清理呼吸道，保持呼吸道通畅。②将后坠的舌牵出。③简单地复位上下颌骨并固定。④气管插管。⑤环甲膜穿刺、环甲膜切开或气管切开。

口腔颌面部损伤护理

2. 出血的急救　颌面部血液供应丰富，损伤时出血较多，处理应尽根据损伤的部位、出血的来源和程度来采取相应的止血方法。①指压止血法（图 20-1）。②包扎止血法（图 20-2）。③钳夹止血法（图 20-3）。④填塞止血法。⑤结扎止血。⑥药物止血。

3. 休克的急救　口腔颌面部严重复合伤，可引起出血性休克或创伤性休克。处理原则是补充血容量、止血和镇痛。

4. 预防与控制感染　开放性伤口尽早行清创缝合，早期使用抗生素。

5. 心理护理　向患者及家属做好解释，详细讲解疾病的相关知识及预后，尽可能消除患者及家属的焦虑情绪。

笔记栏

6. 病情观察。
7. 口腔护理。
8. 营养供给。
9. 健康教育。

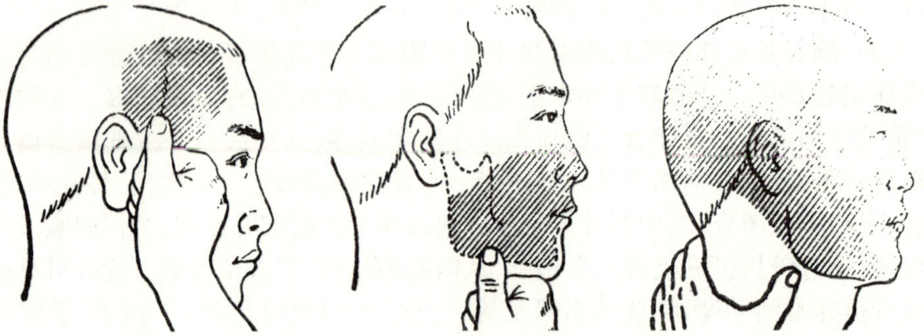

图 20-1 指压止血法(分别指压颞浅动脉、颌外动脉、颈总动脉)

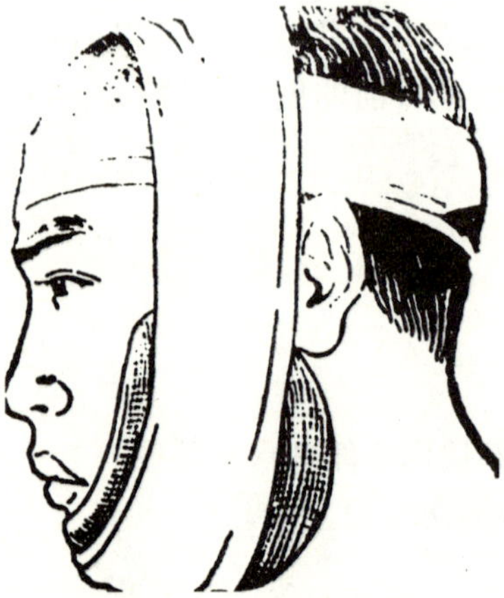

图 20-2 包扎止血法

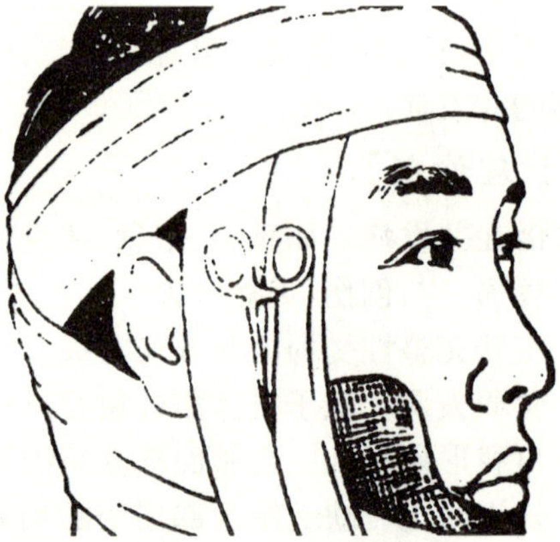

图 20-3 钳夹止血法配合包扎止血法

第二节 唇 裂

案例与思考

李女士足月产下一女婴,出生时发现上唇全部裂开,伴牙槽嵴裂。患儿进食母乳时出现呛咳,检查后发现腭裂,抱送医院就诊。

请思考:①患儿的临床诊断和护理诊断是什么?②护士应该为患儿提供哪些护理措施?

笔记栏

唇裂是由于妊娠3个月胚胎原始口周围组织发育受阻，上唇融合缺陷造成的先天性疾病，发生率在1/1 000左右，为口腔颌面部外科的常见病。

【病因病理】

1. 遗传因素　认为是多基因遗传，亲属中如有类似畸形者，发病率高于一般人群的发病率。

2. 环境因素　在妊娠前3个月，有多种因素可导致胎儿唇裂的发生，但确切因素尚不明确，目前认为可能的因素有：①营养不良，缺乏维生素A、B族维生素、维生素C、维生素D、维生素E及钙、磷、铁等；②感染，在妊娠前3个月母体感染风疹病毒、带状疱疹病毒等；③药物因素，在妊娠前3个月孕妇使用对胎儿有影响的药物；④内分泌影响，如精神创伤或精神紧张，使肾上腺皮质激素分泌增加，可导致畸形；⑤其他，物理和机械刺激使胎儿供氧不足，或接触放射线等可致畸。

【护理评估】

1. 健康史　了解患儿母亲在妊娠早期有无营养缺乏、病毒感染、药物、放射等因素的影响，有无遗传病史。

2. 症状和体征　上唇裂开，吸吮及进食困难，易患呼吸道疾病，营养发育不良。

3. 心理社会状况　年龄稍大的患儿有自卑和孤独感，不愿合群。家长刚开始时非常震惊，不敢也不愿让人知道孩子的问题，感到失落与哀伤，也可能有负罪感。多迫切要求手术治疗，对手术抱有很高的希望。

【治疗要点】

手术整复，最佳手术年龄是3～6月龄，双侧唇裂推迟到6～12月龄。

【护理诊断】

1. 营养障碍　与上唇缺损，新生儿吮吸力降低有关。

2. 知识缺乏　父母缺乏正确喂养及治疗知识。

3. 有窒息的危险　与麻醉未醒，口鼻腔分泌物有关。

4. 潜在并发症　如伤口感染。

5. 自我形象紊乱　与唇裂的先天畸形及手术效果欠佳有关。

6. 焦虑　患儿家长对新生儿面部畸形比较震惊，加上新生儿喂食困难，出现焦虑情绪。

【护理措施】

1. 术前宣教。对患儿家长进行心理治疗，介绍成功的病例，使其树立治疗信心，协助患儿完成序列治疗。向患儿家长介绍正确的喂养知识，停止母乳或奶瓶喂养，改汤勺或滴管喂养，使患儿术后能适应这种喂养方式。

2. 术前向患儿家长解释手术和麻醉方法、目的，并给予安慰。讲解术前、术后的各种注意事项，使其放心并密切配合手术。注意新生儿保暖，防止上呼吸道感染。

3. 做好必要的术前检查和术前准备，如口鼻清洁护理，用肥皂水清洗上下唇及鼻部，并用生理盐水棉球擦洗口腔，全身麻醉患者术前禁食8 h，禁饮4 h。

4. 术后检查患儿呼吸道通畅情况和创面出血情况，必要时，可用明胶海绵、凝血酶等局部应用，全身用止血药，伤口有渗血可用棉签轻轻擦去。密切观察生命体征，有异

笔记栏

常及时处理。

5. 术后患儿未清醒时取平卧位，松开衣领，头偏向一侧，以使分泌物容易流出。及时抽吸口、鼻及呼吸道分泌物，保持安静，保持呼吸道通畅，防止哭闹、上呼吸道感染、咳嗽。

6. 术后遵医嘱给氧，应使患儿保持安静，避免患儿发生外伤、咳嗽，勿大声哭闹。

7. 术后清醒后 4 h 方可进食流质饮食，鼓励少量多次进食，勿进食硬性食物。

8. 遵医嘱术前、术后应用抗生素。用 1% 呋麻滴鼻液滴鼻，每日 3 次，用过氧化氢、乙醇清洗伤口，洁牙，用漱口液漱口。

9. 上唇部以钢丝唇弓胶布减张固定 10 ~ 14 d，以防伤口裂开及减少瘢痕。

10. 出院指导与健康教育。教会患儿父母清洁唇部，保持唇部及口腔卫生。告诉患儿父母，唇裂的治疗是序列治疗，如合并鼻部畸形，可二期手术矫治。如同时有腭裂，可在患儿 1 ~ 2 岁时进行手术治疗。

第三节 腭 裂

【病因病理】

腭裂是由于胚胎早期发育受阻，致使上颌未能正常联合，形成腭部不同程度裂开的先天性疾病。引起腭裂的原因同唇裂。

【护理评估】

1. 护理病史　了解患儿母亲在妊娠早期有无营养缺乏、病毒感染、药物、放射等因素的影响，有无遗传病史。

2. 症状和体征　吮吸障碍：由于患儿口鼻相通，口腔不能产生有效负压，增加了喂养的难度，也影响了患儿的发育。腭裂语音：由于腭咽闭合不全，产生过度鼻音，使患者发音含糊不清。口鼻腔卫生不良：由于口腔和鼻腔相交通，容易相互感染，不易保持清洁。牙列错乱及面部畸形：由于伴有上颌发育不良，同时腭裂手术本身也可对上颌骨的发育造成影响。听力减退：由于咽鼓管开放功能较差，易发生分泌性中耳炎；进食时食物容易反流，造成中耳的感染。

3. 心理社会状况　先天性腭裂虽不影响美观，但对咀嚼、吞咽、呼吸、语言等功能均有影响，部分患者合并面部畸形，使正常生活受到影响，患者常不愿与人交流。家长对此忧心忡忡。患者迫切要求治疗，往往有较高的期望值。

【治疗要点】

采用综合序列治疗的原则来恢复腭部的解剖形态和生理功能，重建良好的腭咽闭合，获得正常的语音；改善面形和恢复正常的咀嚼功能。对鼻、耳有疾患者及时治疗。除手术治疗外，还有非手术治疗方法，如正畸治疗缺失牙的修复、语音训练及心理治疗等。

【护理诊断】

1. 焦虑　因对疾病的预后、手术效果担心，对治疗方法不了解而出现焦虑情绪。

2. 营养障碍　由于吮吸困难，造成摄入营养低于机体需要量。

笔记栏

3. 语言沟通障碍　与腭裂语音及听力减退有关。

4. 有感染的危险　与鼻腔、咽腔相交通及咽鼓管开放功能差有关。

5. 潜在并发症　伤口出血、呼吸道梗阻和创口感染、裂开或穿孔。

【护理措施】

1. 术前对患儿及父母亲进行心理治疗，缓解焦虑情绪，促进有效的家庭适应，重视患儿父母的配合，使之能完成腭裂的序列治疗。

2. 术前向患儿家长介绍喂养知识，提供适当的营养，预防中耳炎的发生。

3. 术前向患者介绍各种手术方法的目的、适应证、优缺点和治疗效果，告之医生将根据不同的病情选择不同的手术方法，使患者放心并密切配合。

4. 术后防治窒息和呼吸梗阻，密切观察生命体征，患者取平卧、头侧位或头低位，以便使口内唾液、血液流出。

5. 全身麻醉患儿清醒 4 h 后，可喂少量糖水，如无呕吐可进食流质。流质饮食应维持至术后 2 ~3 周，半流质饮食 1 周，1 个月后可进普食。

6. 术后避免患儿大声哭闹、将手指或玩具等放入口内，以防损伤腭部，造成创口裂开。

7. 术前术后用抗生素预防感染。保持鼻腔通畅，鼻腔内滴入麻黄碱、抗生素等药。

8. 成人术前做牙洁治，儿童术前用药水清洁口腔，术后必须餐前、餐后用漱口药水清洗口腔。

9. 术后一般没有出血，必要时可用明胶海绵、凝血酶等局部应用，同时全身使用止血剂。

10. 防止创口裂开或穿孔　创口裂开或穿孔多由创口张力过大或局部感染所致。腭裂术后穿孔不论大小，不能急于修补，因周围组织脆弱，血运差，缝合后可能再次裂开。

11. 出院指导　①术后 1 个月进行语音训练，3 个月进行语言训练；②加强腭部肌肉的训练，如吹口琴、吹气球及腭部按摩等，以增强腭咽闭合的功能；③注意口腔卫生，进食后漱口。

知识链接

腭裂的序列治疗

①对患儿及父母的教育，包括心理健康、喂养方法的指导等；②1 ~2 岁行腭裂手术，9 ~11 岁行牙槽突裂植骨术；③术后半年内对患儿的语音状况进行一次全面评估，对有问题者及时给予训练，腭裂闭合不全者或经语音训练改善不明显者，可考虑行二期咽成形术；④口腔正畸治疗，可分为乳牙列期、混合牙列期、恒牙裂期 3 个阶段进行治疗；⑤对耳鼻疾病进行治疗；⑥对继发畸形如咬合关系错乱，面部畸形的患者可再次手术治疗。

笔记栏

小结

本章介绍了口腔颌面部损伤的特点、急救相关知识，唇腭裂的表现、护理诊断和护理措施。

练习题

一、单选题

1. 口腔颌面部损伤出血的急救包括(　　)

A. 压迫止血，包扎止血，填塞止血　　B. 结扎止血，填塞止血

C. 填塞止血、药物止血　　D. 压迫止血，填塞止血，药物止血

2. 口腔颌面部损伤吸入性窒息的急救是(　　)

A. 环甲膜切开或气管切开术　　B. 穿线牵拉舌体

C. 取出异物　　D. 插入通气导管

E. 上述均可

二、简答题

口腔颌面部外伤有哪些特点？其护理诊断有哪些？

参考文献

[1]罗汉萍.眼耳鼻咽喉口腔科护理学[M].北京:人民卫生出版社,2018.

[2]陈燕燕,赵佛容.眼耳鼻咽喉口腔科护理学[M].4版.北京:人民卫生出版社,2018.

[3]张爱芳,赵焕英.五官科护理[M].上海:同济大学出版社,2018.

[4]席淑新,赵佛容.眼耳鼻咽喉口腔科护理学[M].北京:人民卫生出版社,2017.

[5]王震.眼耳鼻咽喉口腔科护理学[M].西安:西安交通大学出版社,2017.

[6]张洛灵,张秀梅.五官科护理学[M].郑州:郑州大学出版社,2017.

[7]郭丹.眼·耳鼻咽喉·口腔科学[M].3版.郑州:郑州大学出版社,2016.

[8]周平,潘松林.眼耳鼻咽喉口腔科护理学[M].3版.西安:第四军医大学出版社,2015.

[9]马晓衡.眼耳鼻咽喉口腔科护理学[M].北京:中国医药科技出版社,2014.

[10]邓辉,邱四可,康鹏.眼耳鼻咽喉口腔科护理技术[M].武汉:华中科技大学出版社,2013.

[11]陈明全.眼耳鼻喉口腔科护理学[M].天津:天津科学技术出版社,2013.

[12]黄健,苏艳青,杨林.眼耳鼻咽喉口腔科护理技术[M].武汉:华中科技大学出版社,2011.

[13]程红缨.眼耳鼻咽喉和口腔科护理技术[M].北京:人民卫生出版社,2011.

自批注式讲解新模式

四年级|上册

语文

培优小状元形成记

话说天下大势，分久必合。昔诸版本分争，并入于部编版语文。呜呼！培优小状元应运而生矣！古之学者必有师，今郑州培优教育图书发行有限公司肩师之责，传道、授业、解惑。

诸君岂不闻部编版教材以立德树人为本，旨在提高吾生之语文素养及阅读能力乎？师也者，教之以事而喻诸德也。当下之势，诸生重阅读，尊传统，何哉？与教育发展趋势有关也。故曰：诸生语文素养之培养，任重而道远。由此观之，六艺经传需皆通习之，不拘于时，学于余，能行古道，亦能话当下，解未来。

时维九月，序属三秋。培优小状元顺应课改之趋势，编辑人员不懈于内，业务人员忘身于外，重磅出击，气凌霄汉。其精雕细琢于教材，而高于教材。漫画主题，手绘彩图；考点要点，包罗万象；二维码资源：生字学习、词语听写、课文朗读……积跬步而至千里；积小流以成江海。呜呼！一人之心，千万人之心也。

古人云：君子知夫不全不粹之不足以为美也，故诵数以贯之，思索以通之。今吾有感而作，如有不足之处，望请指正。

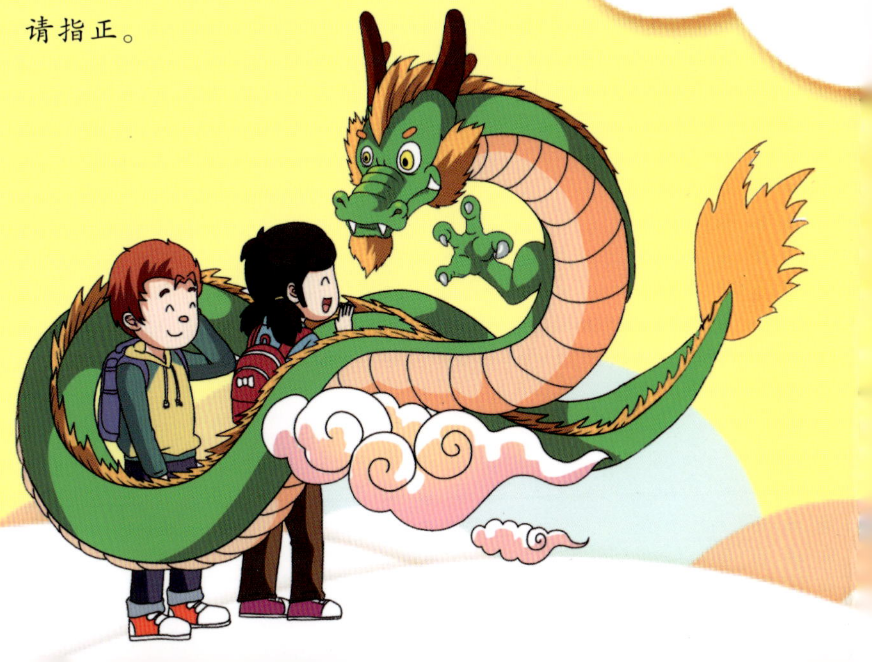

培优小状元

易读错的字（42个）

屹(yì)立	横贯(guàn)	麦穗(suì)	巢(cháo)穴	坠(zhuì)落	揭(jiē)开
青苔(tái)	溢(yì)出	锐(ruì)利	赖(lài)人	船舶(bó)	叶柄(bǐng)
弯曲(qū)	骤(zhòu)降	隆(lóng)重	遭(zāo)受	恶(è)毒	混(hùn)乱
辫(biàn)子	捶(chuí)打	衣襟(jīn)	臂膊(bó)	凭(píng)借	胶囊(náng)
殷(yīn)切	羡(xiàn)慕	撇(piě)开	彻(chè)底	出塞(sài)	将(jiàng)士
崛(jué)起	储蓄(xù)	邀(yāo)请	宁(nìng)可	扎(zhā)针	茅(máo)屋
土炕(kàng)	一旦(dàn)	戎(róng)马	教授(shòu)	骨髓(suǐ)	标(biāo)准

易写错的字（77个）

潮水	河堤	顿时	犹豫	淘气	麦稼	葡萄	豌豆	僵硬	耐心
愉快	蚊子	横竖	驾驶	程度	核对	有益	联合	暮色	吟唱
缘分	降落	逊色	输掉	嫩叶	重叠	空隙	枯萎	慎重	卧室
比较	翻身	劈开	撑起	竭力	茂密	滋润	溺水	衔走	金锁
愤怒	鸟巢	掩护	搏斗	发愣	颤抖	水沟	抚摸	脖子	惹恼
凭借	掐断	俩人	徒弟	撤退	锅盖	旋转	败落	恨人	预报
溃败	自豪	陶醉	清晰	训斥	戎马	猎豹	逼迫	浮出	灌溉

多音字（20个）

系：xì(联系)；jì(系鞋带)	雀：qiǎo(家雀儿)；què(麻雀)	降：jiàng(降落)；xiáng(投降)	相：xiāng(相处)；xiàng(照相)
曲：qū(弯曲)；qǔ(曲子)	露：lù(露珠)；lòu(露出)	哄：hǒng(哄骗)；hōng(哄笑)	少：shǎo(多少)；shào(少女)
钉：dīng(钉子)；dìng(钉纽扣)	旋：xuàn(旋风)；xuán(旋转)	将：jiāng(将来)；jiàng(将领)	角：jiǎo(角度)；jué(角色)
要：yāo(要求)；yào(不要)	还：huán(还书)；hái(还有)	教：jiào(教育)；jiāo(教书)	宁：nìng(宁可)；níng(安宁)
佛：fú(仿佛)；fó(佛像)	纪：jǐ(姓纪)；jì(纪念)	提：dī(提防)；tí(提起)	血：xiě(淌血)；xuè(血液)

屹(屹立)；吃(吃饭)	告(告诉)；浩(浩瀚)	提(提起)；堤(河堤)
滋(滋味)；磁(磁铁)	衔(衔接)；街(逛街)	坚(坚定)；竖(横竖)
帅(将帅)；师(师长)	豪(自豪)；毫(毫毛)	塞(塞外)；赛(赛跑)

平静—宁静　笼罩—覆盖　好像—
以为—认为　清朗—明朗　敏锐—
柔弱—纤弱　简朴—朴素　疲劳—
鼓舞—鼓励　居然—竟然　汲取—
热闹—喧哗　侵略—侵犯　骚扰—
摇摇欲坠—岌岌可危　无缘无故—平

宽阔—狭窄　一瞬—永远　静寂—
柔弱—刚强　平坦—陡峭　伟大—
害怕—无畏　顽皮—乖巧　结实—
安静—热闹　清晰—模糊　侵略—
人声鼎沸—万籁俱寂　无缘无故—事

躲避纠缠　抵抗骚扰　拒绝演出　渡
蒙蒙的薄雾　猛烈的风雨　清朗的花
期待的目光　充分的自信　恍惚的北
星群密布的蓝天　呼风唤雨的世纪
慎重地选择　轻微地摆动　不断地排
无可奈何地拍打　不动声色地闪躲